BASTEI
LÜBBE
TASCHENBUCH

Uwe Hauck

DEPRESSION ABZUGEBEN

Erfahrungen
#ausderklapse

BASTEI
LÜBBE
TASCHENBUCH

BASTEI LÜBBE TASCHENBUCH
Band 60922

MIX
Papier aus verantwortungsvollen Quellen
FSC® C083411

Dieser Titel ist auch als E-Book erschienen.

Originalausgabe

Textredaktion:
Angela Kuepper
Umschlaggestaltung: Guter Punkt, München
unter Verwendung von Motiven © Thinkstock/carlacastagno
Satz: hanseatenSatz-bremen, Bremen
Gesetzt aus der Joanna MT Std
Druck und Verarbeitung: CPI books GmbH, Leck - Germany
Printed in Germany
ISBN 978-3-404-60922-2

3 5 7 6 4

Sie finden uns im Internet unter
www.luebbe.de
Bitte beachten Sie auch: www.lesejury.de

Depression ist wie Krieg,
entweder du gewinnst,
oder du stirbst bei dem Versuch.

Bei diesem Buch handelt es sich um einen Tatsachenbericht, basierend auf dem Leben, den Erfahrungen und Erinnerungen von Uwe Hauck. In einigen Fällen wurden die Bezeichnungen, Orte oder Daten geändert, um die Privatsphäre der Betroffenen zu schützen.

INHALT

DER TURM, DIE RASIERKLINGEN UND ICH

@bicyclist Dass es nur dreier Gespräche und eines Briefes bedarf, um mich zum Äußersten zu treiben, hätte ich mir auch nie träumen lassen.

5. Februar

20 Schlaftabletten, eine Rasierklinge und ich. Oben auf dem Turm. Es soll ein dramatischer Abgang sein. Wenn man mir schon so wehgetan hat, soll sich mein Ende in die Köpfe der anderen einfräsen. Aber da die letzte Tür zum Dach verschlossen ist, bleibt mir nur Plan B: die Tabletten einnehmen und mir dann die Pulsadern aufschneiden. Die Idee dahinter: Im Schlaf merke ich nicht, wie ich verblute. Das ist für mich wichtig, denn auch im Angesicht des Todes bin ich ein Feigling. Oder sehe mich zumindest so.

Begonnen hat das Ganze 2003. Es ist ein normales Entwicklungsgespräch. Ich bin mir sicher, dass ich eine gute Beurteilung bekommen werde. Ich arbeite für ein Softwarehaus, entwickle dort Computerprogramme, meine große Leidenschaft seit meiner Jugend.

Als ich aber in dem kleinen Besprechungsraum meinem Chef und seinem Assistenten gegenübersitze, entgleitet mir die Situation völlig. Der Raum ist quadratisch, nur eine Tür, keine Fenster. Kein Fluchtweg, denke ich insgeheim. Seit ich denken kann, prüfe ich jeden Raum, den ich betrete, auf Fluchtmöglichkeiten.

»Beurteilen Sie doch mal selbst, Herr Hauck. Sagen Sie uns, wie Sie sich einschätzen.«

Das ist für mich immer eine schwere Frage, weil ich große Schwierigkeiten habe, etwas Positives an mir zu sehen. Schon oft haben in der Vergangenheit andere die Lorbeeren eingeheimst, weil ich nicht laut genug geprahlt habe.

»Nun«, ich suche nach passenden Formulierungen, die nicht arrogant, aber auch nicht völlig abwertend klingen, »ich denke, ich habe die mir zugewiesenen Aufgaben erfüllt, außerdem engagiere ich mich in der Ausbildung.«

»Gut und schön«, unterbricht mich mein Chef, »aber es gibt auch schwere Defizite.« Ich zucke zusammen, frage mich, was er damit meinen könnte. »Sie organisieren Ihre Arbeit sehr schlecht, und Sie nutzen während der Arbeit dieses Spielzeug.« Er deutet auf meinen elektronischen Organizer, der vor mir auf dem Tisch liegt. In ihm mache ich seit Jahren so gut wie all meine Notizen, zudem ersetzt er mir einen Papierkalender. »Außerdem habe ich den Eindruck, dass Sie die Arbeit nicht wirklich ernst nehmen. Erinnern Sie sich an den Tag, als ich Sie und einen Kollegen bei diesem Kartenprogramm erwischt habe?«

Natürlich erinnere ich mich, ich hatte einem Kollegen, der für eine Tour mit dem Rad eine Planungssoftware suchte, kurz ein geeignetes Programm gezeigt. Eine Sache von zwei Minuten, aber dummerweise eben erwischt von meinem Chef. Ja, das war ein Fehler, aber einer, der sicher nicht Anlass geben dürfte zu dem, was nun folgt.

»Herr Hauck, so geht das nicht weiter. Ich möchte, dass Sie sich auf Ihre Arbeit konzentrieren und mit diesem Spielzeug aufhören« – wieder der Blick auf meinen Organizer. »Andernfalls können wir auch andere Maßnahmen ergreifen wie Herabstufung oder, wenn Sie überhaupt nicht lernfähig sind, eine Kündigung.«

Ich bin mittlerweile nicht mehr bei mir, Panik steigt in mir auf. Dass ich den Organizer für meine Termine verwende, brauche ich nicht mehr anzuführen, so viel ist klar. Das mit der Kartensoftware war ein Fehler, aber ein einmaliger. Doch die Erniedrigung soll noch weitergehen.

»Ich erwarte von Ihnen, dass Sie ab jetzt den Organizer zu Hause lassen und mir für die nächsten Wochen jeden Tag eine To-do-Liste vorlegen, mit den Aufgaben, die Sie am jeweiligen Tag erledigen wollen. Und das tun Sie selbstständig.«

Wie ein Trostversuch kommt von dem Assistenten meines Chefs ein eher leises: »Das alles ist nur zu Ihrem Besten.«

Sicher, denke ich mir, das hört man doch immer, wenn es eigentlich darum geht, abgesägt zu werden. Meine Panik steigert sich zu blanker Existenzangst. Ich nicke und stammele: »Ja, das werde ich tun.« Eigentlich will ich nur noch weg, denn ich spüre, wie mein Körper zu reagieren beginnt. Kribbeln in den Armen und ein flaues Gefühl im Magen sind erste Anzeichen, die ich nur zu gut kenne.

»Gut, ich verlasse mich darauf«, sagt mein Chef zum Abschluss und schiebt noch den unsäglichen, selten glaubwürdigen Satz hinterher: »Wir wollen nur Ihr Bestes.«

In mir drin hat dieses Gespräch aber das Schlimmste ausgelöst.

Nachdem wir den Besprechungsraum verlassen haben und mein Chef und sein Assistent zu einem anderen Termin verschwinden, muss ich mich an dem Geländer des Treppenhauses festhalten, das direkt neben dem Besprechungsraum zu den anderen Ebenen unseres Bürokomplexes führt. Ein Wirbelsturm von Angst, Panik, Einsamkeit und Unverständnis tobt in mir. Das kalte Metall bringt mich ein wenig in die Realität zurück, führt aber auch dazu, dass ich das Gespräch noch mal reflektiere. Ich bin also nicht gut. Ich habe es falsch gemacht, ich spiele zu sehr. Dabei nutze ich den Organizer ... Vergebene Mühe, das werde ich nicht erklären können. Auch meine Arbeitsleistung ist nicht zur Sprache gekommen, sondern nur die vermeintlich fehlende Organisation.

Ich beginne zu zittern, meine Knie werden weich. Ich spüre erneut Panik in mir aufsteigen und will nur noch nach Hause. Glücklicherweise bietet der Betrieb Gleitzeit an, also kann ich, nachdem ich die Panikattacke einigermaßen in den Griff bekommen habe, deutlich früher nach Hause gehen als für mich üblich.

Mieses Timing, ganz mieses Timing. Gerade haben wir ein Haus gekauft, uns entschlossen, dass wir uns hier niederlassen wollen, und unser drittes Kind ist unterwegs. Da wirkt ein solches Gespräch wie eine Bombe. In meiner dramatischen Art sehe ich alle Felle davonschwimmen.

Rückblickend ist mir klar, dass ich überreagiert habe. Aber ich reagiere nun mal nicht wie die meisten Menschen auf Kritik. Genau genommen meide ich jede Form von Beurteilung wie die Pest. Ich kann mit Kritik nicht vernünftig umgehen, seit ich mich erinnern kann. Zumal von mir höhergestellten Menschen. Da kommt ein kritisches Wort einem Katapult gleich, das mich komplett aus der Bahn wirft.

Das ist eines der großen Missverständnisse bei Depressionen: Der Trigger für den Ausbruch muss nicht für das Umfeld plausibel sein. Aber er ist es für den Betroffenen. Und manchmal ist er gar von tödlicher Plausibilität.

Am nächsten Tag, wieder etwas gefestigt, gehe ich zum Betriebsrat, um mir Beistand zu holen, falls die Sache weiter eskaliert. Der Betriebsratskollege versichert mir zu meiner Überraschung, ich sei da kein Einzelfall. Er rät mir, wenn möglich auf die Forderungen einzugehen. Dann dürfte sich die Sache wieder beruhigen.

Nun denn, genau das tue ich dann auch für die nächsten vier Wochen. Jeden Morgen fantasiere ich mir brav eine Liste von mindestens drei bis vier To-dos zusammen, lege sie auf den Tisch meines Chefs und arbeite dann die Aufgaben ab, die ich in meinem Organizer geplant habe. Nur dass den Organizer keiner mehr zu Gesicht bekommt. Ich mag zwar blauäugig gewesen sein, aber blöd bin ich nicht. Zudem ist das Ganze für mich der Anlass, Gewerkschaftsmitglied zu werden und mich für den Betriebsrat zu interessieren.

In mir schlummert ein beachtliches Quäntchen Rachegefühle. Da ich mir bewusst bin, dass das am besten vorsichtig und intelligent eingesetzt wird, sichere ich mich doppelt und dreifach ab. Ich kann zwar Rache nicht nach außen tragen. Aber was Demütigungen angeht, bin ich ein Elefant. Man kann mich vor Jahrzehnten ungerecht behandelt haben. Ich werde mich sofort wieder daran erinnern, sollte die Person noch einmal in mein Leben treten.

Von diesem Schlüsselereignis an beginnt bei mir ein schleppender Mechanismus zu greifen, der zum großen Zusammenbruch 2010 führt. Jahr für Jahr, Projekt für Projekt sind mir jetzt nicht länger die Ergebnisse genug, die der Kunde wünscht, nein, es muss immer noch einen Tick besser sein. Ich will alles dafür tun, ja nie wieder so herabgewürdigt zu werden. Auch als ich in ein anderes Unternehmen wechsle, versuche ich ständig, noch mehr zu leisten. Ein Projektleiter bescheinigt mir bei der Abschlussfeier zu einem gelungenen Projekt: »Uwe, du machst nicht silberne oder goldene Wasserhähne, bei dir muss es mindestens Platin sein.«

Es ist, als habe man einen schlecht ausgesteuerten Verstärker in sich, der alles ins Exponentielle überhöht. Angst, Freude,

Wut, Trauer. Alles frisst sich tiefer in dich und krallt sich länger und stärker fest. Du kannst nicht einfach mal was locker sehen oder glücklich über das sein, was du hast. Weil du ahnst, es kann dir genommen werden, aus deinem Leben verschwinden. Weil du fürchtest, es lauern Drachen und Monster hinter jeder Ecke.

Seit diesem Entwicklungsgespräch macht mich jeder Folgetermin beinahe körperlich krank. Immer wenn ein neues Gespräch ansteht, bekomme ich Bauchschmerzen, Panikgefühle, Angstzustände und finde das Ganze zum Kotzen. Wortwörtlich.

Meine Ansprüche an mich wachsen von Jahr zu Jahr. Bis zu diesem Tag im Juli 2010, als ich in einem neuen Projekt eine weitere Aufgabe zugeteilt bekomme. Es handelt sich eigentlich um ein einfaches Programmierproblem, und es existieren sogar schon Teillösungen. Aber plötzlich ist mein Kopf wie leergefegt. Ich blicke auf den Programmcode und verstehe keine einzige Zeile mehr. Buchstaben und Zahlen schwirren vor mir in der Luft wie Insekten, ich höre alles um mich herum plötzlich doppelt so laut, als habe man einen Lautsprecher schlagartig aufgedreht. Meine Hände werden klamm, mein Gesicht brennt. Panik steigt in mir auf, ich kenne sie nur zu gut, meinen alten Feind.

Ich stehe auf, verlasse das Großraumbüro, in dem ich mit meinen Kollegen arbeite, und mache mich auf den Weg zu meinem Hausarzt, der glücklicherweise nur einen Steinwurf entfernt praktiziert. Schon als ich die Stufen zu seiner Praxis hinaufsteige, merke ich, dass mein Zustand noch schlimmer geworden ist. Mittlerweile zittern meine Beine. Ich schwitze, als hätte ich einen Hundertmeterlauf absolviert.

Als ich vor der Arzthelferin stehe, murmle ich nur etwas von »Geht nicht gut, hab Panik«. Ihr Blick verrät mir, dass sie wohl schon so etwas vermutet hat. »Bitte Ihre Krankenkassenkarte. Kann ich etwas vorbereiten?« Ich schiebe ihr die Karte zu. »Nein, nichts vorbereiten, nur zum Herrn Doktor.«

»Gut, dann können Sie gleich ins Wartezimmer gehen.«

Die Treppe zum Wartezimmer, das sich im ersten Stock befindet, nehme ich sehr langsam, meine Knie sind weich wie Pudding, und meine Hände kleben schweißnass am Holzgeländer. Mir ist schwindlig, und ich fürchte bei jedem Schritt, die Treppe rückwärts hinunterzustürzen.

Da, endlich die Tür zum Wartezimmer. Geschafft.

Ich setze mich ans Fenster, versuche ein wenig in den ausliegenden Zeitungen zu lesen. Aber ich kann mich überhaupt nicht konzentrieren. Wenigstens ist nur ein älterer Herr vor mir dran. Schließlich öffnet sich die Tür zum Wartezimmer, und mein Arzt bittet mich herein.

Er bedeutet mir, Platz zu nehmen, dann setzt er sich an seinen Schreibtisch. Er ruft auf seinem Computer meine Akte auf, blättert durch ein paar Unterlagen und wendet sich dann mir zu.

»So, Herr Hauck, erzählen Sie mal, was ist passiert?«

Ich berichte von dem Blackout, den weichen Knien, der aufsteigenden Angst. Während ich erzähle, droht meine Stimme immer wieder zu kippen, ich breche mehrfach fast in Tränen aus. Mein Arzt misst meinen Puls und Blutdruck, beide extrem hoch. Schließlich diagnostiziert er akuten Burn-out und verschreibt mir ein Antidepressivum. Auf die Frage, ob er mich auch gleich krankschreiben soll, verneine ich, blauäugig, wie ich bin. Schließlich entlässt er mich nach Hause. Da ich mich nicht in der Lage fühle, mit meinem Fahrrad zu fahren, rufe ich meine Frau an, sie möge mich abholen.

Zu Hause lege ich mich ins Bett. Jeder Input ist mir zu viel. Ruhe, Dunkelheit, nichts mehr hören, nichts mehr sehen. Bin ja schon genug mit meinem Gedankenkarussell beschäftigt.

Am folgenden Tag soll ich morgens die erste Tablette nehmen, was ich auch brav tue.

Weil das Rad ja noch im Fahrradkeller meiner Arbeitsstelle steht, bringt Sibylle mich ins Büro. Zunächst scheint mir das Medikament zu helfen. Nach einer gewissen Zeit hält mich aber ein Kollege an und fragt: »Sag mal, Uwe, hast du was getrunken?«

»Nein, wieso?«, erwidere ich.

»Du schwankst wie ein Betrunkener, du solltest dringend zum Betriebsarzt.«

Das tue ich dann auch, und eine weitere Messung meines Blutdrucks und meines Pulses zeigt extrem erhöhte Werte. Ich werde sofort ins Sprechzimmer des Betriebsarztes gebeten. Er blickt mich an, streng und mit diesem Ausdruck im Gesicht, der sagt: »Houston, wir haben ein Problem.«

»Ich möchte, dass Sie sofort zu Ihrem Hausarzt gehen und sich für mindestens die nächsten vier Wochen krankschreiben lassen. Und noch etwas: Haben Sie Laufschuhe?« Das verneine ich. »Gut, dann kaufen Sie sich noch heute welche, ich verordne Ihnen hiermit, jeden, mindestens aber jeden zweiten Tag laufen zu gehen. Sie haben ein akutes und schweres Burnout.« Als ich schon aufstehen will, sagt er: »Moment, wir sind noch nicht fertig. Es gibt hier in der Stadt einen psychologischen Dienst, der mit uns zusammenarbeitet und eine psychotherapeutische Notfallversorgung bietet. Ich möchte, dass Sie dort einen Termin vereinbaren und sich beraten lassen. Und das ebenfalls heute noch.«

So geschieht es dann auch. Ich bin insgesamt für knapp zehn Wochen krankgeschrieben. Die Diagnose, die mein Hausarzt auf der Krankmeldung notiert, lautet jetzt Depression, nicht Burn-out. Er muss meine Verblüffung bemerkt haben, denn er ergänzt: »Wissen Sie, Herr Hauck, eigentlich verbirgt sich hinter den meisten Burn-outs in Wirklichkeit eine lange versteckte Depression.«

Noch ahne ich nicht, dass das erst der Anfang sein soll. Ich besuche regelmäßig eine Therapeutin in der Notfallversorgung, die aber eher betreutes Reden bietet und damit nicht wirklich hilft, sondern beruhigt. Aber wie mir später unter dem Siegel der Verschwiegenheit ein anderer Therapeut sagt: »Das ist halt kostenlos fürs Unternehmen, ob es was bringt, na ja, ich will mich da mal nicht zu weit aus dem Fenster lehnen.«

Deshalb suche ich zusätzlich nach einem Psychotherapeuten für die Zeit danach. Wegen der Wartezeiten von bis zu einem Jahr gestaltet sich das aber schwierig. Man muss sich das mal vorstellen. Angenommen, ich hätte einen Knochenbruch, was würde man sagen, bekäme ich die Info: »Tut uns leid, aber wir können Sie erst in einem Jahr behandeln«? Eine angeknackste Seele ist halt nichts, was man greifen kann. Und damit offensichtlich unwichtig.

Immerhin finde ich doch noch eine Therapeutin, die zumindest Zeit für ein Einführungsgespräch hat. Sie sieht auch Handlungsbedarf, kann mir aber erst einen Platz in einem halben Jahr anbieten. Als ich sie nach etwa sechs Monaten erneut aufsuche, um abzuklären, ob eine Therapie sinnvoll sei, diagnostiziert sie mir weitestgehende Stabilität und keinen weiteren Therapiebedarf. Beide ahnen wir nicht, wie falsch diese Diagnose ist. Aber zu dem Zeitpunkt denke ich noch nicht, dass das, was ich erlebe, Teil einer Depression ist. Ich weiß, dass ich bereits seit Jahrzehnten eine Depression mit mir herumtrage, die mal mehr, mal weniger ausgeprägt an die Oberfläche kam, aber nie so stark, dass sie mich vom Alltag abgehalten hätte. Nur glücklich habe ich mich in den allerwenigsten Momenten gefühlt, und wenn, dann nur kurz. Das ist überhaupt das Hinterhältige. Es klappt richtig gut, den Alltag zu meistern. Man fühlt sich zwar in schöner Regelmäßigkeit wie ein Stück Dreck, aber zumindest wie fruchtbarer, nützlicher Dreck. Dass sich da längst ungesunde Entwicklungen breitmachen, realisiert man erst, wenn es zu spät ist.

Ich kann meine Arbeit wieder aufnehmen, wechsle zu einer anderen Firma, will einen Neuanfang wagen und schaffe es auch, die an mich gesetzten Anforderungen zu erfüllen. Braver Uwe, kriegst ein Leckerli.

Bald zeigen sich aber erneut die Anfangssymptome eines Burn-outs. Zur Sicherheit verschreibt mir mein Hausarzt erneut mein Antidepressivum, nachdem es für ein paar Wochen von dem Psychiater, den ich zusätzlich besuche, abgesetzt wurde. Mittlerweile kümmern sich drei Ärzte um mich. Dabei ist mir einer schon zu viel.

Auch an meinem neuen Arbeitsplatz erlaubt mir die Depression nicht, konzentriert zu arbeiten. Sie traktiert mich mit Komplexen, Gefühlen von möglichem Versagen und stört meine gerade als Informatiker so wichtige Konzentration. Das ist auch schon Kollegen und meinem Chef aufgefallen. Immer wieder überschreite ich Deadlines oder vergesse wichtige Informationen. Zudem arbeite ich langsamer, als ich es von mir gewohnt bin. Und manchmal lenke ich mich mit Smartphone oder Internet ab, wenn meine Konzentration völlig flöten gegangen ist oder ein Meeting mal wieder so überaus öde ist, dass mein Verstand sich nach Ablenkung sehnt. Denn wenn die Gedanken wie ein Tornado im Kopf Zerstörung anrichten, hilft manchmal nur noch, sich abzulenken – falls man so etwas wie geistige Ablenkung überhaupt ertragen kann.

Auf Anraten des Betriebsarztes, der meine Geschichte zum Teil kennt, setzen sich ein Vertreter der Personalabteilung, ein Vertreter des Betriebsrats und mein Chef mit mir zusammen. Sie wollen Regeln definieren, die mir trotz meiner Depression das Arbeiten ermöglichen sollen. Wäre ich zu diesem Zeitpunkt in einer stabilen Verfassung, wäre das eine tolle Idee, ich taumle aber immer zielloser, und auch der letzte Rest an Orientierung löst sich bereits auf. Was ich jetzt noch tun soll, wie es weitergehen soll, wer recht hat: alles versunken im Nebel meiner Depression. Freund oder Feind, es gibt für mich keinen Unterschied mehr. Meine über Jahre hinweg gepflegten Ängste, jetzt gewinnen sie endgültig die Oberhand. Alles, was nun passiert, läuft auf zwei Ebenen, der realen und der, die von Angst, Panik erfüllt und von der Depression vernebelt ist.

Eigentlich sind solche Regeln eine gute Idee, in meinem damaligen Zustand aber katastrophal. Vorschriften sind das Allerletzte, was ich jetzt brauchen kann.

Der letzte Tropfen und das Fass. Man kennt das ja. In diesem Moment muss mein Verstand bei meiner Seele Urlaub beantragt haben. Und die Urlaubsvertretung ist meine Angst. Ein denkbar schlechter Ersatz.

Ein Termin steht an. Mein Betriebsrat hat mich vorab informiert und auch, worum es gehen soll. So bin ich bereits auf dem Laufenden und damit im Panikmodus. Das Treffen findet in einem der vielen Besprechungsräume meines Arbeitgebers statt. Ein Tisch, vier Stühle und keine Fenster. Fehlt nur noch die grelle Verhörlampe, dann ist das Klischee komplett, denke ich insgeheim.

»Was wir hier besprechen, ist in keinster Weise eine Abmahnung«, eröffnet der Kollege aus der Personalabteilung das Gespräch. Ich zucke innerlich zusammen. Warum muss man das dann erwähnen? »Wir haben ein paar Regeln zusammengestellt, an die Sie sich halten sollen, dann sehen wir kein Problem.«

»Es ist wirklich nichts Schlimmes«, springt mein Chef dem Personaler zu Hilfe, »alles Dinge, die so auch in den Mitarbeiterinformationen stehen.«

Warum dann extra für mich noch mal?

Vier Regeln werden für mich aufgestellt, die zum Teil begründbar, zum Teil pure Bevormundung sind. So darf ich im Büro auch in den Pausen kein Social Media nutzen. Ich habe eigentlich gedacht, dass in den Pausen der Mensch Mensch bleiben darf und auch etwas Freiheit hat. Bei privaten Aktivitäten im Netz soll ich mich an die Richtlinien des Unternehmens halten, wobei, auch wenn mein Gegenüber mir das offensichtlich nicht glaubt, meine Texte nie gegen meinen Arbeitgeber gehen würden. Für wie dämlich hält man mich hier eigentlich? Ich darf nicht mal mehr das eigene Smartphone dabeihaben. Etwas, das eigentlich alle dürfen. Und man will mich in Veröffentlichungen, Interviews und Vorträgen einschränken, obwohl meine nebenberuflichen Tätigkeiten nichts mit meinem Arbeitgeber zu tun haben. Offensichtlich ohne meine Vorträge und Texte gelesen zu haben, geht man davon aus, ich wolle etwas gegen die Hand schreiben, die mich nährt. Obwohl, im Moment verpasst mir diese Hand eher eine Ohrfeige nach der anderen. Mich wundert ja nur, dass nicht auch noch der Satz des Betriebsarztes aufgenommen wurde: »Löschen Sie sich aus diesem Internet.« Hätte mich auch nicht mehr überrascht.

Da in mir während des Gesprächs wieder meine altbekannte Panik aufsteigt und ich eigentlich nur noch weg und zurück zu meinem Arbeitsplatz will, stimme ich allem zu. Wie ich später von einem Anwalt erfahren werde, ein ganz großer Fehler, aber hey, ein Fehler mehr macht meine Lage jetzt auch nicht schlimmer. Schließlich endet das Gespräch mit der Zusage, zeitnah die Regeln auf Papier zu liefern.

Was mir bewusst wird: Ich werde privat überwacht, und was ich schreibe, wird offensichtlich zu meinen Ungunsten interpretiert. Insgeheim denke ich, man will mir irgendwie einen Strick drehen.

Das Ganze ist so etwas wie ein Selbstläufer geworden. Sobald es in Gespräche geht mit Personen, die hierarchisch über mir stehen und mir etwas vorschreiben können, bekomme ich Panikgefühle – mal mehr, mal weniger, das ist tagesformabhängig, aber dass sie kommen, darauf kann ich mich leider verlassen.

Und ich habe einen großen Nachteil, eine angebliche Gabe, die für mich eher ein Fluch ist und schon immer war. Auch wenn mich alle für einen kalten »Computermenschen« halten, bin ich in Wirklichkeit hypersensibel und extrem feinfühlig den Empfindungen anderer gegenüber. Das macht für mich die Sache doppelt schwer, weil ich stets gegen ein Rollenklischee und meine eigene Sensibilität zu kämpfen habe. »Du machst doch was mit Computern, du bist doch bestimmt ganz rational.« Ja von wegen. Eigentlich genau das Gegenteil. Und deshalb schrillen in meinem Kopf alle Alarmsirenen gleichzeitig. Ich kippe in vollständige, permanente, ununterbrochene Panik. Etwas, das mich in seiner Intensität extrem ängstigt und damit alles nur noch schlimmer macht.

Zurück im Büro mit all meinen Kollegen fällt es mir schwer, mich auf die anstehenden Aufgaben zu konzentrieren. Wir arbeiten in einem Großraumbüro, was für die Konzentration während der Softwareentwicklung sowieso schon kontraproduktiv ist. Jetzt aber, mit meinem Gedankenkreisel und der Panik, geht gar nichts mehr. Die ganze Zeit starre ich auf den Bildschirm, sehe Buchstaben, die keinen Zusammenhang ergeben, versuche, irgendetwas fertigzustellen, aber immer wieder habe ich Panikgedanken von Entlassung, sozialem Abstieg, Ruin. Pures Katastrophendenken. Ich beende den Arbeitstag deutlich früher als sonst, verkrieche mich förmlich auf der Couch. Sibylle erkennt natürlich, wie es mir geht.

»Schatz, was ist los, du bist so nervös?«

Ich schüttle zunächst den Kopf, doch dann bricht sich der ganze Frust Bahn. »Ich hab das Gefühl, die wollen mich fertigmachen, ich soll nach bestimmten Regeln arbeiten, das wird aber nicht klappen, weil sie die Art, wie ich lebe, nicht begreifen, und wie das Internet funktioniert, schon gar nicht.«

»Komm, du reagierst da bestimmt ein wenig über«, versucht meine Frau mich zu beschwichtigen.

»Überhaupt nicht, denn wenn ich die Regeln so unterschreiben soll, dann kann ich mit dem Online-Sein gleich ganz aufhören und mir 'nen Strick nehmen.«

»Du übertreibst mal wieder maßlos«, meint sie und schüttelt energisch den Kopf. »Warten wir ab, was da überhaupt kommt.«

Ich spüre insgeheim, wie ich immer mehr in die seelische Dunkelheit gleite, als ich sage: »Wahrscheinlich haben die alle recht, ich bin ein Versager, ein Vortäuscher, am besten, ich wäre nicht mehr da.« Mein ganzer Körper glüht, ich habe das Gefühl, losheulen zu müssen, meine Arme brennen wie Feuer. Ich bin völlig außer mir. Meine Hände beginnen zu zittern, ich rutsche in eine Art Embryonalhaltung. Ein einziges Nervenbündel blanker, lebensbedrohlicher Panik.

Nun wird Sibylle wütend. »Hör auf damit, das ist dumm. So was hilft niemandem, und außerdem brauchen wir dich.«

»Niemand braucht mich.«

»Doch, verdammt noch mal. Das Ganze kommt mir vor wie eine Hetzjagd, ich werde morgen mit deinem Chef reden.«

»Lass das, das bringt doch eh nichts.«

»Das redest du mir nicht aus.« Sie blickt mich auf diese bestimmte Art an, die keinen Widerspruch duldet.

Die Sache mit den zwei Ebenen, da ist sie wieder. Die rationale Ebene, auf der ich ein paar Fehler gemacht habe, die man leicht korrigieren könnte. Aber da ist dann eben noch die dominierende zweite Sicht auf das Ganze, die von Panik, Angst, Hilflosigkeit gefüttert wird. Und die ist tausendmal mächtiger, beherrschender als die rationale Sicht, denn sie steuert meine Gefühle. Und soll bald auch zur Bedrohung für mein Leben werden.

Heute weiß ich, es gibt sogar einen Begriff für den Wahn, in dem ich steckte. Man nennt es Hochstaplerphänomen. Der Glaube, trotz vergangener Erfolge nichts weiter zu sein als jemand, der nur so tut, als ob er etwas kann, der nur vortäuscht, schauspielert, nicht wirklich etwas geleistet hat. Nicht gesund, aber sehr plausibel, wenn das Selbstvertrauen eher vom Wühltisch als aus der Luxusabteilung stammt, wenn man von Jugend an immer das Gefühl vermittelt bekommen hat, nicht gut, nichts wert, kein vollwertiger Mensch zu sein. Das Hinterhältige dabei: Es trifft so gut wie nie diejenigen, die wirklich nur so tun, als ob. Es trifft die Kreativen, die Talentierten, die Begabten. All diejenigen, die nicht der Norm des Durchschnitts, des Standards entsprechen. Die Ver-rückten. All diejenigen vor allem, die in Bereichen arbeiten, bei denen man Erfolg, Qualität oder Wert nicht mit ein paar Zahlen aus dem Excel Sheet eines drögen Betriebswirtschaftlers errechnen kann. All diejenigen, die jeden Tag aufs Neue mit sich kämpfen müssen, um den Mut zu haben, es wieder zu versuchen, etwas von ihrer Persönlichkeit in ihre Arbeit zu geben und möglicherweise gnadenlos zu scheitern.

Das Gespräch stecke ich an dem Tag irgendwann doch noch weg, oder besser, ich verdränge es. Da meine Frau wegen der bereits bekannten Angstanfälle von meinem Hausarzt als Notfallmittel für mich Tavor bekommen hat, gibt sie mir an diesem Abend zwei Stück, eine recht hohe Dosis, die mich aber wenigstens einigermaßen stabilisiert und schlafen lässt. Es sind eigentlich meine eigenen Tabletten, aber mein Hausarzt hat Sibyllle geraten: »Behalten Sie die Tabletten, man kann, wenn man will, damit ziemlichen Mist bauen.« Er ahnte wohl schon, was bald passieren würde.

Als am nächsten Tag die vier Regeln schwarz auf weiß vor mir liegen, bricht sich die Depression endgültig und in zuvor nie da gewesener Intensität Bahn und sperrt mich in ein Gefängnis aus Ängsten, Panik, Versagen und Schuldgefühlen. Die Depression und ihre böse Schwester, die Angst, sind schlimmer denn je.

Vor allem der Schlusssatz treibt mich in den Abgrund: »Wir bitten Sie nachdrücklich, diese Arbeitsanweisungen strikt einzuhalten. Ansonsten sehen wir uns veranlasst, arbeitsrechtliche Schritte einzuleiten.« Man droht also doch mit Abmahnung. Zumindest sehe ich das so, aufgewühlt, wie ich bin. Ich fühle mich hilflos, allein gelassen, und meine Probleme, die durch den massiven depressiven Schub entstanden sind, werden mir jetzt auch noch zum Nachteil angerechnet. Die Verzweiflung ist vollkommen.

Es ist 11 Uhr, ich sitze an meinem Schreibtisch in unserem Großraumbüro. Mein Chef hat uns gerade aus dem Posteingang unsere Post mitgebracht.

Was ich zu diesem Zeitpunkt nicht weiß: Meine Frau war frühmorgens im Büro und sagte wohl ziemlich aufgebracht zu meinem Chef: »Bevor Sie mir mit irgendetwas kommen, möchte ich einen Satz loswerden. Ich habe Angst, dass mein Mann sich im Affekt etwas antut.«

Wie richtig sie damit lag, sollte sich kurze Zeit später herausstellen. Letztlich wussten nur meine Frau und mein Hausarzt annähernd, worauf ich in jenen Wochen zusteuerte, selbst ich ahnte nicht mal im Ansatz, was in den nächsten Stunden passieren würde. Hätte man angemessen reagiert, wäre das, was nun folgte, zu verhindern gewesen.

Es ist einer dieser Arbeitstage, an denen das ganze Team versammelt ist. Auch mein Chef und sein Assistent sind da, ich kann sie von meinem Schreibtisch aus sehen.

Auf den Schreibtischen Tastaturen und Computer, überall ungefähr das gleiche Setting. Bei den meisten Kollegen läuft auf dem Rechner eine Chatsoftware. Sie zeigt an, wer anwesend ist. Das kann durchaus praktisch sein, will man Kollegen aus ganz anderen Gebäudeteilen erreichen. Und man kann damit kurze, unaufdringliche Nachrichten senden.

Mein Chef fragt über den Chat, ob ich reden möchte. Vermutlich hat er meinen Gesichtsausdruck beim Öffnen des Briefs gesehen und die Schweißperlen auf der Stirn bemerkt, als die Panik mich zu verschlingen drohte. Er sitzt einige Meter entfernt, aber mit Blickrichtung zu mir. Im Gegensatz zu meiner normalen Art hämmere ich die Großbuchstaben N E I N in den Computer.

Reden? Worüber denn? Verständnis, nichts als eine fahle Hoffnung, ich fühle mich so verlassen, einsam, unverstanden wie nie zuvor in meinem Leben. Ich greife meine schwarze Winterjacke, stecke das Smartphone ein und verlasse das Büro. Wohin? Keine Ahnung, ist mir in diesem Moment auch völlig egal. Als ich spüre, wie der Vibrationsalarm meines Smartphones mir neue Nachrichten ankündigt, hole ich es aus der Jacke und schalte es aus.

Mein Panik- und Wutmodus springt an, und ein Tonband der Angst spult in meinem Kopf ab. »Soso. Ich spiele angeblich zu viel mit dem Smartphone im Büro herum? Klar, wenn man sein berufliches wie privates Leben damit koordiniert, ist das unausweichlich. Aber das verstehen die ja nicht, diese Technikhasser.« Ich bin im Eskalationsmodus, rational ist mir nicht mehr beizukommen. Würde meine Frau das jetzt hören, würde sie mir sicher meine üblichen Übertreibungen vorwerfen und damit recht haben. Aber sie ist nicht da. Die Depression lässt mich zu einem anderen, extrem wütenden, aber auch extrem verzweifelten Menschen werden. Ein Mensch, der aus der berühmten Mücke den Elefanten macht. Ein Mensch, der jetzt beschließt zu erkunden, wie man auf einen der höchsten Punkte der Stadt kommen könnte, die Kirche. Wenn die mich alle nicht verstehen wollen, werd ich es ihnen halt final erklären, denke ich. Denen zeig ich es.

Das ist meine Geschichte, seit ich denken kann. Kein einziger Tag ohne existenzielle Angst. Immer war die Angst da, laut, grell, alles beherrschend. Für mich war es normal, diese kurzen Panikschübe zu haben. Nie hätte ich geahnt, dass es so nicht sein muss. Diese permanente Angst hat mich letztlich depressiv gemacht.

@bicyclist #Depression ist wie ein Schwimmbecken im Sommer, auf dem es eine Eisschicht gibt, die nur ihr sehen könnt und die euch am Auftauchen hindert.

Eigentlich bin ich sehr liebevoll, glücklich mit meiner Frau und stolz auf unsere Kinder. Sie allein zu lassen, in diese Krise zu stürzen, käme für mich nie infrage. Für sie würde ich alles tun. Aber jetzt denkt die Depression für mich, gaukelt mir vor, Sibylle und die Kinder seien ohne mich besser dran. Überhaupt, dieses Leben, das will mich nicht mehr. Man hat mich ausgemustert, ich bin verdorbene Ware, wertlos. Also ist der Schritt, der nun folgt, für mich in diesem Moment und an diesem Ort von tödlicher Konsequenz.

Nein, es geht mir nicht darum, sterben zu wollen, vielmehr dieses Leben zugunsten eines anderen zu beenden. Suizid. Mein tief depressives, völlig verängstigtes Hirn denkt, es gäbe nur noch eine mögliche Richtung. Den Suizid, als Erleichterung für alle, die ich liebe, und ein Ende dieses Lebens, das mich nur noch leiden lässt. Sicher, aus heutiger Sicht hätte es noch viele Alternativen gegeben. Aber an diesem Schreibtisch im Büro, den verdammten Brief in Händen, ist eine Sicherung durchgebrannt, jetzt heißt es: »Schluss damit, Schluss mit allem!« Ich will mich an niemandem rächen, aber ich will das alles auch nicht mehr. Das Licht am Ende des Tunnels ist zu einem rasend schnell heranfahrenden Zug geworden.

Wie ich von meinem Arbeitsplatz zur Kirche gelangt bin, weiß ich nicht. Eigentlich besteht der ganze Tag nur aus Fragmenten, aus Bildern. Erinnern kann ich mich nur an ganz wenig. So etwa daran, wie verzweifelt ich den Zugang zum Kirchturm suchte.

Die Kirche betrete ich durchs Hauptportal, über dem der Kirchturm hoch in den Himmel ragt. Das Kirchengebäude an sich ist eher klein, aber der Turm hat eine ordentliche Höhe und sollte für einen dramatischen Abgang reichen. Sicherlich hoch genug für einen effektiven Sprung. Ich suche innen nach einer Tür, einem Schild, irgendetwas, das anzeigen könnte, wo der Eingang zum Turm ist. Ein älterer Herr sitzt auf einem Stuhl neben einer Vielzahl von Prospekten, und ich frage mich, ob es da auch einen mit dem Titel »Die höchsten Gebäude für Selbstmörder« gibt.

Ich wage allerdings nicht, ihn anzusprechen und nach dem Aufgang zum Turm zu fragen. Ich fürchte, in meinem momentanen Zustand dürfte klar sein, warum mich der Weg nach oben interessiert, nämlich, um den noch schnelleren Weg nach unten und raus aus diesem Leben zu finden, das so gar nicht mehr meins, das die Hölle ist, aus der ich nicht entkommen kann.

Sei es der Depression geschuldet oder wirklich schlechtem

Orientierungssinn, ich finde den Eingang nicht. Nun denn, dann eben der Klassiker, Rasierklinge trifft auf Pulsadern, nicht quer, sondern längs. »Wie das die Profis tun«, ergänzt der Zyniker, der Großteil meines Verstandes ist bereits weit weg im Urlaub. Immer mehr übernimmt die Depression die Kontrolle und sorgt dafür, dass ich mich an alles, was nach dem Einkauf der Rasierklingen und vor dem Erwachen in der Notaufnahme der örtlichen Klinik geschieht, nur noch bruchstückhaft erinnere. Eigentlich sind es nur Bilder und Töne, ohne temporalen oder kausalen Zusammenhang. Immerhin weiß ich noch, dass ich mir auch Schlaftabletten gekauft habe, in der Hoffnung, damit meine eigene Feigheit vor Schmerzen zu betäuben.

Rückblickend erschließt sich mir sehr klar, warum es so weit kommen konnte. Es war eine Mischung aus dummen Zufällen und Fehleinschätzungen. Das Ganze begann Anfang des Vorjahres. Ein weiterer depressiver Schub, angekündigt durch mangelnde Konzentration, hohe Empfindsamkeit und beständig negativere Gedanken. Aber zu dem Zeitpunkt nannte ich das nicht Depression, sondern hielt es für eine Charaktereigenschaft, die mich behinderte und von der ich glaubte, sie allein überwinden zu müssen. Genauso gut hätte ich versuchen können, ohne jedes Training beim Iron Man mitzulaufen. Erfolgschance gleich null, Frustrationschance 100 Prozent.

Insofern ist dieser Schritt – der Entschluss, dem aus meiner Sicht wertlos gewordenen Leben ein Ende zu setzen – auf eine perfide Art konsequent und zum ersten Mal seit Langem etwas, das ich ohne zu zögern durchführe.

Da die Kirche nicht infrage kommt, habe ich mich wohl entschlossen, es mit dem zweiten sehr hohen Gebäude meiner Heimatstadt zu probieren, dem Büroturm. Am Haupteingang eine Tafel mit insgesamt zehn verschiedenen Unternehmen, darunter auch mein Arbeitgeber. Ein schlankes Rechteck, allein stehend, gekrönt von einem schrägen Dach, umgeben von Werkhallen und Bürogebäuden anderer Unternehmen. Keins davon reicht an seine Größe heran, er wirkt irgendwie einsam unter all den gedrungenen Hallen und kleineren Bürogebäuden, einsam, wie ich mich gerade fühlen muss. Das Gebäude liegt etwas abseits der Innenstadt in einem eher unscheinbaren Areal, was für mich einen ordentlichen Fußmarsch bedeutet. Vermutlich hat mein Drama-Queen-Anteil mir eingeflüstert: Wenn schon Abgang, dann mach ein echtes Drama draus. Die sollen sich dran erinnern, was sie dir angetan haben, und das für lange Zeit. Wie ich auf den Büroturm gelangt bin, weiß ich nicht mehr. Es gibt einen zentralen Empfang im Erdgeschoss. An dem muss ich irgendwie ohne viele Fragen vorbeigekommen sein, muss den Aufzug genommen und mit meinem Dienstausweis als Ziel »Oberstes Stockwerk« aktiviert haben, aber meine Erinnerung setzt erst wieder mit den Stufen ein, die zum Dach führen. Leider habe ich auch dort kein Glück, denn die Tür ist verschlossen. Habe ich da gerade »leider« geschrieben? Hm. Verwunderlich dabei ist: Die Ausweise lassen eigentlich nur eine Fahrt in das Stockwerk des eigenen Arbeitgebers zu. Warum ich damit das oberste Stockwerk anwählen konnte? Vielleicht Zufall, vielleicht auch nur noch nie ausprobiert.

Auf der obersten Stufe, direkt vor der Tür, setze ich mich nieder und breite meine mitgebrachten Utensilien aus. Rasierklingen, Schlaftabletten. Ach was, gleich alles, dann braucht mich nachher keiner zu durchsuchen, denke ich und reihe auch noch Schlüsselbund, Geldbörse und Smartphone neben mir auf einen Absatz. Nach und nach schlucke ich die 20 Tabletten. Irgendwas in mir muss noch rational funktionieren, denn während ich meine Sachen dort ausbreite, fällt mir ein, dass ich keinen Abschiedsbrief geschrieben habe. Da ich weder Papier noch einen Stift dabeihabe, bleibt als einzige Möglichkeit das Smartphone. Also schalte ich es wieder ein, öffne WhatsApp und beginne mit meiner Frau einen Dialog, in dessen Verlauf die Schlaftabletten immer stärker wirken:

12:17 – Uwe Hauck: Tschüss
12:24 – Uwe Hauck: Es tut mir leid für alles was ich euch angetan habe aber ich ertrage diese ganzen Beschuldigungen nicht mehr
12:28 – Uwe Hauck: Dieses Unverständnis und die bescheuerten Anschuldigung
12:29 – Uwe Hauck: Es reicht doch ich nach do ch auch dein Leben kaputt und darf noch nicht! Ich sein, dann bin in besser gar nicht mehr
12:34 – Sibylle Hauck: Wo bist du?
12:34 – Uwe Hauck: Ist doch egal
12:34 – Sibylle Hauck: NEIN
12:34 – Sibylle Hauck: WO BIST DU
12:35 – Uwe Hauck: Irgendwo Inc der Gebäude Co! Meinst so schnell findet. Halbe Packung ist schon intus
12:38 – Uwe Hauck: Hab auch mein paar nette Rasse K li n ge B da
12:42 – Uwe Hauck: Packung lahm leg Leser
12:43 – Sibylle Hauck: Komm zum Empfang
12:44 – Sibylle Hauck: KOMM ZUM EMPFANG
12:44 – Sibylle Hauck: Ich bin hier
12:44 – Uwe Hauck: Leg 🐗🐗🐗🐐
12:45 – Uwe Hauck: Kamin zig abhob Hi ganz oben mündliche laufen gebrochenem noch mehr. Franco XXXXX, die Apps doch Bescheid
12:50 – Uwe Hauck: Kasasba besser so
12:52 – Uwe Hauck: Bin so oben da sonst Kinder eh nicht

12:56 – Sibylle Hauck: ZEIG DICH
12:57 – Sibylle Hauck: BITTE
12:57 – Sibylle Hauck: BITTE
12:57 – Sibylle Hauck: BITTE
12:57 – Sibylle Hauck: ZEIG DICH
12:57 – Sibylle Hauck: Ich bin beim Empfang

Dabei versuche ich mir die Pulsader am rechten Arm (ich bin Linkshänder) aufzuschneiden, was mir erstaunlich schwerfällt. Was ich nämlich nicht bedacht habe, ist, dass die Schlaftabletten gemeinsam mit den schon verschriebenen Tabletten gegen Depressionen ein unberechenbarer Cocktail sind, der meine Orientierung und Koordination schneller beeinträchtigt als gewünscht. Gut, rechts sehe ich Blut fließen, spüre aber komischerweise gar keinen Schmerz. Später wird man mir sagen, dass da maximal ein paar Schnittwunden neben den Adern waren. Auf Nummer sicher gehen. Klinge in die rechte Hand und links versuchen. Hoppla, das sieht aber alles sehr verschwommen aus, und warum wird es plötzlich so dunkel?

Was ich jetzt noch wahrnehme, mag geträumt oder real sein. Irgendwer ruft: »Ich habe ihn gefunden«, eine weitere Stimme erinnere ich, die »Bleib bei uns, Uwe« sagt. Irgendwer fordert irgendwen auf, irgendjemand durchzulassen. Dann Nacht, Dunkelheit, nein, ich muss euch enttäuschen, kein helles Licht, kein Tunnel, auch kein Fegefeuer.

Als ich wieder zu mir komme, befinde ich mich in einem Krankenhausbett. Angeschlossen an diverse Apparaturen sehe ich Menschen hin und her gehen und ganz wichtige Dinge tun. Seitlich von mir piept etwas rhythmisch. Der Raum wirkt abgedunkelt, alles irgendwie gedämpft. Warum zum Teufel bin ich in einem Krankenhaus? Ich versuche mich von all den völlig unnötigen Apparaturen zu befreien. Aber immer, wenn ich nach etwas greifen will, scheint es ganz woanders zu sein. Irgendwie schwanke ich zwischen wach und betäubt, bekomme nichts mit von all dem, was um mich herum geschieht, um mein Leben zu retten, das ich selbst nicht mehr lebenswert fand. Dass ich mich umbringen wollte, ist völlig aus meinem medikamentenvernebelten Bewusstsein verschwunden. Teils aus Müdigkeit, teils wegen diverser Tabletten, die ich eingeworfen habe, dämmere ich immer wieder weg.

In dieser Nacht träume ich von einem Ereignis, das neben mir selbst und meinem Vater nur ganz wenige Menschen kennen.

Denn dieser Versuch war nicht der erste. Es gab schon einen, vor knapp dreißig Jahren. Seit meinem siebzehnten Lebensjahr wohnte ich in einer eigenen Wohnung. Sie gehörte meinen Eltern, aber da ich immer wieder Auseinandersetzungen insbesondere mit meiner Mutter hatte, durfte ich dort einziehen. Der Deal dabei war, dass meine Wäsche immer noch von meiner Mutter gewaschen wurde und meine Eltern zudem einen Schlüssel für die Wohnung behielten. Ein fataler Fehler, da ich so nie sicher sein konnte, ob nicht plötzlich meine Eltern in der Wohnung auftauchten. Irgendwie war ich damals zu faul und das Ganze einfach zu verlockend. In diesem speziellen Fall aber meine Lebensrettung.

Ich erinnere mich nicht an den Wochentag, auch der exakte Inhalt des Streits ist mir nicht mehr geläufig. Wohl aber die Eskalation nach dem Streit. Streitigkeiten liefen meist zwischen meiner Mutter und mir ab. Sie folgten dabei einem wohl choreografierten Ablauf. Ich wollte irgendetwas tun, aber das wurde abgelehnt, und es gab Vorwürfe. Diese wurden, nicht unähnlich einem dialektischen Pingpongspiel, in einem Hin und Her vorgebracht, bis schließlich eine der beiden Parteien die maximale Eskalation startete und zum Schreien überging. Meist hatte ich die Ehre, derjenige zu sein, der ausrastete.

Rückblickend betrachtet war das nicht sonderlich schlau, weil ich dann bei meiner Mutter stets als der Verlierer dastand. Und sie mal wieder meinte, recht gehabt zu haben.

Auch an diesem Tag hatten wir unser Streiterei-Pingpong gespielt. Eigentlich ist es gar nicht wichtig, worum es dabei ging. Wie so manches Ritual waren unsere Streitereien längst zum Selbstläufer geworden.

Wütend, brüllend, sehr emotional hatte ich das Haus meiner Eltern verlassen. Zu diesem Zeitpunkt war ich bereits achtzehn und fuhr eine himmelblaue Ente mit rotem Dach und weißen Kotflügeln, die nicht unbedingt die beste Wahl für einen dramatischen Abgang darstellte. Ich raste sehr aufgewühlt in meinen zehn Kilometer entfernten Wohnort (ja, ich weiß, rasen mit einer Ente ist ein eher schräges Bild), stellte den Wagen ab und stürzte in meine Wohnung. Der erste Griff ging zu etwas Alkoholischem, ich weiß nicht mehr, was es war, ich glaube Pernod, es muss auf jeden Fall hochprozentig gewesen sein.

Ich holte mir Rasierklingen aus dem Bad, keine Ahnung, warum ich überhaupt welche hatte. Dann setzte ich mich mit Alkohol und Rasierklingen bewaffnet auf den Fußboden und begann, mich direkt aus der Flasche zu betrinken. Schließlich setzte ich die Rasierklinge an, um mir die Pulsader quer aufzuschneiden – ich war ja in dieser Sache noch Anfänger –, als mein Vater hereinstürmte, mir die Klinge aus der Hand schlug, mich packte und …

Ich wache auf. Oder besser gesagt, ich gerate in einen Zustand, der etwas Ähnliches wie Wachsein darstellen könnte.

Ich liege in einem Krankenhausbett. So viel ist klar. Angesichts der vielen Instrumente um mich herum schließe ich, dass es ein Notaufnahme- oder Intensivstationsbett sein muss. Dann war das Ganze doch kein Traum. Noch dämmert mir nicht, was wirklich geschehen ist. Gegenüber, direkt an einem Fenster, steht eine Krankenschwester, die mich aufmerksam mustert.

»Guten Morgen. Ausgeschlafen?«

»Ja, danke. Was ist, warum bin ich hier?«

Ich schätze die Schwester auf Mitte vierzig, ihre weiße Schwesterntracht lässt sie streng wirken. Sie lehnt sich gegen die Wand, verschränkt die Arme, ihr Blick taxiert mich, als versuche sie, irgendwas an mir zu erkennen. Und da ist dieser Gesichtsausdruck, der sagt: Noch so einer.

»Nun, Sie wollten sich das Leben nehmen. Eine sehr dumme Idee, wenn ich das so sagen darf.«

Schlagartig fallen mir die Ereignisse des gestrigen Tages wieder ein. Ich blicke mich um, nein, Sibylle ist nicht da. Angst, Panik, Trauer, ein Sturm von Gefühlen, keines davon gut. Was ich ihr da gestern angetan habe. In diesem Moment bin ich nicht froh, überlebt zu haben. Meine Welt liegt endgültig in Trümmern.

Und die Kinder. Was haben die Kinder davon mitbekommen? Ich sitze verstört im Bett.

»Glauben Sie mir, Sie sind nicht der Erste.« Die Krankenschwester lächelt etwas schief. »Es gab schon viele, so ziemlich alle haben es bereut. Ich kenne sogar in meinem Bekanntenkreis Fälle. Aber die Angehörigen sind es, die leiden, deren Leben danach kaputt ist.«

Innerlich falle ich in mich zusammen. Meine Frau ist nicht da. Ich weiß nicht, ob sie gestern da war, auch wenn ich wohl so was Ähnliches geträumt habe. Gerade als ich wieder in meinem eigenen Leid versinken will, kommt Sibylle um die Ecke. Was ich nicht zu hoffen wagte: Sie lächelt, umarmt mich. Mehr braucht es nicht. Mehr braucht es nicht, um mich gleichzeitig unendlich glücklich und unglaublich beschämt zu machen.

»Mach dir keine Gedanken«, sagt sie. Die Reisetasche, die sie offensichtlich für meinen wohl etwas längeren Aufenthalt hier im Krankenhaus gepackt hat, stellt sie neben mein Bett, öffnet sie und zieht ein T-Shirt heraus. In großen Lettern steht darauf re:turned 2011, ein Spruch, der eigentlich für eine Berliner Bloggerkonferenz gedacht war, die ich regelmäßig besucht habe, vermutlich mit Ausnahme diesen Jahres. Jetzt passt er so gut, dass wir beide beim Anblick des T-Shirts in Gelächter verfallen. Sibylle meint: »Das musste sein, das passt so dermaßen gut, da konnte ich nicht widerstehen. Das Datum musst du dir halt wegdenken.«

Ich grinse und nicke. »Stimmt, das passt wirklich wie die Faust aufs Auge. Bin ja schließlich zurückgekommen, also re:turned.«

Da betritt einer der diensthabenden Ärzte die Notaufnahme. »Herr Hauck, wir haben die psychiatrische Klinik informiert, in etwa einer Stunde können wir Sie dorthin einweisen, wenn Sie mit einer Aufnahme in die Psychiatrie einverstanden sind.«

Psychiatrie! Für mich hat das immer noch den Beigeschmack einer Irrenanstalt. Aber mir ist auch klar, dass es so nicht weitergehen kann.

»Eine psychiatrische Klinik ist genau der Ort, wo man dir helfen kann«, unterbricht Sibylle meine Gedanken. Vielleicht hat sie recht, vielleicht brauche ich eine intensivere Behandlung anstelle eines Therapeuten jede Woche.

Also erkläre ich mich damit einverstanden, was der Arzt mit einem, so meine ich, erleichterten Lächeln quittiert. »Wir machen dann die Papiere fertig.«

Nun rekapituliert Sibylle den Rest des Vortages aus ihrer Sicht, den ich dank Tablettencocktail im Koma verbracht habe.

»Nachdem du abrupt den Chat mit mir abgebrochen hattest, beschlich mich ein so ungutes Gefühl, dass ich sofort in die Firma gefahren bin und dort den Empfang bat, nach dir zu suchen. Okay, ›bitten‹ ist vielleicht nicht das richtige Wort, ich glaub, ich hab sie fast angeschrien, dass du dir wohl irgendwo im Gebäude das Leben nehmen willst, und sie sollen verdammt noch mal nach dir suchen. Das weitete sich in eine Suchaktion aus, an der dein ganzes Team, der Sicherheitsdienst und sogar der Chef deines Chefs beteiligt waren. Man fand dich bewusstlos mit leicht aufgeschnittenen Pulsadern. Durch den Medikamentencocktail hattest du Glück im Unglück und es nicht geschafft, die Pulsadern sauber zu treffen. Eine Kollegin von dir rief den Notarzt, so bist du hier in der Notaufnahme gelandet. Entgegen deiner wilden Fantasien, das böse Unternehmen wolle dich loswerden, hatte man dort besser als du selbst erkannt, wohin der Hase lief. Nur diese Blitzaktion, die konnte niemand vorhersehen. Ich war schon gestern Abend bei dir, aber da warst du völlig von der Rolle. Man hat dir wohl den Magen ausgepumpt, musst ganz heftig weggetreten gewesen sein.«

Sibylle grinst schief. Ich erinnere mich an den Versuch, an meine Wäsche zu kommen, um zu sehen, ob noch alle Wertsachen da waren, oder diese komische Schnur mit dem Kästchen von dem Ast über mir zu entfernen (die Notfallklingel vom Bettgalgen). Und ja, da ist so ein merkwürdiges Kratzen im Hals.

Schon unterbricht uns ein Pfleger: »Der Krankentransport ist da, packen Sie Ihre Sachen zusammen, und los geht's.«

Wir umarmen uns, mir und auch meiner Frau ist nach Heulen zumute, aber es bleibt keine Zeit, sich lange zu verabschieden. Man schiebt mich mitsamt der Trage, auf die man mich verfrachtet hat, in einen Transporter. Meine Frau und ich küssen uns, die Türen gehen zu. Jetzt ist es amtlich. Ich komme in die Klapse, ins Irrenhaus.

Der Transporter, der von außen wie ein normaler Krankenwagen wirkt, ist innen fast leer. Lediglich die Trage und die dafür notwendigen Halterungen sind eingebaut, eine Sitzgelegenheit für einen »Bewacher« und ein paar wenige medizinische Geräte. Eigentlich hatte ich ja ein mit Gummi ausgekleidetes Fahrzeug erwartet, quasi eine rollende Gummizelle, aber andererseits, ich bin ja festgeschnallt.

Auf der Fahrt in die Klinik sitzt einer der beiden Pfleger neben mir und versucht mich davon zu überzeugen, wie dumm das Ganze war. Dessen hätte es aber nicht bedurft, mir ist beschämend klar, wie idiotisch diese Aktion gewesen ist und wie viele Menschen doch ein Interesse an mir haben.

»Stellen Sie sich vor, was das für Ihre Familie bedeutet hätte.« Der Pfleger beobachtet mich, taxiert meine Reaktionen.

Mir ist nicht nach Reden, also nicke ich die meisten seiner nun folgenden Belehrungen einfach ab oder murmle ein »Ja klar« oder »Richtig«. Dabei blicke ich gedankenverloren aus dem rückwärtigen Fenster des Krankentransporters. Wer wohl von den vielen Autofahrern erahnt, wohin ich gebracht werde, was geschehen ist? Sie alle leben ihr eigenes kleines Leben, vermutlich tausendmal glücklicher als ich, weil sie nicht von Depressionen geplagt werden. Ein Mann im Anzug am Steuer eines BMW, eine Familie in einem Van, wieder ein Mann, jünger, mit Schildmütze. Es ist, als defilierten Geschichten am Fenster des Krankenwagens vorbei. Eilige Menschen auf dem Weg zum Termin. Familien auf einem Ausflug. Menschen auf dem Weg zu anderen Menschen.

Ich komme mir wie in einem schlechten Film vor. Mieses Drehbuch. Wird dir doch eh keiner glauben. Oh, ich habe ja keine Ahnung, wie viele ähnliche Drehbücher mir in meiner Klapsenzeit noch begegnen werden.

SCHOTTEN DICHT

@bicyclist Wer von euch ohne Knall ist, werfe die erste Zwangsjacke.

Das Klinikum liegt etwas außerhalb der Stadt in einem schönen parkähnlichen Gelände. Verteilt auf das ganze Areal befinden sich verschiedene Gebäude, darunter auch die Stationen für die offene Therapie. Offene Therapie bedeutet hier, dass die Patienten regelmäßig zu ihren einzelnen Therapiestunden gehen. Dazwischen kann man sich auf dem Gelände der Klinik frei bewegen.

Bevor man auf eine offene Station kommt, landet die Mehrheit derer, die in die Klinik gebracht werden, aber auf der T5, der geschlossenen Station. Auch mir ergeht es so. T5 bezeichnet eigentlich nur die Station. Aber wer einmal auf der T5 war, verbindet damit deutlich mehr.

Am Lieferanteneingang – so nenne ich den Bereich, an dem die Krankenwagen halten, um Patienten zu bringen oder abzuholen – werde ich auf der Trage liegend aus dem Krankentransporter in einen dieser typisch deutschen Funktionsbauten gerollt. Grau, kalt, aber gut zu putzen. Das Ganze sieht auf jeden Fall sehr nach Klinik aus.

Station T5 befindet sich in einem der Flügel des Gebäudekomplexes, die sich über mehrere Etagen erstrecken. Das Erste, was mir auffällt, ist die große Tür, die sich nicht direkt öffnen lässt. Einer der Pfleger aus dem Krankentransporter muss zunächst eine Klingel betätigen, worauf ihm von innen durch einen Stationspfleger geöffnet wird. Das gleiche Prinzip funktioniert auch umgekehrt: Will jemand die Station verlassen, sei es Arzt, Pfleger, Patient oder Besucher, so muss dieser sich erst einmal im Stationszimmer melden, damit von dort aus die Tür geöffnet wird. Niemand, der vor der Tür steht, kann sie öffnen, egal von welcher Seite. Ist die Tür auf, gibt sie einen lauten Piepton von sich, zunächst in größeren Abständen. Je länger sie offen steht, desto schneller und eindringlicher piept es.

Zum ersten Mal habe ich das Gefühl des Weggesperrtwerdens. Der Gedanke, mich nicht mehr frei bewegen zu dürfen, ist einfach beklemmend.

Erste Zwischenstation meiner Aufnahme in die T5 ist der »Empfang« – eine Theke mit Glasfront, vielen Infomaterialien und immer einem Ansprechpartner, falls es Fragen oder Probleme gibt. Kommuniziert wird durch ein kleines Fenster, wie früher in der Post. Offenbar herrscht hier das Bedürfnis nach einer Barriere zwischen Patient und Personal. Außerdem kann so der Pfleger etwaige Dialoge durch das Schließen des Fensters beenden.

Während einer der Fahrer mich von der Trage befreit, regelt der zweite die Formalitäten. Dann verabschieden sich die beiden von mir. »Viel Erfolg«, wünscht mir der eine, »Keine Dummheiten mehr!«, fügt der andere nochmals hinzu.

»Sie sind also der Herr Hauck.« Ein Pfleger nimmt mich unter seine Fittiche. »Kommen Sie erst mal zu mir mit Ihrem ganzen Gepäck, wir müssen uns das genauer ansehen.« Er bedeutet mir, ihm in den Empfangsraum zu folgen, wo ich meine Taschen auf den Boden stellen soll, damit sie von ihm durchsucht werden können.

Da auf der T5 auch akut suizidgefährdete Patienten untergebracht sind – und dazu zähle ich zu diesem Zeitpunkt –, wird alles, was hier mit einem Patienten oder Gast ankommt, genau kontrolliert.

Weder das USB-Ladegerät (»Das können Sie sich hier auf Anfrage abholen«) noch den Nagelknipser darf ich behalten. Alles, womit man sich verletzen könnte, wird einem abgenommen. »Wir wollen nicht, dass Sie sich hier doch noch was antun«, erklärt der Pfleger.

Okay, das Argument ist nicht von der Hand zu weisen. »Aber sich mit einem Nagelknipser umbringen ist doch wohl ziemlich schwierig.« Jetzt will ich wissen, wie das gehen soll.

»Nein, es geht ja nicht nur um Suizid, wir haben hier auch einige Ritzer.«

»Ritzer?«, frage ich, weil ich mir darunter noch nichts vorstellen kann.

»Ja, es gibt Krankheitsbilder, bei denen sich der Patient an den Armen oder Beinen ritzt, bis Blut kommt. Das gibt ihm ein Gefühl der Kontrolle.«

Das wird mir jetzt doch zu viel. Ich frage lieber nicht weiter, aber es erklärt zumindest das rabiate Aussortieren.

Danach folgt ein Termin beim Oberarzt Dr. Karst, der mich gemeinsam mit dem später für mich zuständigen Stationsarzt der Geschlossenen, Dr. Libor, ausfragt. Die beiden wirken wie Schüler und Lehrer. Dr. Karsts Gesicht ist streng, die Augenbrauen stehen in einem »Na, was haben Sie denn verbrochen«-Winkel, und die Mundwinkel hängen nach unten. In der Tasche seines Arztkittels sind mehrere Stifte sauber aufgereiht. Dr. Libor, der versetzt hinter ihm sitzt, hat eine fast demütige Haltung, er streift sich regelmäßig mit den Händen durch die lockigen braunen Haare, beobachtet, was Dr. Karst tut, und macht sich Notizen.

»So, Herr Hauck, sagen Sie mir Ihren Namen und Ihr Geburtsdatum«, begrüßt Dr. Karst mich. Aha, denke ich, man will also wissen, ob ich klar bin im Kopf.

»Uwe Hauck, 19.11.1967«, antworte ich wahrheitsgemäß. Prüfung bestanden. Ja, ich bin's wirklich.

»Wie fühlen Sie sich jetzt?« Er blickt mich prüfend an.

»Gut soweit, erstaunlich gut. Nur fassungslos über das, was ich da getan habe …«

»Das klären wir später«, unterbricht Dr. Karst mich. »Viel wichtiger ist, ob Sie akut Selbstmordgedanken haben?«

»Nein, gar keine«, sage ich. Was für eine Lüge. Aber ich kann mir ganz gut vorstellen, was hier passieren wird, wenn ich die Frage bejahe. Wenn ich zugebe, dass ich mich insgeheim frage, ob es nicht besser gewesen wäre, wenn mein Suizidversuch geklappt hätte. Eigentlich bin ich noch kräftig auf der Fehlersuche, warum alles so schiefgegangen ist. Wenn man einmal den Tod als Ausweg gesehen hat, wird dieser Pfad einen nie mehr ganz verlassen. Nur die Schlösser für das Tor werden dicker.

Ich warte auf die Fortsetzung des Verhörs. Wie, das war es schon? Na, und wo bleiben jetzt die restlichen Fragen über mich? Was haben Sie für Hobbys? Was sind Ihre hervorstechendsten Begabungen? – Meine Hobbys sind: Drin bleiben, dunkel machen, Decke übern Kopf. Begabungen? Miserabel drauf sein, supergelaunt aussehen.

»Die Medikation besteht ab jetzt aus Tavor und Venlafaxin. Aber in einer anderen Dosierung und dreimal täglich. Die Tavor bekommen Sie, damit Sie sich etwas beruhigen, Sie scheinen mir noch recht aufgewühlt.« Oberarzt und Stationsarzt nicken, als wollten sie mir bestätigen, dass alles seine Richtigkeit hat.

Soll mir recht sein, denke ich. Hauptsache, meine Depression lässt mich ein wenig in Ruhe.

Nach dieser kurzen Aufnahme werde ich in mein Zimmer gebracht. Ein Raum mit drei Krankenhausbetten, meines ist das hintere an der Außenwand. Das Zimmer teile ich mir mit zwei weiteren Insassen, einem offenbar starken Raucher und einem älteren Mann, der so gut wie gar nichts sagt und augenscheinlich Probleme mit der Balance hat. Er geht nicht normal, sondern hangelt sich in kurzen Schritten an Wänden und Möbeln entlang, weshalb er in Gedanken bei mir bald »der Trippler« heißt. Da er nicht wirklich ansprechbar ist, schenke ich mir weitere Nachforschungen, was er genau hat, zumal mir auch mein zweiter Zimmergenosse dazu nichts sagen kann, außer dass er »eine ziemlich schräge Type« sei. Überhaupt erscheint es nicht sinnvoll, sich von allen Mitpatienten die Namen zu merken, das erkenne ich bald. Auf der Geschlossenen ist die Fluktuation einfach zu groß.

Der erwähnte zweite Zimmergenosse ist deutlich gesprächiger, stellt sich als Matthias vor und erklärt, er sei wegen Depressionen in der Klinik.

»Du wirst merken«, grinst er, »das ist hier eine der häufigsten Diagnosen.« Seine braunen Augen funkeln und beobachten mich, als warteten sie auf eine Reaktion.

»Na, dann bin ich hier ja genau richtig«, antworte ich trocken.

Die T5 ist so etwas wie die Auffangstation für akute Fälle. Nicht jeder kann gleich auf eine offene Station verlegt werden, weshalb die T5 auch als Warteschleife für die offenen Stationen dient. Und in genau so einer Warteschleife bin ich jetzt gefangen. »Bitte bleiben Sie am Apparat, der nächste Therapeut wird sich bald um Sie kümmern.«

Mein Zimmer wirkt wie ein klassisches Krankenhauszimmer, inklusive passender Betten auf Rollen. Die Wände sind in diesem Farbton gehalten, wie man ihn aus Krankenhäusern überall kennt.

Neben Bett und Nachttisch steht mir ein Teil eines Schrankes zu, in den ich meine Sachen stopfe. Zudem haben wir eine der luxuriöseren Varianten eines Krankenzimmers, denn bei uns gibt es eine eigene Toilette und ein Waschbecken. Andere Zimmer teilen sich eine Waschgelegenheit und eine Dusche. Da mein Bett hinten im Zimmer steht, kann ich durch das große Fenster nach draußen auf die Weinberge sehen. Das ist das einzige Highlight, ansonsten sieht das Unterhaltungsprogramm spärlich aus. Es beschränkt sich auf das, was der Aufenthaltsraum zu bieten hat; im Zimmer selbst gibt es weder Fernseher noch Telefon.

Also beschließe ich, mir die Station genauer anzusehen. Das Erste, was mir auffällt, ist die Form. Die gesamte Station ist in der Form eines Rechtecks angelegt. In der Mitte befindet sich ein Innenhof, der zum einen von den Rauchern genutzt wird, zum anderen die einzige Möglichkeit für die länger hier betreuten Patienten darstellt, sich an der frischen Luft die Beine zu vertreten. Ein paar Pflanzen versuchen zaghaft, dem Ganzen einen sympathischeren Eindruck zu verleihen. Um diesen Innenhof herum sind die Zimmer der Patienten angeordnet, außerdem ein Aufenthalts- und Fernsehraum, der Speisesaal und natürlich die sanitären Einrichtungen. An den Enden der Flure befinden sich kleine Sitzgruppen, die mit verschiedenen Zeitschriften bestückt sind, wobei die Auswahl verdächtig an das Zeug erinnert, das man auch beim Hausarzt oder Friseur finden kann.

Für alle, die kein Smartphone besitzen, gibt es zudem einen Münzfernsprecher. Als ich auf meinem Handy, das ich seltsamerweise behalten durfte, nachschaue, ob es neue Nachrichten von meiner Frau gibt, stelle ich zu meiner Verblüffung fest, dass ein offenes WLAN existiert. Trifft sich ja bestens, denn der Mobilfunkempfang ist eher bescheiden. Sag noch einer, in der Psychiatrie wäre man von der Außenwelt abgetrennt. Eigentlich hatte ich erwartet, dass man uns »Verrückte« hier wegschließen und komplett isolieren würde.

Über uns befinden sich weitere Stockwerke, die ähnlich angelegt sind, allerdings keinen begehbaren Innenhof, sondern maximal einen Balkon haben. Die anderen Stockwerke beherbergen die Suchtpatienten und die geriatrischen, also älteren Patienten, die oft mit Alzheimer oder Demenz zu kämpfen haben. Alle hier wirken sediert, ruhiggestellt. Es wird wenig gesprochen, viele laufen wie in Zeitlupe durch die Flure. Dass wir alle hier schwer einzuschätzen sind, davon zeugt ja auch die Tatsache, dass nur der Pfleger die Eingangstüren öffnen kann. Letztlich, so vermute ich, schützt man damit die Patienten auch vor sich selbst oder das Pflegepersonal vor allzu aggressiven oder verstörten Patienten. Ich kann es nicht verhindern, »Einer flog übers Kuckucksnest« kommt mir immer wieder in den Sinn. Die Szene mit Jack Nicholson, in der er sich gegen die Einnahme seines Medikaments wehrt. Ich frage mich, was hier passieren würde, wenn ich sagen würde, ich will meine Medikamente nicht. Ausprobieren will ich es ehrlich gesagt nicht.

Am Nachmittag besucht mich Sibylle. Über WhatsApp meldet sie sich, als sie auf dem Besucherparkplatz der Klinik angekommen ist, sodass ich sie an der Eingangstür empfangen kann. Auch Sibylles Tasche wird kontrolliert; da ich sie aber schon vorgewarnt hatte, bringt sie nur Dinge mit, die unproblematisch sind. Lediglich der Nassrasierer wird geprüft, da er jedoch feste Klingen hat, die man nicht entfernen kann, wird er vom Pfleger durchgewunken. Wir fallen uns in die Arme, ich will sie nur spüren, ihr sagen, dass es mir so unendlich leidtut, dass das alles nicht ich war, sondern die Krankheit, aber sie kommt mir zuvor.

»Sieh es als Chance, jetzt endlich wirklich gegen die Depression anzugehen. Lass dir alle Zeit, die du brauchst.« Das ist für mich als Familienmensch leichter gesagt als getan. Aber sie macht mir Mut, und ich bin beschämt, dass ich es habe dazu kommen lassen.

»Wie fühlt man sich denn so in der Klapse?«, will sie wissen.

»Überraschend gut, ich habe es mir schlimmer vorgestellt.« Das stimmt, auch wenn ich hier nicht überwintern möchte.

»Komm, zeig mir die Station.« Sibylle hakt sich bei mir ein. Ich gebe ihr eine kleine Führung durch unseren »Zellenblock«. Schließlich besichtigt sie noch mein Zimmer.

»Erstaunlich geräumig«, attestiert sie, »aber auch ein bisschen trist.«

»Deshalb bin ich eher irgendwo draußen und lese was.« Ich deute zum Fenster. »Die Aussicht ist aber nicht schlecht.«

Sie blickt aus dem Fenster auf die umliegenden Wälder, die Weinberge und den See. Kleine Segelboote liegen am Ufer, noch eingemottet für den Winter.

»Musst halt bis zum Sommer bleiben, dann kannst du da Bootfahren lernen«, neckt sie mich.

»Um Gottes willen, beschrei es nicht, es reicht mir, wenn ich hier ein paar Tage bin.«

Sibylle runzelt die Stirn. »Wieso ein paar Tage? Ich dachte, du würdest hier die nächsten Wochen behandelt werden.«

Ich nicke. »Ja, aber hier auf der T5 bleibe ich nur, bis ich keine Gefahr mehr für mich selbst darstelle, also nicht mehr suizidal bin, wie die hier so schön sagen.«

»Das versteh ich, aber wo kommst du dann hin?«

Ich zucke mit den Schultern. »Keine Ahnung, irgendeine Station auf dem Gelände, welche, weiß ich nicht, wann auch nicht.«

Sibylle wirft einen Blick auf die Uhr. »So, jetzt lass ich dich aber wieder allein«, sagt sie. »Bringst du mich noch zur Tür?«

»Klar doch.«

Ich weiß nicht, ob es an den Medikamenten liegt oder an der Erkenntnis, dass ich knapp am Tod vorbeigeschlittert bin, aber in der Folgezeit stelle ich immer wieder fest, dass ich deutlich näher am Wasser baue als früher. Es reicht schon ein Bericht in den Nachrichten über ein Unglück, bei dem trauernde Angehörige zu sehen sind oder Menschen, die sehr glücklich über etwas sind, schon kommen mir die Tränen. Passt gar nicht zu dem Bild des starken Mannes, das ich immer versucht habe aufrechtzuerhalten. Weil ich merke, wie mir auch jetzt die Tränen in die Augen schießen wollen, wende ich mich kurz ab und versuche, es mit einem Taschentuch und einem Schnäuzen zu kaschieren. Sibylle grinst.

»Meine Drama Queen. Nun mach keinen Staatsakt draus, du kommst hier wieder raus, du wirst wieder gesund, und die Kinder und ich bleiben dir erhalten.«

»Du hast ja recht, aber das bin ich eben, bestimmte Situationen mag ich gar nicht. Von der Familie getrennt sein gehört nun mal dazu.«

»Das versteh ich ja, aber wir sind da, wir bleiben da, die Kinder kommen dich sicher auch noch besuchen. Bloß«, ihr Blick schweift noch mal über die Station, »vielleicht nicht unbedingt hier.«

Schließlich verabschieden wir uns voneinander, ich begleite sie zum Empfang und bitte den diensthabenden Pfleger, die Tür für sie zu öffnen. Wir gehen beide zur Tür, und ich kann fast die Blicke spüren, ob ich denn wirklich nur meine Frau zur Tür begleite. Auch wenn man sich relativ frei bewegen kann, es gibt diese subtile Überwachung, ob man nicht irgendwelche Dummheiten machen will. Auch die nervtötende, immer wiederkehrende Frage »Haben Sie Suizidgedanken?« gehört hier zum Standardrepertoire jeder Arztvisite und jedes Besuchs eines Pflegers auf dem Zimmer.

»Mach dir keine Gedanken, ich komm dich regelmäßig besuchen«, beruhigt Sibylle mich.

Wieder in mein erlerntes Rollenschema verfallend, antworte ich: »Keine Sorge, das wird alles. Bin erst mal froh, dass ich hier bin.« Humbug, Blödsinn, gelogen. Eigentlich würde ich am liebsten mit ihr ins Auto steigen, nach Hause fahren und das Ganze vergessen.

Sibylle gibt mir noch einen Abschiedskuss, dann schließt sich die Tür zwischen uns, die ich so bald nicht wieder durchschreiten werde.

Je mehr ich versuche, mich mit der aktuellen Situation abzufinden, umso mehr fühlt sie sich wie ein einziger Albtraum an. Ich bin von meiner Familie getrennt, ich kann mich nicht frei bewegen, bin in einer Umgebung, die ich zwar tolerieren, aber nicht angenehm oder gar schön finden kann, und die Ungewissheit, wie es von jetzt an weitergeht, macht mich fast wahnsinnig … Moment, das würde ja passen.

@bicyclist Die Depression wird gebeten, sich beim Verstand zu melden, die Depression bitte.

Aber so schlimm ich das auch finde, ich habe mich selbst in diese Lage manövriert und muss da jetzt durch. Das bin ich meiner Frau und unseren Kindern schuldig.

Zur Ablenkung mache ich einen kleinen Spaziergang durch die Station. Meine Mitpatienten sind wegen der unterschiedlichsten Probleme hier gelandet. Schizophrene und Angstpatienten, Depressive und Borderliner. Diese Krankheitsbilder habe ich zumindest von den Pflegern aufgeschnappt. Zwangsjacken sehe ich keine, es soll ein Beobachtungszimmer für besonders schwere Fälle geben, die akut suizidgefährdet sind, aber das entdecke ich während meines ganzen Aufenthalts nicht. Möglicherweise wollte mir mein Zimmergenosse nur einen Schreck einjagen.

Wir alle auf der Station sind nicht oder nicht mehr daran interessiert, uns das Leben zu nehmen oder irgendeinen anderen Blödsinn zu treiben. Wer hier gelandet ist, braucht Hilfe, dringend und schnell. Gut ist es, wenn man sich freiwillig einliefern lässt. Damit sendet man das deutliche Signal: »Bitte helft mir, ich weiß, dass ich Probleme habe.« Bei Zwangseinweisungen von Patienten, die sich gegen die Diagnose gewehrt haben, liegt die Sache anders, da ist die Kontrolle schärfer. Denn wer sich hier fehl am Platz fühlt, bei dem besteht logischerweise die Gefahr der Flucht. Die ärztliche Aufsichtspflicht gebietet, dafür zu sorgen, dass der Person durch sich oder andere kein Schaden zugefügt wird.

Auf dem Weg zurück in mein Zimmer lerne ich eine junge Frau kennen, die sich mir vorstellt, deren Namen ich aber sofort wieder vergesse. Ihre blonden Haare sehen ungepflegt aus, als habe sie sich schon seit Tagen nicht mehr gekämmt. Ihre stahlblauen Augen huschen hin und her, so als scannten sie die Umgebung. Sie ist mir aufgefallen, weil sie permanent suchend durch die Flure läuft, kurz stehen bleibt, ein paar Worte mit Mitpatienten wechselt, dann laut und hoch kichert und weitergeht. Auch mich spricht sie an: »Hast du meine Sachen gesehen?«

»Nein, was suchst du denn?«

»Na, meine Sachen. Ich finde sie nicht mehr.«

Sie lacht spitz und schallend auf und geht weiter.

Irgendwie erinnert sie mich an jemanden. Ah, richtig, fällt es mir ein, Peter Pan. Der Film mit Robin Williams. Tootles, einer der verlorenen Jungen, sagt dort in einer Szene: »Meine Murmeln sind jetzt weg, mit ihnen ging leider auch mein Verstand …«

Eigentlich passt das im Moment ganz gut zu dieser Station. Wir alle sind auf der Suche nach unseren Murmeln oder hoffen, dass sie irgendwer für uns wiederfindet. Immerhin stelle ich beruhigt fest, dass ich niemanden mit Zwangsjacke sehe, so wie ich es mir ausgemalt hatte. Insgesamt erinnert die Situation an ein gewöhnliches Krankenhaus, nur dass wir hier quasi auf der Intensivstation sind, wo nicht jeder so einfach rein oder raus darf. Unsere Krankheiten sind intensiv, haben sie uns doch in Situationen gebracht, die bei einigen von uns lebensbedrohliche Ausmaße angenommen haben. Denn, so werde ich bald lernen, auch der Suizidversuch ist ein Symptom einer Depression, kein alleinstehendes Ereignis.

Als ich noch dabei bin, die Begegnung mit der jungen Frau zu verarbeiten, entdecke ich auf dem Flur einen Patienten auf Knien, der offensichtlich betet, dabei aber immer wieder laute Rufe ausstößt. Nach kurzer Zeit steht er wieder auf und geht weiter, als sei nichts geschehen. Später wird meine Frau ihn den »Pfarrer« nennen. Sein Gesicht ist von tiefen Falten zerfurcht, die grauen Haare sind glatt gekämmt. Für die restlichen Patienten scheint er unsichtbar zu sein, niemand stört sich an seinen Kniefällen oder den Gebeten, man weicht ihm aus, nimmt sonst aber keine Notiz.

Es ist eine beklemmende Mischung aus Schicksalen, die sich auf der T5 versammelt hat. Ein wahres Panoptikum psychischer Probleme. Man ist sehr bedacht darauf, was man zu wem sagt, weil man nichts auslösen will, keine schlechte Erinnerung, keine Angstgefühle oder Aggressionen. Das Ganze hier kommt meinen Horrorvorstellungen doch erschreckend nahe, muss ich mir eingestehen. Mir wird ein wenig mulmig. Muss ich vielleicht doch meine ganze Behandlungszeit hier verbringen? Eigentlich gehöre ich gar nicht hierher, ich bin doch gar nicht so krank. Ja, okay, der Suizidversuch. Aber hätte man das nicht auch zu Hause mit einem Psychologen in den Griff bekommen können?

Ich schlendere in den Speisesaal, wo es für uns kostenloses Sprudelwasser aus einem großen Automaten gibt, und suche mir einen Platz. Verstreut über den Raum sitzen weitere Patienten, entweder alleine oder in kleinen Gruppen. Ich bleibe fürs Erste lieber allein, kann mit der ganzen Situation im Moment noch nicht richtig umgehen. Immerhin werde ich nicht ans Bett gefesselt.

Pünktlich um 17:30 Uhr wird im Speisesaal mit der Ausgabe des Abendessens begonnen. Jeder bekommt die gleiche Ration auf dem gleichen Tablett. Man kann zwischen vegetarisch und nicht vegetarisch wählen. Hat man sein Tablett bekommen, sucht man sich einen Sitzplatz, ist man fertig, gibt man das Tablett wieder bei der Ausgabe ab. Irgendwie Jugendherberge reloaded. Es gibt klar abgezählte Scheiben Wurst, Käse und diese kleinen Plastikschalen mit Butter oder Margarine.

Danach entscheide ich mich, ins Bett zu gehen, obwohl es noch früh ist. Mir ist heute nicht danach, mit irgendwem in Kontakt zu treten. Überhaupt bin ich generell nicht an Kontakten zu Fremden interessiert. Vermutlich deshalb habe ich neben meiner Familie schon lange keine Freunde mehr.

Allerdings meint »mein Pfleger«, der mir zur Betreuung (Überwachung) zugeordnet ist, mich kurz vor der Schlafenszeit auf meinem Zimmer besuchen zu müssen. Er ist gekleidet, wie man sich einen Pfleger vorstellt, mit weißer Hose und weißem Hemd. Sein Gesicht wird fast zur Hälfte von einem gepflegten Bart bedeckt, die braunen Haare trägt er kurz geschnitten, und seine Augen mustern mich, als suchten sie nach irgendwelchen Zeichen oder Veränderungen.

»Na, Herr Hauck, wie geht es Ihnen jetzt?«

Was für eine Frage. Miserabel, aber wieder mal sagt mir irgendetwas in mir, sei nicht so arrogant, du hast es doch … »Ganz gut«, antworte ich.

»Bereuen Sie, was passiert ist?«, hakt er nach.

Verdammt, ist der mein Richter? Will er wissen, ob der Straftäter einsichtig ist?

»Ja, schon«, murmele ich. Nein, ich habe heute keine Lust auf Kommunikation.

Das stört meinen persönlichen Wächter aber keineswegs. »Wissen Sie, ich habe schon viele Patienten kennengelernt, die einen Suizid versucht haben. Alle haben es danach schwer bereut.«

Als ob ich das nicht täte, aber so einfach ist das Ganze nicht, wenn man sich wie ein wildes Tier an den Abgrund gedrängt fühlt. Da hat man nur noch zwei Wahlmöglichkeiten: Angriff oder finale Flucht. Bei mir war an einen Angriff nicht mehr zu denken. Wenn ich jetzt zurückblicke, gab es nichts, was mich oder meine Familie existenziell bedroht hätte. Aber in der Situation schlug mein Ego Alarm. Die Depression ließ alles viel dramatischer aussehen, als es in Wirklichkeit war. Es kamen zu viele Umstände zu schnell zusammen. Die Kritik, ich wäre zu langsam, die Existenzangst, ich könnte meinen Job verlieren, weil ich nicht mehr gut genug bin, und die fatalen drei Gespräche. Ich fühlte mich falsch verstanden und hatte keine Kraft mehr, mich zu wehren.

»… Sie werden schon noch sehen, dass es mehr Möglichkeiten gibt, als Sie im Moment vor Augen haben«, höre ich den Pfleger indes sabbeln. Irgendwas hat er wohl gesagt, während ich gedanklich abwesend war, aber was zum Teufel? Nun gut, lächeln und nickend zustimmen.

»Jetzt sind Sie erst mal eine Weile bei uns, danach kommen Sie auf die Offene, und dann wird das schon wieder. Aber versprechen Sie mir, dass Sie es nicht wieder versuchen.« Er schaut mir ernst in die Augen.

»Nein, keine Sorge, bestimmt nicht«, antworte ich weiterhin wortkarg. Schließlich wünscht er mir eine Gute Nacht und lässt mich endlich alleine.

Ich vergrabe mich in meinen Kissen, den Tränen nahe. In diesem Moment habe ich das Gefühl, mein Leben so richtig gegen die Wand gefahren zu haben. Dunkle Gedanken tauchen auf, die eigentlich nicht meine sind, die ich aber nicht verhindern kann. Das ist auch ein Teil der Depression. Man kann durchaus mal »gut drauf« sein. Aber die negativen Gedanken kommen immer wieder, im Kleinen alle paar Tage, und im Großen, wenn man Glück hat, über einen längeren Zeitraum so gut wie nicht. Dann aber drängt sich die Depression plötzlich wieder in aller Intensität ins Leben. So ist es bei mir, das bedeutet es, wenn die Ärzte von rezidivierend, also wiederkehrend sprechen. Ja, ich brauche Hilfe, aber ich kann nicht sagen, was für eine. Medikamente nehme ich schon lange, und selbst die haben mich nicht ausreichend geschützt. Das Ganze war wie eine immer steiler werdende Rutschbahn. Am Anfang habe ich in eitler Selbstüberschätzung gedacht, das wird schon wieder, das war ein Einzelfall. Aber dann wurde die Fahrt abwärts immer schneller. Aus Sorge wurde Angst und daraus wiederum Hoffnungslosigkeit. Bis zum Suizidversuch.

Die Gedanken kreisen, es soll nicht der letzte Abend gewesen sein, an dem ich nicht einschlafen kann, weil mein Verstand mir keine Ruhe gönnt. Meine einzige Rettung in diesen Nächten ist Tavor, das Medikament, das mich runterholt von meinen Panikgedanken und mich irgendwann so müde werden lässt, dass der Schlaf die Gedanken besiegt und mich übermannt. Ich träume sehr schlecht in dieser Nacht, kann mich aber an das meiste nicht erinnern.

So ziehen sich die Tage dahin, die ihre Struktur lediglich durch die Essenszeiten erhalten. Ich kann mir gut vorstellen, dass man im Laufe der Zeit vergisst, welcher Wochentag, welches Datum ist. Vielleicht ist es dieser Ödnis und Langeweile geschuldet, dass ich mich des Öfteren auf Twitter herumtreibe, wo mich bald die ersten Fragen erreichen, was denn mit mir passiert sei, man hätte mich vermisst.

Ich beschließe, meine Erlebnisse zu twittern. Das würde ich auch tun, wenn ich, sagen wir mal, wegen eines Achillessehnenrisses im Krankenhaus läge. Nur merkt keiner, dass es im Grunde das Gleiche ist. Genau, denke ich, ich werde ab jetzt #ausderklapse twittern, um anderen ihre Vorurteile, ihre Angst vor der Psychiatrie zu nehmen. Tatsächlich wird der Hashtag #ausderklapse fortan mein Sprachrohr nach draußen, mein Mittel gegen Einsamkeit und mein Weg, das Thema Depression und Psychiatrie an die Öffentlichkeit zu tragen.

@bicyclist Merke, als Depressiver in Therapie freut man sich doch tatsächlich auf den Montag. Mehr los, weniger Langeweile. #ausderklapse

Habe ich bei den ersten Tweets noch befürchtet, man würde über mich spotten oder es käme Unverständnis zurück, so bin ich von Anfang an von den positiven Reaktionen meiner Follower überrascht. »Das hab ich auch«, »Mein Freund hat das«, »Cool, dass du dich das traust, find ich spannend«. Das tut gut und erleichtert es mir, mich mit dem Aufenthalt abzufinden. Es motiviert ungemein, weiter zu berichten, meine Gedanken, Erlebnisse und Erfolge, aber auch die Rückschläge und Tiefpunkte von nun an in meinem Twitterkanal zu dokumentieren.

Nach fünf Tagen, es ist mittlerweile Donnerstag, der 12. Februar, habe ich wieder ein Gespräch bei Dr. Karst und Dr. Libor, den Vorsitzenden der persönlichen Prüfungskommission, die sich damit befassen soll, ob der Prüfling Hauck für den erweiterten Freilauf geeignet ist oder besser im Käfig therapiert werden soll. Deshalb bekommt man die ersten Tage außer Medikamenten nichts anderes geboten, es sei denn, der Arzt rät dazu, dass man unter Beobachtung bleibt. Dann gibt es Therapieangebote, die sind aber den »Langzeitinsassen« der T5 vorbehalten, die auch kurze Ausflüge nach draußen unternehmen dürfen. Ganz so eingesperrt, wie ich zu Beginn dachte, ist man dann wohl doch nicht.

»Nun, Herr Hauck«, wieder dieser typisch strenge, teils vorwurfsvolle, teils besorgte Blick der beiden, »wie fühlen Sie sich?«

Was für eine blöde Frage. Genauso bescheiden wie die Tage davor natürlich.

»Gut«, lüge ich dennoch, denn alles, was ich jetzt sage, das ist mir nur zu klar, muss zumindest nach Erkenntnis, nach Besserung klingen.

»Haben Sie noch Selbstmordgedanken?«

Ja, verdammt, die habe ich, ich analysiere die ganze Zeit, was ich falsch gemacht habe, warum ich noch da bin. Aber aktuell will ich es nicht erneut versuchen.

»Nein, absolut keine«, lüge ich, ohne rot zu werden. Verdammt, merkt denn keiner, dass ich nur hier raus will?

»Sehr schön«, der Oberarzt lächelt zum ersten Mal. »Dann verlegen wir Sie morgen auf die offene Station 37. Ich werde einen Krankentransport für Sie anfordern. Packen Sie Ihre Sachen, dann kann es bald mit dem nächsten Schritt weitergehen.«

»Einen Krankentransport?«

»Ja, Versicherungsthema, muss sein.«

Das war das ganze Gespräch, man merkt, dass hier Blutwerte und der visuelle Eindruck mehr entscheiden als lange

Gespräche. Aber andererseits, ich hatte ja meinen »wachhabenden Pfleger«, der die Ärzte sicher zur Genüge über meinen Allgemeinzustand informiert hat.

Ich verlasse das Zimmer zum ersten Mal mit so etwas wie einem guten Gefühl. Endlich komme ich aus diesem wohlwollenden Gefängnis raus! Und schlagartig erinnere ich mich. Vielleicht komme ich sogar dorthin, wo mein Vater am Anfang seiner ganz besonderen Nervenkrankheit war. Denn dass er in dieser Klinik war, ist mir präsent, aber erst jetzt, wo ich auf meine endgültige Station verlegt werde, wird mir bewusst, dass ich durchaus genau da landen könnte, wo er damals lag.

Wenn ich heute an die Station T5 denke, sind meine Erinnerungen nur sehr bruchstückhaft. Ich weiß nicht wirklich, ob das den damals verabreichten Medikamenten geschuldet ist oder dem Schock über meinen Suizidversuch. Aber eines hat sich in meine Erinnerungen eingebrannt: Komme, was da wolle, ich werde alles dafür tun, nie wieder auf die T5 zu müssen, nie wieder zu meiner eigenen Sicherheit eingesperrt zu werden.

IST PAPA TOT?

@bicyclist Laute Streits, keine Zuneigung, keine Anerkennung. Dass es mich heute noch gibt, ist ein kleines Wunder. #ausderklapse

Erleichtert verlasse ich das Büro des Oberarztes und gehe fast beschwingt zurück auf mein Zimmer. Als Erstes erfährt meine Frau via WhatsApp, dass ich endlich hier raus darf und verlegt werde. Dann packe ich meine Sachen zusammen. T-Shirts, Unterwäsche, Hosen, alles passt in eine kleine Tasche. Eigentlich würde es reichen, morgen zu packen, aber ich will es sehen können, brauche ein physisches Zeichen, dass ich wirklich raus darf.

Mein neuer Zimmergenosse, der erst am vorigen Tag eingezogen ist, gratuliert mir zur »Befreiung«. Dabei fällt mir auf, dass das Bett meines zweiten Zimmergenossen, des Tripplers, leer ist. Mein neuer Bettnachbar scheint meine Blicke bemerkt zu haben und erklärt mir: »Den haben sie vorerst aufs Beobachtungszimmer verlegt, ist wohl mehrfach fast umgekippt und hätte mit brennenden Zigaretten um ein Haar was angezündet.« Das Bett sieht tatsächlich sehr, sagen wir mal, unordentlich aus, der Nachttisch und auch Teile des Betts sind mit Zigarettentabak und Papieren übersät, selbst auf dem Boden hat er sich ausgebreitet. Kein Zweifel, es ist gut, wenn ich hier rauskomme.

An diesem Abend bleibt mir der Besuch meines persönlichen Pflegers nicht erspart, der mir wie fast jeden Tag auf die eine oder andere Art ins Gewissen redet.

»So, Herr Hauck, jetzt ist es geschafft, was?« Er lehnt an der Wand neben der Tür, durch das Licht auf dem Flur sehe ich ihn nur als Silhouette.

Ich nicke.

»Aber Sie wissen ja, nicht noch mal machen, das fügt viel zu vielen Menschen viel zu viel Schmerz zu.«

»Ja.« Ich bleibe bei meiner Wortkargheitsstrategie.

»Glauben Sie mir, ich habe auch schon ein paar Schicksalsschläge hinter mir, aber es gibt immer einen Weg.« Das klingt wie der Lieblingsspruch meines Vaters: »Wenn es noch so schlimm wird, irgendwoher kommt doch immer ein Licht.« Für mich war dieses Licht *immer* in einem Tunnel, und *immer* war es ein Zug.

Er scheint zur Einsicht gekommen zu sein, dass weitere Gespräche hier auf unfruchtbaren Boden fallen, und überlässt mich der Nacht und meinen Gedanken.

Am nächsten Tag sitze ich bereits früh am Morgen auf meiner gepackten Tasche. Bevor ich verlegt werde, darf ich mir am »Empfang« meine einbehaltenen Sachen abholen. Dabei komme ich mir vor wie Jake in der Szene aus »Blues Brothers«, in der man ihm seine Wertsachen bei der Entlassung wieder aushändigt. Danach darf ich durch die magische Tür nach draußen. Dort, wo ein paar Tage zuvor der Krankenwagen geparkt war, der mich hier eingeliefert hat, wartet ein unscheinbarer Transporter in mattem Weiß. Mist, kein Bluesmobil, kein Elwood.

Ich setze mich auf die Rückbank und blicke während der Fahrt aus dem Fenster. Das Gelände der Klinik ist reizvoll. Zwischen den Stationskomplexen gibt es immer wieder kleinere und größere Rasenflächen mit Bäumen und Sitzgelegenheiten. Die meisten Gebäude sind ästhetisch ansprechende Klinkerbauten. Das Gelände ist durchzogen von Fußwegen. Überall sieht man Menschen spazieren gehen. Es hat alles so gar nichts von Zwangsjacke und Weggesperrtsein, von Klinikatmosphäre und Psychiatrie.

Ein paar Arbeiter in grüner Montur sind unterwegs und kümmern sich um die Pflanzen. Später werde ich erfahren, dass es Patienten sind, die in der Gärtnerei und dort in der Arbeitstherapie beschäftigt werden. Von Zeit zu Zeit sieht man Menschen, die ins Gespräch vertieft auf einer Wiese sitzen, oder die obligatorischen Raucher, die sich vor einem der Gebäude versammeln, um ihrem Laster zu frönen und gleichzeitig über was auch immer zu diskutieren. Was mir auffällt, ist, dass es sehr schwer ist, zwischen Patienten und Besuchern zu unterscheiden. Pflaster für psychische Krankheiten sieht man halt nicht. Wir überholen einen Mann und eine Frau, die mit Nordic-Walking-Stöcken unterwegs sind, ein junger Mann joggt an uns vorbei.

Hier war ich also schon mal, damals, als mein Vater krank wurde. Ich erinnere mich nicht mehr an das genaue Datum und wie das Ganze exakt abgelaufen ist. Ich hatte gerade aufs Gymnasium gewechselt, in die fünfte Klasse, hatte zwar nicht viele, dafür aber ein paar gute Freunde und freute mich tatsächlich ein bisschen auf die Schule.

Die ersten Monate liefen problemlos, die Noten waren wie in der Grundschule weiterhin gut, und ich begann mich einzuleben, als es passierte. Es fing damit an, dass mein Vater eines Tages eine Sprudelflasche nicht öffnen konnte. Er gab sie meiner Mutter, die es problemlos schaffte. So fiel uns mit der Zeit auf, dass immer mehr Dinge für ihn plötzlich zu schwer waren. Schließlich gingen wir zum Hausarzt, der dringend riet, das Ganze von einem Facharzt untersuchen zu lassen. Das war der Moment, der ihn in die Psychiatrie und hier in die Neurologie brachte. Es vergingen einige Tage, die mich im Nachhinein sehr an meinen Aufenthalt auf der T5 erinnern und an denen er auf alle möglichen Befunde untersucht wurde. Es wurden Medikamente getestet, Blutproben genommen und alles abgeklopft, was zu dieser offensichtlichen Muskelschwächung führen könnte. Aber man fand nichts.

Dann kam urplötzlich die Nachricht, man habe ihn mit einem Notfallhubschrauber in ein Spezialklinikum verlegt. Bis heute weiß ich nicht wirklich, was in jener Nacht passiert ist. Ich weiß aber eins: Ab da ging es stetig abwärts.

Das war im Rückblick der Moment, an dem ein Schalter in meinem Kopf umgesprungen, kaputt gegangen oder was auch immer sein muss. Von da an war alles erst mal bedrohlich, gefährlich, beängstigend. Meine Mutter fuhr fortan regelmäßig nach der Arbeit in die Spezialklinik, um nach meinem Vater zu sehen. Ich blieb die meiste Zeit mit meiner dementen Großmutter allein zu Hause und musste mich selbst um Essen, die Hausaufgaben und all das kümmern, was man normalerweise gemeinsam macht oder was die Eltern übernehmen.

Ich erinnere mich am lebendigsten an die Fahrten in die Klinik, an die Besuche bei meinem Vater. Oft genug bekam ich ein Geschenk, vermutlich auch, um mich abzulenken. Sehr bildhaft erinnere ich mich an den Brunnen beim Eingang des Klinikums. Er hatte ein großes Wasserauffangbecken. Ich liebte zu dieser Zeit diese kleinen Schwimmtiere, die man aufziehen konnte und die dann selbstständig durchs Wasser schwammen. An diesem Brunnen konnte ich stundenlang sitzen, auf meine Mutter warten und meinen Aufziehtieren beim Schwimmen zusehen.

Vater lag in einem der oberen Stockwerke. Damals fuhr ich dadurch zum ersten Mal mit einem Aufzug. Überhaupt war alles für mich groß, beeindruckend, ernst, einfach erwachsen. Ich kann mich nicht erinnern, zu Beginn seiner Erkrankung

Angst um meinen Vater gehabt zu haben. Ich spürte, ich musste jetzt auch wie diese Erwachsenen sein: vernünftig, unauffällig und hilfsbereit. Rückblickend glaube ich, dass damals ein wirklich wichtiger Teil von mir gestorben ist.

Mit der Zeit wurde immer klarer, dass niemand wusste, was mit meinem Vater los war. Um herauszufinden, was der Auslöser gewesen sein konnte, wurde sein Arbeitsplatz untersucht, unser Zuhause, was er gegessen, getrunken hatte. Quasi sein ganzes Leben wurde durchleuchtet, auf den Kopf gestellt, umgekrempelt, aber es half nichts, der Grund für den Muskelschwund blieb im Dunkeln. Nur dass es immer schlimmer wurde, war offensichtlich.

Nach einiger Zeit wurde sein Gesamtzustand so schlimm, dass er keine einzelne Seite einer Zeitung mehr heben konnte. All das bekam ich hautnah mit, wenn ich mitfahren durfte in die Klinik, die mittlerweile in meinen Augen so etwas wie das neue Zuhause meines Vaters war.

Meine Mutter musste ihm, wenn sie zu Besuch kam, bei allem helfen. Trinken, essen, der Gang zur Toilette oder ein Bad. All das war nicht mehr möglich ohne fremde Hilfe.

Dann der Tag, als sie die behandelnden Ärzte dabei erwischte, wie sie meinem Vater unterschiedlich viele Finger einer Hand zeigten und ihn fragten: »Herr Hauck, wie viele Finger sehen Sie hier?« Den Erzählungen nach muss meine Mutter daraufhin ausgerastet sein und die Ärzte angeschnauzt haben, was das denn solle. »Wir wissen nicht, ob die Krankheit sich nicht auch auf die Gehirnfunktionen ausdehnt«, gestand man daraufhin ein.

Nun war es an meiner Mutter, Forderungen nach massiveren Maßnahmen zu stellen, die darin mündeten, dass mit einer hohen Dosis Cortison gearbeitet wurde. Einer wirklich hohen Dosis. Das Gesicht meines Vaters quoll auf wie ein Schwamm, aber zur Überraschung aller behandelnden Ärzte schien diese Therapie zu fruchten. Zwar konnte mein Vater weiterhin kaum etwas alleine machen. Aber der Schwund an Nerven und in der Folge auch an Muskeln schien gestoppt zu sein. Sein behandelnder Arzt empfahl nach einer Zeit der Stabilität, ihn in eine Reha-Klinik zu verlegen, um seine Muskeln wieder aufzubauen und das Gehen neu zu erlernen. Zuvor kam er kurz nach Hause, zurück in eine Wohnung, die für den Rollstuhl, in dem er jetzt saß, überhaupt nicht geeignet war. Es war für mich ein Schock, meinen Vater, der bislang immer sehr aktiv im Garten und an seiner geliebten Drechselbank gewesen war, so hilflos und auf andere angewiesen zu sehen.

Ein Bild hat sich mir ins Gedächtnis gebrannt. Als mein Vater nach Hause kam, musste er die lange Treppe zu unserer Wohnung hochgetragen werden, wobei ihn Freunde der Familie unterstützten. Die Treppe war schmal und sehr steil. Beim Anblick meines Vaters, der so hilflos und auf andere angewiesen war, bekam ich einen Kloß im Hals, aber ich wollte meine Angst nicht zeigen, niemandem zur Last fallen, alles tun, damit mein Vater wieder gesund würde. Ich spüre noch heute das ungute Gefühl, das mit der Sorge einherging, ob er denn jemals wieder würde laufen können, und etwas in mir fragte sich unwillkürlich, ob ich an dem Ganzen nicht irgendwie mit schuld war. Solche Gefühle mit »Ist doch Quatsch!« abtun, ist so einfach. Aber in dieser Situation, an diesem Ort, zu dieser Zeit, da waren sie da, unabwendbar, von einer perfiden, dunklen Logik. Im Nachhinein hege ich den Verdacht, dass in diesem Moment die Grundlage gelegt wurde für meine Depression und meine Ängste, die mich danach nie mehr losgelassen haben.

Nach einiger Zeit konnte mein Vater in die Reha, wo seine Muskulatur so weit aufgebaut wurde, dass er bei seiner Entlassung tatsächlich kurze Strecken laufen konnte. Was die Reha-

Klinik angeht, erinnere ich mich lediglich an einen Besuch mit meiner Mutter, bei dem wir in einem Nachbarort in einer Pension wohnten. Den Weg zur Klinik legten wir zu Fuß zurück, da wir aufgrund der langen Krankheit auch finanziell mit Problemen zu kämpfen hatten und damit ein Taxi jenseits unseres Haushaltsbudgets lag.

Mir stehen bis heute die langen Flure der Reha-Klinik vor Augen. Dort lieferten sich Kinder, die sich das Becken gebrochen hatten und deshalb so vergipst waren, dass sie nicht mehr laufen konnten, auf Holzbrettern mit Rädern darunter Wettrennen. Ich erinnere mich an die Mitpatienten meines Vaters, die vor ihren Zimmern in Sitzgruppen Gesellschaftsspiele spielten. Ich spüre noch heute das Gefühl der Dankbarkeit, weil man hier dafür sorgte, dass mein Vater gesünder wurde. Diese vage Hoffnung, er könne ganz gesund werden, hatten wir schon aufgegeben. Als er letztlich aus der Reha entlassen wurde, galt er als zu hundert Prozent arbeitsunfähig und war seit diesem Tag in Frührente, während nun meine Mutter für das Einkommen der Familie sorgte.

Dieses Ereignis dominiert in meinem Gedächtnis und hat fast alle anderen Kindheitserinnerungen gefressen. Es ist ein Wendepunkt, danach war ich Einzelgänger und lebte ganz gut damit. Weder in der Schule noch in der Freizeit suchte ich nach Freunden. Kein Bedarf, kein Interesse, fertiggemacht oder enttäuscht zu werden. Als ich über einen Klassenkameraden die Informatik-AG meines Gymnasiums kennenlernte, hatte ich meine beiden Felder gefunden: den Computer und Literatur, die zu meiner zweiten Leidenschaft wurde, sowohl lesend als auch schreibend. Mein Mathelehrer sagte mir, als ich im Rahmen der alljährlich stattfindenden Projektwochen ein Programm vorstellen durfte, das Zufallsgedichte erstellte: »Uwe, um Himmels willen, sag bloß niemandem, welche Mathenote du hast.« Nachvollziehbar, hatte ich in Literatur und Informatik eine glatte Eins, so zierte im Jahreszeugnis eine Vier in Mathematik mein Zeugnisheft. In der Informatik vergrub ich mich, weil ich dort Menschen fand, die so tickten wie ich. Die zutiefst neugierig waren, aber auch alles selbst machen wollten. In der Literatur habe ich mich kreativ ausgetobt und konnte in Welten abtauchen, die mich meinen Alltag vergessen ließen. Bücher waren meine eigentlichen Freunde und Trostspender.

Ein Ruck weckt mich aus meinen Erinnerungen, der Transporter kommt zum Stehen.

»So, da wären wir, Station T37, alles aussteigen bitte.« Wir halten vor einem schönen, dreistöckigen Klinkerbau. Links der Straße scheint es Besucherparkplätze zu geben, zumindest sieht man hinter einer Hecke viele bunt zusammengewürfelte Fahrzeuge parken. Vor dem Eingang des Gebäudes, der nicht zur Straße hin, sondern an der Seite liegt, erstreckt sich ein kleines Stück Wiese. Das Ganze macht von außen den Eindruck einer Pension oder eines kleinen, rustikalen Hotels. In den Fenstern Vorhänge, am Eingang Dekofiguren.

Ich schnappe meine Taschen und klettere aus dem Transporter. Der Fahrer begleitet mich, als ich zum Eingang marschiere. Türe auf, eine kleine Treppe wenige Stufen nach oben, dann stehen wir in einem Flur, der Boden aus Linoleum, die Wände in klinisch optimiertem Weiß. An der Wand befindet sich eine mit Informationen übersäte Pinnwand. Dort werden Gesprächskreise angeboten, Kontaktdaten von Selbsthilfegruppen, Notrufnummern ebenso wie Konzerte und Freizeitveranstaltungen. Ein paar Pflanzkübel, offenbar sind es tatsächlich echte Pflanzen.

»Rechts geht es weiter«, höre ich den mich begleitenden Pfleger sagen. Also nach rechts abbiegen und durch eine Tür in einen großen Raum, offensichtlich ein Aufenthaltsraum. Fortsetzung des Linoleums mit anderen Farben. Direkt vor mir ein Tisch mit mehreren Stühlen, dahinter ein Bücherregal.

Zur Linken sitzen einige Patienten in einer Sitzgruppe von insgesamt achtzehn breiten, leidlich bequemen Stühlen, die in der Form eines U angeordnet sind. Ich spare mir eine Vorstellung und wende mich auf Geheiß meines Begleiters der nächsten Türe rechts von mir zu. Diese führt in den Bereich des Pflegepersonals. Eine weiße Theke nimmt fast die gesamte Länge des Raumes ein. Linker Hand ein weiterer Raum, darin ein Tisch, darauf Getränke und Süßwaren. Vermutlich der Pausenraum fürs Pflegepersonal.

Ich trete gemeinsam mit meinem Begleiter an die Theke, die mich an den Empfangsbereich eines Hotels erinnert. Dahinter steht ein etwa fünfzig Jahre alter Pfleger mit Bart und Zopf, die Haare bereits stark angegraut. Sein Gesicht ist faltig, die Augen strahlen mich an. Neben ihm ein weiterer Pfleger, ich schätze ihn ebenfalls auf um die fünfzig, vielleicht auch nur, weil ich beim Schätzen des Alters richtig schlecht bin. Er hat lockige Haare und ebenfalls einen Bart, wenn auch keinen Zopf, und blättert gerade in Dokumenten, als würde er sie sortieren.

Mein Begleiter übergibt einen Ordner mit Unterlagen, vermutlich meine Krankenakte, an den Rauschebart mit den Worten: »Das ist Herr Hauck, er wurde von der T5 überwiesen.«

Der Pfleger hinter der Theke nickt, nimmt die Akten entgegen und rät mir, mich kurz draußen zu setzen, es käme gleich jemand, der mir mein Zimmer zeigen würde. Wenn jetzt noch ein Hotelpage auftaucht, ist die Illusion perfekt.

Während meine Begleitung mir die Hand schüttelt und sich mit einem »Alles Gute« verabschiedet, erscheint eine junge Pflegerin, ich schätze sie auf Anfang zwanzig. Die glatten blonden Haare reichen ihr bis zu den Schultern, sie sieht hübsch aus und wirkt sehr sympathisch, aber auch etwas schüchtern, als sei sie noch am Anfang ihrer Ausbildung.

»Ich bringe Sie gleich auf Ihr Zimmer, dann können Sie schon mal Ihre Sachen auspacken. Nur einen kleinen Moment«, sagt sie lächelnd. Stumm nicke ich. Sie verschwindet ebenso im Pflegerzimmer. Ich lasse den Blick durch den großen Aufenthaltsraum schweifen. Viele Pflanzen, teilweise in großen Töpfen, machen den Raum wohnlicher, große Fenster lassen viel Tageslicht herein. Direkt neben dem Fernseher befindet sich ein Bücherregal mit diversen Romanen und Sachbüchern. Neben mir ein Aquarium, das gut gepflegt wirkt und diverse Fische beherbergt. Daneben ein weiterer halbhoher Schrank, mit Brettspielen und Puzzlekästen. Auf dem Tisch, an dem ich sitze, liegt ein solcher Kasten, dessen Inhalt ist auf dem Tisch ausgebreitet und zum Teil bereits zusammengefügt. Verschiedene Zeitungen und Zeitschriften liegen ebenfalls auf dem Tisch. Nichts an diesem Raum wirkt klinisch, man könnte ihn für den Aufenthaltsraum einer Jugendherberge halten. Aus den Augenwinkeln beobachte ich die wenigen anwesenden Mitpatienten. Wobei, was ist schon normal.

Bin ich jetzt angekommen oder abgeschoben worden? In mir macht sich ein ungutes Gefühl breit, ich habe bislang keine guten Erinnerungen oder positiven Bilder von der Psychiatrie gehabt. Alles Irre, war das spontane Bild. Jetzt bin ich selbst einer von diesen Irren. Oder gehöre ich hier gar nicht hin? Ich hatte mich doch schon fast mit meiner Lage abgefunden auf der T5. Warum bin ich dann wieder so nervös? Wahrscheinlich weil mir klar wird, dass hier die Arbeit an mir selbst beginnt.

@bicyclist Ich bin nicht depressiv, ich bin emotional unterversorgt. #ausderklapse

Okay, der Selbstmordversuch, aber das kann doch auch nur Panik gewesen sein, weil man mich in die Enge getrieben hat. Überhaupt haben die alle ja sowieso keine Ahnung, wie es in mir drin aussieht, was mich bewegt. Andererseits, hab ich das überhaupt noch? Egal, ich will hier nicht sein, ich gehöre hier nicht hin, ich war auf der T5, das muss reichen. Aber leider liegt das im Moment nicht mehr in meiner Entscheidungsgewalt. Noch bin ich für die Ärzte nicht so stabil, dass sie mich guten Gewissens entlassen würden. Wenn ich darauf bestehen würde, schon. Aber damit täte ich mir keinen Gefallen.

Rückblickend fühlte sich das Ganze ein bisschen an wie erster Schultag. Du bist fremd, kennst niemanden und weißt absolut nicht, was auf dich zukommt. Dir bleibt nur, denen zu vertrauen, die um dich herum sind und offensichtlich wissen, was sie tun.

Die junge Pflegerin erscheint wieder im Aufenthaltsraum und unterbricht meinen Gedankengang. »Wir könnten jetzt auf Ihr Zimmer, aber vorher zeige ich Ihnen kurz den Rest des Hauses. Meine Name ist übrigens Carmen.«

Neben den Räumen, die ich bereits kennengelernt habe, existiert noch ein zweiter Aufenthaltsraum, ebenfalls mit Regalen voller Bücher sowie einem Fernseher. Er ist enger, kleiner als der große Aufenthaltsraum, strahlt aber dennoch eine gewisse Behaglichkeit aus. Von dort führt eine Glastür hinaus auf die Terrasse, wo auch die Raucher ihre Ecke haben.

Eine zweite Tür führt in einen weiteren Raum mit einer orange-roten Couch und einem sichtbar älteren Computer, der für die Patienten bestimmt ist. Er ist, wie mir Carmen erklärt, insbesondere für bestimmte Therapieformen gedacht.

Danach folgt der große Speisesaal mit zwei kleineren und einem großen, langen Tisch, dahinter stehen zwei Tischkicker. Auch hier lockern viele Pflanzen die Atmosphäre auf, sodass man sich wahrlich nicht wie in einem Krankenhaus fühlt. Eine Glasvitrine beherbergt Sachbücher, mit Themen rund um alles, was mit psychischen Krankheiten zu tun hat.

In der linken Wand befindet sich eine Tür zur Küche, wobei die Küche eher der Logistikbereich für die Essensverteilung ist. Neben der Tür ist die Durchreiche, an der man sein Essen in Empfang nimmt.

Das Treppenhaus führt zu den beiden Etagen mit den Patientenzimmern. An der Wand am Fuß der Treppe hängt eine Glocke, die, wie ich sehr schnell lernen soll, die Patienten zur Hausversammlung und zu den Essenszeiten ruft.

Wir steigen die Treppe hinauf, die mit jedem Schritt knarzt. Meine Fremdenführerin zeigt mir endlich mein Zimmer im ersten Stock. Ich bin darin nicht alleine. In dem Raum, der sehr lang ist, stehen zwei Betten und ein großer Doppelschrank, daneben eine Sitzgelegenheit und ein Tisch mit zwei Stühlen. Direkt neben dem Eingang führt eine Tür zu Waschbecken und Toilette, ein Luxus, den nicht alle Zimmer haben, es existiert auch noch ein zentraler Duschbereich mit Toiletten. Kurz fühle ich mich an die T5 erinnert. Ein Schauer läuft mir über den Rücken.

Carmen lächelt mich an. »Ich lasse Sie jetzt alleine, damit Sie Ihre Sachen auspacken und sich etwas akklimatisieren können.« Als sie den Raum verlassen hat, werfe ich mich aufs Bett, versuche mich mit dem Zimmer anzufreunden. Ich spüre die Kühle der Bettdecke auf der Haut. Natürlich ist das Bett zu kurz für mich. Aber wenigstens kann ich die Füße raushängen lassen. Mein Zimmergenosse ist unterwegs, was mir im Moment ganz recht ist, denn mir ist nicht nach Kommunikation.

Der Raum ist in einer Farbe gestrichen, die schwer zu beschreiben ist. Ein sehr helles Kaki vielleicht. Neben meinem Bett steht ein kleiner Nachttisch mit Lampe. Über mir an der Wand hängt eine Pinnwand, die bis auf einen Kalender mit Fotografien leer ist. Alles wirkt aufgeräumt, aber nicht steril. Man merkt dem Ganzen den Zahn der Zeit an. Sowohl Möbel als auch Farbwahl waren schon vor zehn Jahren altbacken. Ich genieße ein wenig die Ruhe nach all den neuen Eindrücken. Die Krankheit hat mich empfindlicher gegenüber zu viel Information gemacht. Bricht zu viel Neues über mich herein, mache ich die Schotten dicht, nehme danach nur noch die Hälfte war. Zumindest im Moment, in der tiefsten Tiefe meiner Depression kann ich nur wenig auf einmal ertragen.

Die Ruhe währt nicht lange, nach kurzer Zeit erscheint der zopflose Pfleger aus dem Pflegezimmer. Er stellt sich mit den Worten vor: »Ich bin Ihr betreuender Pfleger, mein Name ist Klaus, wenn es Probleme oder Fragen gibt, einfach bei mir melden. Ich möchte mit Ihnen auch gleich die möglichen Therapien durchsprechen«. Er legt mir ein Blatt vor, auf dem verschiedene Therapieangebote aufgelistet sind. »Es gibt Bewegungstherapie, Musiktherapie, Beschäftigungstherapie, Arbeitstherapie und einiges mehr. Ich würde Ihnen zu Beschäftigungstherapie, Maltherapie sowie Bewegungstherapie raten, das heißt zu Nordic Walking.«

Nordic Walking, ich muss innerlich grinsen. Darüber habe ich bislang gespottet, es als Fröschestechen bezeichnet. Aber nun gut, versuchen kann man es ja mal. Die angedachten Therapien werden in ein kleines gelbes Heft eingetragen, das von nun an so etwas wie mein therapeutisches Bonusheft darstellt. Jede besuchte Therapie wird darin verzeichnet, auch wenn man nichts gewinnen kann, außer vielleicht den Verstand zurück.

»Sie können gleich auch noch zur Visite«, erwähnt Klaus.

»Die ist oben im zweiten Stock, den Flur ganz runter, dann links. An der Tür steht ›Stationsarzt‹.« Klaus steht auf. »Immer dran denken, sollte irgendetwas sein, jederzeit beim Pflegepersonal melden. Ach, fast vergessen, haben Sie im Moment Suizidgedanken?«

»Nicht im Geringsten«, ich schüttle energisch den Kopf, auch wenn ich weiß, dass das eine glatte Lüge ist. Der Tod hat für mich viel von seinem Schrecken verloren. Kein Weg, den ich leichtfertig beschreiten will, aber eine Option, die mir bis zum Suizidversuch verschlossen war.

»Im Gegenteil, ich möchte hier rausfinden, wie es überhaupt so weit kommen konnte und wie ich das in Zukunft verhindern kann.« Klaus scheint zufrieden und lässt mich mit meinem neuen Bonusheft für Durchgeknallte alleine.

Ich begebe mich in den zweiten Stock. Den Stationsarzt finde ich auch sofort. Dr. Meier ist mir sympathisch. Ich schätze ihn etwa so alt wie mich, mit blonden Locken. Er bittet mich, mich zu setzen. Wider Erwarten trägt er keinen Arztkittel, sondern sitzt in Hemd und Jeans vor mir. Seine wachen braunen Augen mustern mich sorgfältig. Er hat sich mit seinem Drehstuhl mir zugewandt, hinter ihm kann ich einen Schreibtisch mit Computer und mehreren Fachbüchern erkennen. Er scheint Familie zu haben, direkt neben dem PC steht ein gerahmtes Bild von einer Frau und zwei Kindern.

»Haben Sie irgendwelche suizidalen Gedanken?«

Da, schon wieder, das dürfte mit die beliebteste Frage werden.

»Nein, ich will wissen, warum ich das getan habe und wie ich es verhindern kann.« Wieder nicht ganz wahrheitsgemäß, aber ich will eben nicht gleich wieder auf der T5 landen.

»Dann erzählen Sie mal, was ist passiert.«

Oje, wie viel Zeit er wohl hat? Egal, ich beginne zu erzählen, immer mehr, immer persönlicher, am Schluss kennt Dr. Meier zumindest die ganze Geschichte, die zum Selbstmordversuch führte.

»Nun gut«, er lässt den Blick über die Akte schweifen. »Wir bleiben vorerst bei der Medikation, die Sie auf der T5 bekommen haben. 1,5 Tavor, 300 mg Venlafaxin.«

300? Was zum Teufel? Bislang habe ich maximal 150 mg bekommen, wenn es mir wirklich dreckig ging.

»So viel?«, rutscht es mir heraus.

»Ja«, nickt Dr. Meier. »Die bislang verabreichte Dosierung war zu gering, bei 300 mg, denke ich, sind wir auf der sicheren Seite.«

»Dieses Tavor brauche ich weiterhin?«

»Im Moment schon, es beruhigt, nimmt die Aufregung. Wir beobachten das Ganze und können es langsam ausschleichen, wenn Sie es nicht mehr benötigen.«

»Ausschleichen?«

Dr. Meier grinst. »Ja, so nennt man es, wenn ein Medikament langsam wieder abgesetzt wird. Ist gerade bei Psychopharmaka sehr ratsam, sonst kann es zu unangenehmen Nebenwirkungen kommen. Da Tavor abhängig macht, ist es sehr empfehlenswert, es möglichst schnell wieder abzusetzen.«

Drogen, um normal zu sein. Wie krank ist das denn? Außerdem habe ich nicht wirklich das Gefühl, anders, positiver, fröhlicher zu sein. Nur sedierter. Aber ich weiß ja, hier ist das erste Ziel, mich mit wirkenden und gut verträglichen Medikamenten »einzustellen«, damit man mich später in die weiteren Behandlungen entlassen kann. Erst mal runterkommen der Herr, dann sehen wir weiter.

»Und das Venlafaxin macht nicht abhängig?«

Meier schüttelt den Kopf. »Nein, das kann man auch längerfristig einnehmen. So, das war es.«

Meier entlässt mich wieder, nicht ohne mich wie schon der Pfleger zu ermahnen: »Sollten Sie irgendwelche Probleme haben oder suizidale Gedanken, melden Sie sich. Keine Sorge, wir stecken Sie nicht gleich wieder in die T5.« Woher weiß der, was ich gerade gedacht habe? Na egal, zumindest ist das Ganze überstanden, ich darf wieder auf mein Zimmer. Auf dem Weg dorthin begegnen mir keine Mitpatienten, dafür ist mein Zimmergenosse eingetroffen.

»Hallo, ich bin Tobias«, stellt er sich vor. Ich schätze sein Alter auf Mitte bis Ende zwanzig. Er dürfte etwa eins achtzig sein, trägt ein T-Shirt mit stilisierten Surfern, dazu eine Blue Jeans. Sein braunes Haar ist kurz geschnitten, sehr kurz. Er liegt auf dem Bett, den Kopf auf eine Hand gestützt. Seine braunen Augen blitzen mich neugierig an.

»Ich heiße Uwe. Bin hier wegen Depressionen und Angstzuständen.«

Tobias lächelt schief. »Bei mir auch, bin deshalb schon seit dem 16. Dezember hier.«

»Wow, das ist lange.«

»Dafür darf ich an den Wochenenden nach Hause. Das nennen die Belastungstest«, erklärt Tobias.

»Mir dürfte das noch nicht vergönnt sein«, erwidere ich.

»Keine Sorge, das kommt mit der Zeit, ist Teil der Therapie. Damit wollen die rausbekommen, ob du stabil genug bist, um entlassen zu werden.« Tobias nickt, wie um seine Aussage zu unterstreichen. »Wirklich hier ankommen wirst du eh erst am Montag, da ist Morgenrunde, wo jeder von seinem Wochenende erzählt, wenn er dazu in der Lage ist. Das ist eine gute Gelegenheit, sich vorzustellen.«

»Wie meinst du das, ›wenn er dazu in der Lage ist‹?«, frage ich.

»Na, manche zieht das Wochenende total runter, andere

wieder haben einfach keine Lust zu reden. Ist auch kein Zwang, man muss aber darauf gefasst sein, dass irgendwer von der Pflege mit einem das Gespräch sucht. Wobei das nichts Schlimmes ist, aber manchen ist das unangenehm, die gehören halt zu den Schweigsamen.«

Das Läuten einer Glocke unterbricht unseren Smalltalk. »Ah, Mittagessen.« Tobias steht auf. »Komm mit, ich zeig dir, wie das Ganze abläuft.« Wir begeben uns gemeinsam einen Stock tiefer in den großen Speisesaal, wo bereits einige Mitpatienten geduldig auf die Essensausgabe warten oder sich lauthals am Kicker vergnügen. Klaus kommt mit einem Servierwagen angerollt, auf dem die Medikamente für die Patienten bereitgestellt sind und eine Karaffe mit Wasser. An manchen der Medikamentenbecher sind kleine Zettel befestigt, deren Bedeutung ich bald erfahren soll.

Der zweite Pfleger erscheint ebenfalls, verschwindet sogleich in der Küche und öffnet von innen das Rollo, das die Durchreiche verschließt. Er nimmt ein Tablett nach dem anderen, liest den auf einem Zettel oben auf dem Tablett vermerkten Namen vor, und wenn die betreffende Person anwesend ist, reicht er das Tablett ohne den Warmhaltedeckel und den Zettel weiter. Dieses Ritual wiederholt sich, bis alle Anwesenden ihr Essen erhalten haben. Fehlt jemand, bleibt dessen Tablett in der Küche. Auch ich erhalte mein Essen und setze mich auf einen leeren Platz.

»Hallo, ich heiße Uwe«, sage ich in dem Versuch, die Kommunikation etwas anzustoßen. Mit am Tisch sitzen zwei Frauen, ich schätze sie um die fünfzig, und ein Mann Ende zwanzig mit einem sehr lauten Organ.

»Hallo Uwe, ich heiße Jochen.« Jochen trägt eine Schildmütze, Hemd und eine dunkelbraune Hose. Um seinen Hals baumeln Walkman-Kopfhörer, einen Hörer hat er im Ohr stecken. Die schwarzen Haare sind kurz geschoren, soweit ich das unter der Mütze erkennen kann.

»Tabea«, stellt sich die braunhaarige Frau vor, sie trägt trotz der angenehmen Temperaturen im Speisesaal ein langärmliges blaues Oberteil und Jeans. Die Haare hat sie zu einem Zopf geflochten.

»Simone«, ergänzt ihre Tischnachbarin, die mit schwarzem T-Shirt und schwarzer Jeans eher düster aussieht.

Das war es mit der Vorstellung, zu mehr reicht meine aktuelle Stimmung sowieso nicht. Es gibt Braten mit Spätzle. Entgegen meinen Erwartungen kann man das hier wirklich essen. Schmeckt sogar recht gut. Allerdings scheinen nicht alle mit dem Essen so einverstanden zu sein wie ich. Es gibt diverse Tauschgeschäfte, Joghurt zu Salat, Obst zu Süßigkeit. Der eine oder die andere hat sogar Plastikbehälter dabei, mit deren Inhalt das Essen ergänzt wird. Mit leicht zynischen Hintergedanken stelle ich fest, dass wir echtes Besteck bekommen. Okay, die Messer schneiden nicht wirklich gut, aber es würde reichen. Andererseits, das ganze Gebäude ist nicht so konzipiert, als ginge man davon aus, dass jeder, der hier drin steckt, akut suizidgefährdet ist. Wenn ich ganz ehrlich zu mir bin, denke ich zwar noch darüber nach, aber akut tun will ich es auch nicht mehr.

Tobias setzt sich mit seinem Tablett zu uns. Dann läuft das Essen weitestgehend schweigend ab.

Wer mit dem Essen fertig ist, bringt sein Tablett in die Küche, schnappt sich dort einen Deckel und stellt das Ganze dann auf einen der Wagen, auf denen die Essen angeliefert wurden.

Danach heißt es, Tabletten fassen und bei Bedarf auch noch Blutdruck messen. Für mich steht mein bereits bekannter Tablettencocktail aus Venlafaxin und Tavor bereit.

»Moment, Herr Hauck«, der neue Pfleger, dessen Namen ich noch nicht kenne, bremst mich. »Ich muss noch Ihren Puls und Blutdruck messen. Übrigens, ich heiße Michael.« Er bedeutet mir, mich auf einen Stuhl direkt neben dem Schränkchen zu setzen, auf dem auch die Ausrüstung fürs Blutdruckmessen liegt. Michael ist ein richtiger Archetyp. Groß, blauäugig, blond. Und durchtrainiert. Wenn ich mir einen Klischeepfleger für eine Verfilmung meiner abstrusen Geschichte wünschen dürfte, er wäre die erste Wahl.

»Arm bitte ausstrecken und auf der Lehne ablegen. Schon ein wenig eingelebt?« Na ja, ist wohl noch ein bisschen früh für so eine Frage.

»Ein klein wenig«, murmle ich vor mich hin, eher uninteressiert daran, in irgendeine Art von Gespräch verwickelt zu werden. Das stört Michael aber nicht.

»Das wird schon alles, Sie werden sehen, das geht schneller, als Sie denken.« Kaum kommt mir der Gedanke, höre ich auch schon die klassische Frage: »Noch irgendwelche Selbstmordgedanken?«

Ich liefere ein kurz angebundenes »Nein«. Oh mein Gott, kriege ich das jetzt jeden Tag zu hören? Dann werde ich irgendwann wirklich irre. Obwohl, ich bin in einer psychiatrischen Einrichtung. Für mein Umfeld da draußen geht es ja wohl kaum irrer.

Der Tweet nach der Blutdruckmessung wird wieder einer mit eben dem Hashtag, der für mich noch ungeahnte Kreise ziehen soll.

@bicyclist Depressiv sein hat auch seine guten Seiten. Ich melde mich, wenn ich herausgefunden habe, welche das sind. #ausderklapse

Da es für mich noch keine Therapien gibt, gehe ich in den großen Aufenthaltsraum. Ein Mitpatient mit Zopf sitzt in einer Ecke der Sitzgruppe, exakt auf dem Platz, an dem ich ihn schon am

Morgen kurz gesehen hatte. Sonst ist nur ein junges Mädchen anwesend, das an seinem Laptop direkt neben dem großen Tisch sitzt. Ihr Gesicht ist vom Monitor des Laptops beleuchtet, abwechselnd bewegt sie die Maus oder hackt in einer irrsinnigen Geschwindigkeit auf die Tastatur ein. Nach einem kurzen Blick über ihre Schulter erkenne ich das Spiel, das sie spielt. Minecraft. Wenn ich das meinen Kindern erzähle, die alle große Minecraft-Fans sind! Überhaupt hat man hier auf Station gar nichts gegen elektronische Geräte, sofern deren Nutzung nicht ausartet. Im Gegenteil, Klaus kommt auf mich zu und fragt: »Haben Sie ein Mobiltelefon?«

»Ja«, erwidere ich knapp.

»Gut, dann brauche ich Ihre Telefonnummer. Sie können sich zwischen den Therapien hier auf dem Gelände frei bewegen, aber wir möchten Sie erreichen können, falls eine Therapie ausfällt oder ein Arzt Sie kurzfristig sehen will.«

Nachdem ich ihm meine Nummer diktiert habe, zeigt er mir noch eine besondere Liste auf einem kleinen Tisch am Eingang des Raums.

»Sofern Sie die Station verlassen, bitte hier eintragen mit Uhrzeit und geplantem Aufenthaltsort. Wenn Sie zurück sind, wieder eintragen. Ist dafür gedacht, dass wir wissen, ob Sie gerade im Haus erreichbar sind, oder ob wir Sie anrufen müssen.« Eine Anwesenheitsliste, sollte machbar sein. »Hier«, er deutet auf ein Kästchen neben der Liste, »können Sie Ihren Therapiepass aufbewahren, wenn Sie gerade keine Therapie haben.« Er blättert kurz durch die bereits versammelten Pässe. »Ah, da ist er, hier ist Ihr eigener Pass.« Hat wirklich was von diesen Bonusheftchen aus meiner Kindheit, in die man kleine Marken kleben konnte. Ob ich vielleicht wirklich einen Bonus beim Erreichen meiner Therapieziele bekomme? Bin ich dann ausgewiesener Depressiver mit Zertifikat, sozusagen diplom-depressiv?

Da ich jetzt weiß, wie man vorzugehen hat, wenn man das Gebäude verlassen will, wird das Ganze gleich mal bei einem ausgedehnten Spaziergang getestet. Sehr viel mehr hab ich eh nicht zu tun. Also die aktuelle Uhrzeit und »Spaziergang« eingetragen und ab nach draußen. Die frische Luft tut gut, schlagartig wird mir bewusst, dass ich seit meiner Aufnahme auf der T5 das erste Mal wieder richtig draußen bin. Der Innenhof der T5 war maximal »draußen light«. Ich laufe den Weg, den ich mit dem Patiententransport zur T37 gefahren bin, zurück und genieße die Nachmittagssonne. Natürlich beginnt das, was ich in der letzten Zeit immer erlebe, wenn ich ein wenig Zeit für mich habe: mein Kopfkino. Dass ich mich tatsächlich umbringen wollte, erscheint mir wie ein Albtraum, und zwar einer, vor dessen Wiederholung ich entsetzliche Angst habe.

Ich war mir so sicher, dass mir das nicht passieren würde. So vieles sprach dagegen. Eine tolle Frau, tolle Kinder, ein eigenes Haus, mein Traumberuf. Aber irgendwas hat tief in mir existiert, das immer wieder negative Gedanken und Ängste hochgespült hat. Ich ahne, dass da noch einiges an Aufarbeitung auf mich zukommt, aber jetzt sind zumindest die Dämme gebrochen. Die Maske, mit der ich meinem Umfeld die meiste Zeit eine Zufriedenheit, ein Glück vorgegaukelt habe, das so nie da war, ist vom Gesicht gerissen. In Wirklichkeit waren da dauernd irgendwelche Sorgen und Ängste, die kaum etwas Positives zuließen.

Mein Spaziergang führt mich an weiteren Gebäuden vorbei, die der T37 ähneln. Der Weg beschreibt einen Bogen, Autos fahren hier ganz selten, meist Dienstfahrzeuge der Klinik. Auf einer Anhöhe steht eine kleine Kirche aus roten Klinkersteinen, dahinter befindet sich ein alter Friedhof, der wie das ganze Gelände an einen Park erinnert.

Etwas abseits liegt der forensische Bereich, in dem straffällig gewordene Menschen mit psychischen Problemen behandelt werden. Der Komplex ist wie ein Gefängnis durch hohe Zäune und Überwachungskameras gesichert. Ironischerweise hatte ich mir vorgestellt, dass wir alle so untergebracht wären. Die Klischees funktionieren auch bei mir noch.

Ich gehe weiter, vorbei an Klinkerbauten, unserer Station nicht unähnlich. Immer wieder trifft man Menschen, bei denen man nie wirklich sagen kann, sind es Patienten, Mitarbeiter oder Besucher? Man grüßt sich freundlich, wenn auch einsilbig, aber es wird erstaunlich oft gelächelt. Gelegentlich begegnen mir auch kleinere Gruppen, die ins Gespräch vertieft sind.

Fühlt sich alles noch sehr ungewohnt an. Eine Station, die gar nicht wie eine Station aussieht, Pfleger, die in Alltagsklamotten rumlaufen. Ein schöner Park zum Spazierengehen. Sanatorium, das trifft den Eindruck eher, den ich von dem Ganzen habe. Na ja, das wird schon. Habe schließlich genug Zeit, mich einzugewöhnen, denn so schnell komme ich hier nicht raus. Was hatte mir der Arzt bei der ersten Visite avisiert? »Mit sechs bis acht Wochen müssen Sie schon rechnen. Könnten aber durchaus auch drei Monate werden.«

Na toll, sechs bis acht Wochen, in denen ich viel Zeit haben werde, über alles Mögliche nachzugrübeln. Mag ja eine gute Idee sein, aber ich kenne meine Art zu grübeln. Da kann nicht wirklich was Gutes bei rauskommen. Therapien wie Kunst- oder Beschäftigungstherapie klingen auch nicht gerade nach etwas, das mich von meinen Gedanken ablenkt. Eigentlich brauche ich jemanden zum Reden, zum Sich-Austauschen, es gibt so vieles, was ich erzählen möchte, verstehen möchte.

Direkt gegenüber dem Gebäudekomplex, der auch die T5 beherbergt, befinden sich zwei weitere besondere Gebäude: eine Apotheke und ein kleiner Laden, in dem man von Süßkram bis hin zu Zeitschriften alles Mögliche kaufen kann. Dem Laden statte ich einen Besuch ab, ich brauche jetzt irgendwas ungesundes Süßes. In einem Nebenraum stehen Tische und Stühle, man kann sich dort zu Kaffee und Kuchen treffen. Dabei sieht die Kuchenauslage recht amüsant aus, weil Küchen und Gebäck direkt neben Wurstwaren und Käse liegen. Ein echtes »All in one«-Angebot. Ich kaufe mir eine Philosophie-Zeitschrift und ergänze meinen Lakritzvorrat um eine Rolle Soulfood. Schokokekse. Süßkram, mein zweites Grundnahrungsmittel während meiner Klapsenzeit. Ich pilgere von da an mit fast uhrwerkhafter Genauigkeit alle zwei Tage zu meinem Süßkramdealer. Irgendwann grinst er nur noch und reicht mir wortlos meine bevorzugte Auswahl.

Mittlerweile bin ich 20 Minuten unterwegs, das Gelände ist wirklich weitläufig, die einzelnen Stationsgebäude verlieren sich auf dem großen Areal. Einzig eine große Variante der kleinen Klinkerbauten mitten im Park sticht heraus. Darin sind die Verwaltung und vermutlich auch Schulungsräume untergebracht.

Direkt neben unserer Station befindet sich die Zentralküche für die gesamte psychiatrische Klinik, ein großes, langes Gebäude. Ich meine, die übergroßen Töpfe zu sehen, in denen das Essen zubereitet wird; aus mehreren Kaminen steigt Rauch auf. Die Küche erinnert mich an meine Zivildienstzeit. Damals war ich in einem Altenkrankenhaus, das Patienten aufnahm, die nach einer schweren Operation nicht sofort wieder in das Altenheim zurück konnten.

Ich hatte immer Nachtdienst, etwas, das anderen vielleicht schwergefallen wäre, für mich aber wundervoll war. Ruhe, die Welt draußen schlief, niemand, der mir Böses wollte, und von den Patienten viel Dankbarkeit. Dankbarkeit fürs Da-Sein, fürs Kümmern, fürs Helfen. Dazwischen war genug Zeit zum Zeichnen und Malen, ich habe stapelweise Skizzen und Gemälde produziert. Mit der Zeit wünschten sich sogar manche Patienten von mir, dass ich Porträts ihrer Angehörigen zeichnete, was mir einen kleinen Nebenverdienst einbrachte.

Rückblickend war diese Zeit das erste Mal, dass ich von Menschen dafür gemocht wurde, wie ich wirklich war. Es war eine schöne Zeit, in der ich in den Tag hineingelebt habe und viele meiner Ängste, die ich heute noch mitschleppe, nicht existent waren. Aber es war eben auch eine Zeit, in der ich aus der »normalen« Welt weitestgehend verschwunden war. Die Nacht ist eine andere Welt, ein anderer Kosmos mit anderen Menschen und einer anderen Geschwindigkeit.

Mittlerweile ist es kurz vor halb sechs, also Abendessenszeit. Ich gehe schnell auf mein Zimmer, ziehe mir die neu gekauften Hausschuhe an, wobei ich mir wie der Prototyp eines Spießers vorkomme. Mein Zimmergenosse ist nicht da, aber auf meinem Smartphone blinkt die Signalleuchte, es sind mehrere Nachrichten von Sibylle angekommen.

»Na, wie geht es dir?«

»Ich komme dich morgen besuchen.«

»Wo bist du?«

Da habe ich doch glatt vergessen, das Smartphone mitzunehmen. Schnell setze ich zwei Antworten ab, Sibylle ist zu Recht misstrauisch, wenn ich lange nicht antworte.

»Alles bestens, ich gehe gleich zum Abendessen.«

»Ich liebe dich.«

Das Smartphone stecke ich ein, gehe ins Bad und mache mich kurz frisch.

Die Glocke ruft zum Abendessen. Obwohl ich um die Zeit – es ist gerade mal 17:30 Uhr – noch überhaupt keinen Hunger habe, gehe ich in den Speisesaal. Wie schon beim Mittagessen versammelt sich annähernd die ganze Station bei der Essensausgabe. Beim Abendessen kommt eher ein Krankenhausgefühl auf. Zwei Scheiben Käse, zwei Scheiben Wurst, drei Scheiben Brot. Dazu diese typischen Hotelbutterbrickets oder wahlweise Plastikdöschen mit Margarine. Und spätestens jetzt fühle ich mich völlig in meine Zeit in Jugendherbergen versetzt. Da stehen sie. Auf jedem Tisch zwei. Diese berühmt-berüchtigten Aluminiumkannen mit Tee. Mit Pfefferminztee, dem Tee des Grauens.

»Herr Hauck«, der Pfleger schiebt mir mein Tablett über die Theke, entfernt den Deckel und wünscht den obligatorischen »Guten Appetit«. Mit dem Tablett in der Hand suche ich mir einen Platz, es ist derselbe frei wie schon beim Mittagessen, und setze mich. Die Tischbesetzung ist weitestgehend die gleiche. Während wir unsere Brote richten, entsteht so etwas wie Smalltalk.

Simone fragt, während sie versucht, die steinharte, weil eiskalte Butter auf ihrem Brot zu verstreichen: »Wo kommst du denn her?«

»Ich komme aus einem kleinen Ort in der Nähe und arbeite hier in der Stadt«, antworte ich.

»Ich bin auch aus der Nähe.«

Jetzt mischt sich Tabea ein. »Nördlich, kleines Nest, weiter weg«, ergänzt sie wortkarg.

Wir alle sparen uns zu genaue Ortsangaben, eine gewisse Anonymität will man sich dann doch bewahren.

»Also alle aus der Region?«, frage ich.

»Na ja, das hat, glaube ich, Methode. Soweit ich weiß, sind die Stationen regional sortiert, es gibt die Ost- und die West-Fraktion«, erläutert Simone.

»Wie jetzt, die östlichen Bundesländer und der alte Westen?«

»Nein«, Simone lächelt kurz, ein Gesichtsausdruck, den man hier nicht allzu oft sieht. »Alles, was östlich der Klinik gelegen ist und was westlich davon liegt.«

»Wieso?«, frage ich.

Simone zuckt mit den Schultern. »Keine Ahnung, vielleicht, damit ehemalige Patienten sich auch nach der Therapie noch treffen können und gegebenenfalls gegenseitig helfen.«

Tabea mischt sich erneut ein. »Also, wenn ich hier raus bin, dann bin ich ehrlich gesagt froh, wenn ich nichts mehr damit zu tun haben muss. Dauernd wieder auf meine Krankheit gestoßen zu werden, kann ich nun gar nicht brauchen.«

»Seit wann seid ihr denn hier?«

»Seit November letzten Jahres«, kommt es von Tabea.

»Seit Januar«, ergänzt Simone.

Inzwischen hat auch Jochen, der Letzte im Bunde unserer Essensgemeinschaft, sein Tablett bekommen und gesellt sich zu uns. »Mahlzeit. Sag mal, brauchst du deine Wurst?«, fragt Jochen mit Blick auf Tabeas Teller.

»Nein, kannst du haben.« Sie reicht ihm die zwei Scheiben Salami.

»Wer ist denn dieses Wochenende da?«, fragt Jochen in die Runde.

»Ich bin Sonntag da, Samstag darf ich nach Hause«, erwidert Tabca.

Simone ergänzt: »Ich bin Samstag und Sonntag zu Hause.«

»Darf hier jeder am Wochenende weg?«, erkundige ich mich.

»Ja«, erwidert Simone. »Das heißt, nachdem du nachweislich nicht mehr in einem kritischen Zustand bist. Wann genau du zum ersten Mal nach Hause darfst, entscheidet der Stationsarzt in Abstimmung mit dem Chefarzt bei der Visite. Am Anfang geht das noch nicht, aber meist so am dritten Wochenende darfst du einen Tag nach Hause. Wenn das gut klappt, darfst du dann immer samstags und sonntags nach Hause. Länger geht wegen manchen Krankenkassen nicht. Die wollen nicht, dass du länger als achtundvierzig Stunden ohne ärztliche Betreuung bist.«

Tabea murmelt: »Ich hasse die Wochenenden.«

»Wieso? Stress zu Hause?«

»Nein«, sie seufzt, »im Gegenteil. Niemand zu Hause. Gut, ich könnte mich mit Freunden treffen, aber das nervt auch. Zumal ich niemandem von meiner Krankheit erzählen kann.« Sie zieht den Ärmel ihres langen Hemdes nach oben. Auf dem gesamten Unterarm sind vernarbte Schnittwunden zu sehen.

»Das«, sie nickt Richtung Unterarm, »hab ich versucht zu erklären, aber die meisten begreifen es nicht. Die tun zwar so, als wäre alles in Ordnung, aber mit der Zeit hauen sie dann doch ab.«

@bicyclist Eine Depression ist wie gedanklicher Treibsand. Je mehr du dich wehrst, um so tiefer versinkst du in Dunkelheit. #ausderklapse

Ich schenke mir die dümmste aller Fragen, die ein nicht psychisch Kranker in diesem Moment stellen würde: »Warum hörst du nicht einfach damit auf?« Das denken immer alle. Auch ich habe solche Ratschläge oft zu hören bekommen: Du hast doch alles. Oder: Sei froh, es geht dir doch gut. Alles dummes Gewäsch von jenen, die nicht nachempfinden können, wie sehr einen die Krankheit gefangen hält. Es ist ja nicht so, dass man sich die dunklen Gedanken, den Zwang, sich zu verletzen, herbeigewünscht hätte. Irgendwann an einer Abzweigung des Lebensweges ist da etwas schiefgelaufen. Irgendwas, ein falscher Rat oder ein schlimmes Ereignis, haben dazu geführt, dass wir begannen, für uns ungünstig zu denken. Uns für nicht wertvoll genug oder unwichtig zu halten. Meinten, wir müssten immer für andere da sein. Von da an liefen wir vor uns selbst davon, folgten einem ungesunden, krankmachenden Pfad.

Ja, wir alle sind ver-rückt. Aber nur, weil wir mit der Welt, so wie sie gerade ist, nicht zurechtkommen. Wo die wirklich Verrückten leben, das ist dann noch mal eine ganz andere Frage.

»Kann ich gut verstehen«, meint Simone. »Ich hab auch überhaupt keine Lust, all die pseudobesorgten Gutmenschen zu treffen, die sich in Wirklichkeit gar nicht für die Irre aus der Klapse interessieren. Die tun zwar so, als würden sie sich um dich kümmern, aber eigentlich ist das ein verlogenes Pack, das dich fallen lässt, sobald du mal nicht ganz so gut drauf bist. Die halten dich gleich für einen mordlustigen Irren, statt mal richtig hinzuhören.«

»Das Problem habe ich ganz schnell abgestellt, indem ich niemandem mehr gesagt habe, wie es mir wirklich geht«, erwidere ich. Denn Simone hat recht. Ganz zu Anfang habe ich genau das gleiche Phänomen erlebt. Einmal konnte man schlecht drauf sein. Aber sobald sich das wiederholte, haben sich die Feiglinge verabschiedet. Also schenkst du es dir irgendwann, auch nur irgendjemandem zu erzählen, wie es dir wirklich geht.

Schon als Kind und auch als Jugendlicher haben sich diese Traurigkeit, diese schwarzen Gedanken beschissen angefühlt. Und einsam. Es ist schwer, irgendwem begreiflich zu machen, wie düster die eigene Welt ist, wie selten man wirklich Spaß, wirklich Freude hat. Meist lenkt man sich ab, um nicht mit den dunklen Gedanken allein zu sein. Man denkt, das ginge allen so, es würde sich bloß keiner trauen, darüber zu reden. Dann begeht man den Fehler, es zu erzählen. Und merkt, dass man eben doch alleine ist, dass man irgendwie anders, merkwürdig, kaputt ist. Ich wusste damals ja nicht, dass man diese innere Leere, diese Wüste in der Seele Depression nennt.

@bicyclist Was mir als Erwachsenem so schwerfällt, ist zu akzeptieren, dass ich immer noch das verstörte Kind bin, das um Hilfe ruft. #ausderklapse

Tabea und Simone sind mittlerweile mit dem Essen fertig. Nachdem auch ich den Rest meines Brotes gegessen habe, stehen wir auf, geben unsere Tabletts ab und holen uns alle brav unsere Medikamente. Da jetzt für niemanden mehr etwas ansteht, versammeln sich alle Patienten in den beiden Aufenthaltsräumen. Ich gehe in den großen, weil ich noch ein wenig an meinem Tagebuch arbeiten will und der Tisch dafür genug Platz bietet. Mittlerweile läuft auch der Fernseher, denn 16:00 Uhr ist die zeitliche Grenze, nach der Fernsehen auf Station genehmigt ist. Der Zopfträger sitzt immer noch oder schon wieder in seinem Eck und schaut fern, mehrere Patientinnen beschäftigen sich mit Stricken. So gut wie jeder schaut gelegentlich auf sein Smartphone, tippt kurz etwas ein, legt es dann wieder neben sich.

Das junge Mädchen in der Ecke mit dem Notebook hat Gesellschaft bekommen. Ein junger Mann, ich schätze ihn auf um die fünfundzwanzig, mit krausen Locken und Brille, sitzt neben ihr, ebenfalls mit aufgeklapptem Notebook. Das Display strahlt sein hageres Gesicht an, der Bildschirminhalt spiegelt sich in seinen Brillengläsern. Er spielt offensichtlich gemeinsam mit ihr Minecraft. Ab und zu hört man von dem Mädchen so etwas wie ein »Miau«, was gelegentlich von einem der Anwesenden erwidert wird.

Als ich Jochen frage, was es damit auf sich hat, erklärt er: »Das ist Laura, unsere Katzenlady. Sie kümmert sich um unsere zwei Stationskatzen. Ist voll in Ordnung. Das mit dem Miau, weiß nicht, hat sie irgendwann angefangen und ist hängen geblieben. Wirst schon merken, das ist so was wie ihr Erkennungszeichen.«

Ganz mein Humor. Bisschen schräg, bisschen anders als der langweilige Rest. Irgendwie fühle ich mich hier zu Hause. Wo man draußen stets darauf bedacht ist, niemandem zu zeigen, dass man psychische Probleme hat, kann man hier drin getrost alle Masken fallen lassen und ist Gleicher unter Gleichen. Man trägt seine Wunden nicht zur Schau, man muss sie aber auch nicht mehr verheimlichen. Das befreit, erleichtert und verringert den Schmerz.

Die Therapien sind vorüber, jetzt beginnt die Freizeit in der Klapse, in der wir tun und lassen können, was wir wollen. Eine Mitpatientin, die ich bislang noch nicht gesehen hatte, sitzt am Tisch und arbeitet an dem Puzzle, das mir heute Mittag schon aufgefallen war. Die Sitzgruppe füllt sich zusehends. Es wird eifrig bei einer Sendung mitgeraten, die Quizduell heißt. Man könnte es für einen ganz gewöhnlichen Abend in einer Herberge oder einem Hotel halten, wüsste man nicht, dass alle, die wir hier sitzen, einen Knall haben.

Ich erinnere mich noch heute an das Gefühl der Geborgenheit. Seltsam, weil ich ja eigentlich in der berüchtigten Klapse war. Aber es war ein sicheres Gefühl, man war unter seinesgleichen, alle hatten sie ihre Verletzungen und Wunden, die sie kurieren mussten. Da war ich mit meiner ziemlich ruinierten Seele ganz am richtigen Ort.

Eines der großen Probleme bei psychischen Erkrankungen: Man sieht dir die Krankheit nicht an. Und die Krankheit macht dich immer einsamer. Wenn man in der Psychiatrie gelandet ist, dann ist man am Ende, ausgebrannt, kann nicht mehr. Dann hat man so lange jemanden gespielt, der man nicht ist, bis die gesamte Fassade eingestürzt ist. Körperliche Beschwerden darfst du draußen haben. Aber bei einer psychischen Krankheit denken die meisten gleich an Zwangsjacke und Wahnsinn. Dass Depressionen, Borderline oder Schizophrenie behandelbare Krankheiten mit ziemlich guten Heilungschancen sind, das sehen die da draußen nicht.

Irgendwie ist mir nicht nach weiteren Gesprächen, ich will gerade in mein Zimmer verschwinden, als jemand plötzlich die Parole »Joghurt« ausgibt, was, wie ich schnell lerne, wohl eines der wichtigsten Abendrituale ist. Wie auf Kommando springt etwa die Hälfte der Patienten auf und marschiert Richtung Speisesaal, wo ein Servierwagen mit verschiedenen Joghurts und Obst bereitgestellt wurde. Äpfel, Bananen, Kiwis und verschiedene Joghurtsorten. »Fütterung der Taubtiere.« Die meisten essen direkt vor Ort, man hört das Scharren von Metall auf Plastik, wenn die letzten Reste aus den Bechern geholt werden. Ich schnappe mir etwas Obst, das ich in meinem Zimmer im Schrank verstauen werde.

Um einundzwanzig Uhr beginnt das Abschlussritual des Tages. Die Tabletten für die Nacht werden ausgegeben, diesmal nicht im Speisesaal, sondern direkt im Pflegerzimmer. Auch ich hole mir meine Drogen ab. Dann verziehe ich mich wie die meisten auf mein Zimmer.

@bicyclist Für mich das letzte Extra des Tages. Die Medikation zur Nacht. Danach heißt's ab aufs Zimmer. #notjustsad #ausderklapse

Nachdem der erste Tag auf der neuen Station mich wohl stärker in Anspruch genommen hat, als ich dachte, schnappe ich mir noch ein Buch, um es mir damit bis zum Einschlafen gemütlich zu machen. In den letzten Monaten vor dem Zusammenbruch bin ich nicht mehr zum Lesen gekommen. Das will ich hier jetzt nachholen, Zeit genug sollte ich ja haben. Ich schaffe etwa fünfzehn Seiten, dann merke ich, wie die Buchstaben zu verschwimmen beginnen, und lege das Buch auf den Nachttisch neben mir. Mein Smartphone summt. Als ich auf den

Bildschirm blicke, meldet dieser eine eingegangene WhatsApp-Nachricht. Sie ist von Sibylle, die ihren Besuch für den Samstag ankündigt und einen Besuch zusammen mit den Kindern am Sonntag. Prompt spüre ich Angst, Panik in mir aufsteigen. Mit den Kindern. Ich mache mir allergrößte Sorgen, wie wohl dieses Umfeld auf sie wirken mag und ob dann nicht Tränen fließen werden. Dennoch schicke ich mein Okay zurück und schlafe dann, wohl auch den Medikamenten geschuldet, recht zügig ein, träume aber ziemlich verqueres Zeug in dieser Nacht.

ICH WILL RAUSKOMMEN

RT @bicyclist Ich habe übrigens einen Vogel als Haustier. So? Was für einen? Eine Meise.

Es ist fünf Uhr morgens, als ich das erste Mal aufwache. Ich verfluche mich selbst ob der idiotischen Zeit und drehe mich noch mal um. Eine halbe Stunde später ist es endgültig aus mit Schlafen. Draußen ist es noch dunkel, lediglich die Straßenlaternen erleuchten den Raum und hüllen ihn in ein fahles Licht. Im Haus ist es noch völlig still, man hört nur das leise Glucksen der Heizkörper. Da der Betrieb hier erst gegen halb sieben losgeht, schnappe ich mir das Buch von gestern Abend und lese noch etwas, bis die Uhr auf meinem Smartphone endlich 6:30 Uhr anzeigt.

Damit mein Zimmergenosse nicht aufwacht, schleiche ich mich vorsichtig zu meiner Seite des großen Kleiderschranks, hole mir frische Wäsche heraus und ziehe mich möglichst geräuscharm an. Unten im Erdgeschoss ist tatsächlich noch fast nichts los, nur die Nachtschwester begrüßt mich, während sie die Jalousien im großen Aufenthaltsraum öffnet.

»Sie sind der Neue? Mein Name ist Cornelia«, stellt sie sich mir vor. »Keine Sorge, man gewöhnt sich hier schnell ein.« Cornelia ist die Erste, die ein wenig nach Krankenschwester aussieht, zumindest trägt sie eine Art Schwestertracht. Und hat ein lautes Organ. Zu laut für mich und diese Uhrzeit. Ihr blondes Haar ist zusammengebunden, die blauen

Augen blitzen, als wolle sie einen mit ihrer Motivation hypnotisieren.

Mir steht der Sinn noch überhaupt nicht nach Kommunikation, weshalb ich lediglich »Ja, heiße Uwe«, murmele, dann: »Erst mal Kaffee.«

»Sicher«, flötet Cornelia. Sie widmet sich den restlichen Jalousien. Merker an mich selbst: Morgens entweder nicht so früh aufstehen oder den großen Aufenthaltsraum, besser noch das ganze Erdgeschoss meiden.

@bicyclist Morgens um 6 Uhr schlafen die meisten meiner Klapsenmitbewohner noch, ich muss verrückt sein, so früh … oh huh a eh. #ausderklapse

Wie mir so eine Frohnatur um diese Zeit auf die Nerven geht. Ich schlurfe in Richtung Speisesaal. Die Kaffeekannen stehen bereits auf dem Tisch, also hole ich mir aus einem kleinen Schränkchen eine Tasse und genehmige mir einen Morgenkaffee. Schmeckt zwar nicht wie zu Hause, aber immerhin Koffein.

Michael baut derweil unser »Frühstücksbuffet« auf, in der Durchreiche zur Küche versammelt er Marmelade, Butter, Müslizutaten, Brot, sogar Käse. Im Gegensatz zu den anderen Stationen, die auch das Frühstück aus der Zentralküche geliefert bekommen, wird bei uns ein echtes Buffet aufgefahren. Essenstechnisch kann ich nicht klagen. Ich schnappe mir eine Müslischale und stelle mir mein Frühstücksmüsli zusammen. Erst als ich fast fertig bin, tauchen die ersten Mitpatienten auf.

Diesmal setzt sich ein neues Gesicht an meinen Tisch.

»Guten Morgen, ich bin Marco«, stellt er sich mir vor. Marco hat mittellanges dunkelbraunes Haar und einen Bart.

»Uwe«, sage ich.

»Seit wann bist du hier?«, fragt er, während er sich ein Brot mit Butter bestreicht.

»Ich bin vor fünf, nein, vor sechs Tagen eingeliefert worden.«

»Aha, dann warst du also nicht lange auf der T5.« Er grinst etwas schief.

»Nein, die sechs Tage haben gereicht.«

»Das kann ich mir vorstellen.« Sein Grinsen wird breiter. »Ich war zwei Wochen dort.«

»So lange?«

»Es gibt Patienten, die bleiben die ganze Zeit dort. Meist sind es welche, die sich schon mehrfach umbringen wollten.«

Ich nicke, drehe mein Handgelenk nach oben. »Ich hab es auch versucht, hat aber nicht geklappt.« Mit diesen Worten zeige ich Marco die mittlerweile ziemlich schwachen Schnittwunden an meinem Unterarm.

»Wenn es geklappt hätte, wärst du jetzt nicht hier. Wichtiger ist doch die Frage, ob du froh bist, dass es nicht geklappt hat.« Jetzt blickt er mich direkt an, so als wolle er mir vom Gesicht ablesen, ob ich lüge oder die Wahrheit sage.

»Also, als ich auf der Intensivstation aufgewacht bin, habe ich schon größtenteils Freude gespürt, dass ich noch lebe. Warum fragst du?«

»Weil ich es auch versucht habe, zwar nicht mit Klingen wie du, aber auch bei mir ging es schief. Nur bin ich mir noch überhaupt nicht sicher, ob das gut war.«

Gerade will ich etwas erwidern, da unterbricht uns Michael.

»Ach, fast hätte ich es vergessen, Herr Hauck … Heute ist Pflichtvisite bei Dr. Meier, bitte tragen Sie sich in die Liste ein.«

»Wieso Pflichtvisite?«

»Nun, alle, die übers Wochenende nach Hause dürfen, müssen dort vorstellig werden bezüglich ihres Allgemeinzustands. Die, die hierbleiben, auch, weil alles mit den Medikamenten geregelt sein soll.« Michael deutet auf den Schrank im Speisesaal, wo die Blutdruckmessgeräte untergebracht sind. »Dort liegt die Liste.«

»In Ordnung, ich werde mich gleich eintragen.«

»Vergessen Sie Ihre Medikamente nicht.« Damit wendet er sich ab und verschwindet Richtung Pflegerzimmer.

»Du darfst noch nicht nach Hause?«, fragt Marco.

»Nein, ich weiß auch nicht, wann man das überhaupt darf. Simone hat was von drei Wochen gesagt«, erwidere ich.

»Mach dir da mal keine Gedanken, das passiert relativ schnell. Wenn der Chefarzt und der Stationsarzt den Eindruck haben, dass du stabil genug bist, was zum Teufel das auch bedeuten mag, dann darfst du zuerst einen, dann zwei Tage nach Hause. Nennt sich ...«

»... Belastungsprobe«, unterbreche ich ihn. »Das weiß ich, aber was für eine Belastung soll das sein?«

»Na, um zu prüfen, ob es dir schon wieder so gut geht, dass du mit Stress zu Hause umgehen kannst, ohne gleich abzurutschen.«

Jetzt ist es an mir zu grinsen. »Ach so, dann ist das aber Blödsinn, weil bei mir der eigentliche Stress, das eigentliche Problem im Beruf steckt. Zu Hause passt alles.«

Marco nickt. »Du hast also 'nen blöden Chef?«

»Nein, wenn schon, dann ein blödes Leben, aber den meisten Stress mache ich mir selbst durch meinen Perfektionismus und weil ich nicht Nein sagen kann. Es gibt immer einen, der ausnutzt, und einen anderen, der sich ausnutzen lässt.«

»Verstehe«, sagt Marco. »Aber glaub mir, das Nach-Hause-Gehen ist auch für dich eine Belastung. Das wirst du schnell merken.« Bevor ich etwas erwidern kann, steht er auf, bringt sein Geschirr zum Servierwagen und holt sich seine Medikamente.

Ich erinnere mich an Michaels Hinweis wegen der Liste,

in die ich mich eintrage, nachdem ich mein Geschirr weggeräumt habe. Ich wähle einen der wenigen noch übrigen Morgentermine.

Während meine Mitpatienten zu ihren verschiedenen Therapien verschwinden, versuche ich mich im großen Aufenthaltsraum mit Lesen und Schreiben des Tagebuchs zu beschäftigen. Auch auf Twitter schaue ich rein und setze ein paar Tweets rund um meinen Aufenthalt in der Psychiatrie ab.

@bicyclist Man kann mit einer unbehandelten Depression leben, aber dann ist es halt scheiße. #ausderklapse

@bicyclist Sobald jemand ein Konzept entwickelt, wie man aus seiner Depression Geld gewinnen kann, melde ich mich als Betatester. #ausderklapse

Wirklich erfasst habe ich meine jetzige Lage noch nicht, es fühlt sich immer noch alles wie aus einem schlechten Drehbuch an. Als ich gerade in Gedanken versinken will, setzt sich Jochen neben mich auf einen der Stühle der großen Sitzgruppe.

»Hallo, na, schon eingewöhnt?«

Ich versuche ein Lächeln. »Na ja, geht so, ist alles noch ziemlich surreal für mich. Wenn mir jemand noch bis vor ein paar Tagen gesagt hätte, ich würde mal in der Psychiatrie landen, hätte ich gedacht, der spinnt.«

Jochen lacht laut, etwas zu laut. »Ha, ging mir beim ersten Mal genauso. Aber du gewöhnst dich schnell daran. Willst bald gar nicht mehr weg.«

»Beim ersten Mal?«, frage ich verwundert. »Du warst schon öfter da?«

»Zweimal bisher. Hier drin wirst du schon ganz gut auf das Draußen vorbereitet. Aber wenn es ernst wird, dann klappt das doch nicht ganz so, wie man sich das vorstellt.«

»Wie lange bist du schon hier?« Langsam wächst in mir eine Vorahnung, dass ich wohl deutlich länger in der Psychiatrie sein werde, als mir lieb ist.

Marco zählt die Zeit an seinen Händen ab. »Dieses Mal sind es sechs Wochen«, sagt er dann. »Aber ich glaub nicht, dass ich es lange aushalte, wenn die mich wieder entlassen. Bin ganz alleine, Arbeit hab ich auch keine. Das und die Krankheit machen es echt schwer da draußen.«

Da muss ich ihm allerdings recht geben. Nicht zuletzt, weil ich die Depression vor mir und meinem Umfeld verleugnet habe, ist es überhaupt so weit gekommen. Hier drinnen fühlt sich alles viel sicherer, viel geschützter an. Jeder weiß, dass wir seelische Wunden haben, keiner wundert sich, wenn man keine Lust auf ein Gespräch hat. Nur dieses Gefühl, nicht ganz richtig zu sein, das ist noch nicht weg, auch wenn mir klar ist, dass ich eine Krankheit habe, die zwar nach außen nicht so sichtbar ist wie ein äußerliche Verletzung, aber dennoch schwerwiegend. In meinem Fall sogar beinahe tödlich.

»Wegen was bist du denn hier?«, reißt mich Jochen aus meinen Gedanken.

»Oh, wegen schwerer rezidivierender Depressionen und einer Angststörung.«

»Rezi-was?«Jochen zieht die Stirn kraus.

»Rezidivierend, das heißt, die Depressionen können immer wieder auftreten.«

Jochen klopft mir auf die Schulter. »Na, dann willkommen im Club. Das hab ich auch, wusste nur nicht, dass man das rezidi-wie auch immer nennt. Depressionen haben hier ziemlich viele. Ein paar sind auch schizophren oder haben Borderline. Aber keiner ist gefährlich. Genau genommen sind wir hier alle sogar ziemlich nett.«

Ich nicke. »Ja, schon gemerkt, bin hier schneller integriert worden, als ich gedacht hab. Ich bin so mehr der stille, introvertierte Typ, aber hier drin fühle ich mich seltsam aufgehoben.«

Als ich noch »da draußen« war, wirkte die Psychiatrie wie ein bedrohlicher Ort, wo die gefährlichen Irren untergebracht sind. Das Bild hat sich in der letzten Woche ziemlich geändert. Die T5 war zwar noch nahe an meinem ursprünglichen Bild einer »Irrenanstalt«, aber hier, auf der T37, fühle ich mich auch an diesem Tag wie damals im Schullandheim. Bislang habe ich auch das Gefühl, dass man wirklich bemüht ist, uns wieder nach draußen zu helfen, uns für den alltäglichen Wahnsinn fit zu machen. Erschreckend, kaum denke ich über das »Draußen« nach, spüre ich Paniksymptome, Kribbeln, Zittern.

Ein Blick auf die Uhr sagt mir, dass bald Mittagessenszeit ist. Das sind hier die für alle gültigen Konstanten: die Essenszeiten.

Auf dem Weg zum Speisesaal fängt mich Michael grinsend ab. »Da haben Sie Glück, Herr Hauck. Da heute sehr viele zur Visite wollen wegen des herannahenden Wochenendes, fällt sie ausnahmsweise aus.« Eigentlich gut, aber schon wieder eine Ablenkung weniger heute.

Auch heute ist das Essen passabel. Es gibt, dem Wochentag entsprechend, gedünsteten Fisch mit Petersilienkartoffeln, als Nachtisch einen Joghurt und die netten, lieben Pillen, die unsere Kopfkinos wenigstens für ein paar Stunden zum Schweigen bringen. Das ist das Schmerzhafteste, das Anstrengendste an dieser verdammten Krankheit: die dauernden Gedankenspiralen, die dunklen Bilder im Kopf, das Katastrophendenken. Was immer man erlebt, wird erst durch einen Filter gejagt, das Positive entfernt, und was dann im Verstand ankommt, ist eine grauschwarze Melange von Trostlosigkeit und Katastrophenvorahnungen. Dazu noch diese Angst, dass eine der Katastrophen eintrifft, die man sich in aller Konsequenz ausmalt. Eigentlich ist es ein ständiges Leben in Angst, nicht gut genug, nicht schnell genug, nicht vorsichtig genug zu sein. Jeder Trost, jedes Lob sind nichts wert, weil man sich selbst nicht vertraut, anderen nicht vertraut, niemandem vertraut.

Das Mittagessen verläuft ruhig, mir ist gar nicht nach Reden, genau genommen bin ich wieder heftig abgestürzt, weil mich der Strudel negativen Denkens mit in die Tiefe gerissen hat. Gedankenwirbel, Horrorvisionen, Vorahnungen von Untergang. Alles fegt wie ein Tornado durch meinen Kopf. Nach dem Mittagessen gehe ich aufs Zimmer, ich brauche etwas Ruhe, vor allem aber Zeit, bis die lieben Pillen wieder greifen. Leerlauf habe ich genug, da keine meiner Therapiegruppen vor Montag beginnt. Immer noch geht mir die Frage durch den Kopf, wieso ich tatsächlich versucht habe, Suizid zu begehen. Es war irgendwie eine Art Treibjagd. In dem Plot war ich das Jagdgut, das immer schneller auf den Abgrund zuläuft und, getrieben von seinen Häschern, irgendwann vor der Wahl steht: Angriff oder Sprung. Da ich schon immer ein Problem mit Angreifen oder Mich-Verteidigen hatte, war der Sprung für mich wohl die einzig verbleibende Lösung. Man will ja nicht tot sein. Man möchte nur das Leben nicht mehr, das man zu dem Zeitpunkt führt. Verrückt ist, wie rational man im Rückblick auf diesen Akt schauen kann. Es ist wie ein Film, dessen Drehbuch man analysiert. Ich kann meine Handlungen erklären, wenn auch nicht mehr befürworten. Erschreckend, ich verstehe, warum ich mich töten wollte.

Es herrscht Dunkelheit. Gedanken, Vorahnungen, Rückblicke. Da ist nichts wirklich Schönes im Leben außer wenigen Dingen, bei denen man stets davon ausgeht, sie zu verlieren. Meine Frau, wir sind achtzehn Jahre glücklich verheiratet, dennoch war jeden Tag die Angst präsent, sie zu verlieren, die Idylle zu Hause zu verlieren, die ich nie wirklich genießen konnte. Die

Angst, die man normalerweise vor extrem wichtigen Prüfungen hat, vor einem tiefen Abgrund oder wenn man als Kind etwas angestellt hat und fürchtet, erwischt zu werden: diese Angst hatte und habe ich immer.

Ich bin, das spüre ich, während ich darüber nachdenke, immer noch tief in dieser Angst gefangen. Aber ich will da raus. Ich will endlich auch Tage ohne Panikgefühl, ohne Angstattacken, übertriebene Vorahnungen erleben. Darum bin ich hier. Zumindest ist es das, was mir selbst dazu im Moment einfällt.

Ja, man freut sich über Geschenke oder einen schönen Urlaubstag oder einen gemeinsamen Abend im Restaurant. Es gibt einige wenige Momente, wo die Angst nicht laut genug ist, wo schöne Augenblicke die dunklen Gedanken übertünchen können. Aber sie ist auch dann da, nur ganz leise. In den letzten Jahren wurden die schönen, angstfreien Momente immer weniger. Die äußere Fassade eines glücklichen Menschen aufrechtzuerhalten strengte mich immer mehr an. Bis es nicht mehr ging, bis meine Kraft, mich gegen die Dunkelheit zu wehren, schlicht am Ende war. Hätte ich mich nicht so dämlich angestellt, hätte ich jetzt meine Ruhe. Gibt es hier irgendwo eine Möglichkeit, an was Scharfes zu kommen? Tabletten, das würde auch gehen …

Was denke ich denn da, geht's noch?

Ich muss unter Leute. Diese Gedanken werden wieder zu Selbstläufern. Also gehe ich in den großen Aufenthaltsraum, der quasi unser Klapsenwohnzimmer ist. Ich setze mich an den großen Tisch, wo bereits eine Patientin sitzt, die ich bislang nur vom Sehen kenne. Jetzt aber spricht sie mich direkt an:

»Hallo, ich bin Sabine, wir kennen uns noch nicht.«

Ich schätze Sabine auf Mitte vierzig, sie ist verhältnismäßig groß mit braunen Haaren und traurigen braunen Augen. Sie wirkt verspannt, irgendwie so, als erwarte sie, dass etwas passiert, auf das sie vorbereitet sein muss. Mit den Händen schiebt sie nervös einen Stapel Spielkarten auf dem Tisch hin und her.

»Uwe«, antworte ich. »Schön, dich kennenzulernen.«

»Du schaust aus, als hättest du den Teufel persönlich gesehen. Was ist denn los?« Sabine blickt mich fragend an.

»War gerade auf dem Zimmer und hatte wieder einen Anfall von Todessehnsucht. Fühlt sich beschissen an, aber ich werde die Gedanken einfach nicht mehr los, seitdem der erste Versuch schiefgegangen ist.« Ich blicke mich um, dann frage ich: »Kann es sein, dass man nur dann hierherkommt, wenn man einen Selbstmordversuch gemacht hat?«

Sabine überlegt kurz. »Na ja, sagen wir mal so, hier sind die schwereren Fälle, die, bei denen noch der Verdacht besteht, dass sie in freier Wildbahn vielleicht wieder Blödsinn treiben würden. Aber eine akute Gefahr stellen wir alle für uns selbst nicht mehr dar, denn wir durften ja raus aus der T5. Die T5 ist quasi das Auffanglager für alle Patienten. Da wird geprüft, wie selbstgefährdet man noch ist. – Lass mich raten, du bist wegen Depressionen hier.«

»Ja«, antworte ich verblüfft, »woher weißt du das?«

Sie grinst verschmitzt. »Mit Depressionen liegt man hier in den seltensten Fällen falsch. Das Problem haben hier viele, mich eingeschlossen.«

Also noch jemand mit Depressionen, es tut gut zu wissen, dass man mit seinem Problem, seiner Depression nicht alleine ist. Überhaupt merke ich, dass ich hier viel weniger darauf achte, wie ich nach außen wirke, weil ich sowieso Gleicher unter Gleichen bin.

»Du solltest Detektivin werden.«

»Tja, das ist noch etwas, das wir hier alle gemein haben«, erwidert Sabine, »wir denken zu viel nach. Du wirst übrigens schnell feststellen, hier ist wirklich alles vertreten: Manager und Schüler, Handwerker und Selbstständige, Studenten, Arbeitslose, Hausfrauen, Wissenschaftler ... Überhaupt, das wirst du bald merken, sitzen hier keine Dummköpfe, die nix im Kopf haben, sondern lauter Leute, die eher zu viel im Kopf haben, zu viele Gedanken, Ängste, Sorgen, Traurigkeiten.«

»Ja, das kenne ich nur zu gut. Ich mache mir über Dinge Gedanken oder Sorgen, über die die meisten nicht mal nachdenken.«

Sabine nickt. »Aber dagegen gibt es relativ wenig, was man tun kann, wenn man nicht den ganzen Tag zugedröhnt durch die Gegend laufen will. Deshalb gibt es die Beschäftigungstherapie, diese ganzen anderen Therapien. Damit man abgelenkt ist. Zumindest für ein paar Stunden.«

»Mir fällt mittlerweile fast die Decke auf den Kopf«, erwidere ich.

»Mach dir da mal keine Sorgen«, lacht Sabine. »Du wirst mehr zu tun haben, als dir lieb ist. Bald werden die Gedanken und die Gedanken über die Gedanken kommen. Diese Gedanken, die musst du in den Griff kriegen. Das wird deine Aufgabe sein, natürlich mithilfe deiner Therapeuten und des Arztes.«

»Ich dachte, das wäre unser aller Problem, dass wir viel zu viel nachdenken?«

Sabine schüttelt den Kopf. »Nicht wirklich zu viel, sondern das Falsche. Sieh mal, wir alle, die wir hier sitzen, haben uns eine Menge Dinge einreden lassen oder schon als Kinder falsch gelernt. Das muss raus.«

»Als Kinder? Wird das jetzt nicht langsam esoterisch?« Ich habe Bilder von Meditationskreisen für das innere Kind vor Augen. Räucherstäbchen und Kerzen, Klangschalen und Menschen, die sich mit einem monotonen Summen an den Händen halten.

Wieder schüttelt Sabine den Kopf. »Wann lernt man in der

Entwicklung am meisten?« Bevor ich etwas sagen kann, antwortet sie sich selbst: »In der Kindheit. Wenn du da schlechte, schlimme Erlebnisse hattest, dann hast du dir damals Maßnahmen angeeignet, um damit umzugehen. Oft Angst, Perfektionismus, lieb sein um jeden Preis. Das ist es, was dir jetzt Probleme macht, weil es eben so nicht mehr funktioniert.«

»Du klingst ja fast wie eine Therapeutin.«

Sie grinst. »Im Prinzip sind wir das auch alle, wenn wir hier wirklich was mitnehmen. Therapeuten für uns selbst, denn niemand kennt uns so gut wie wir. Glaub mir, wir alle können anderen wunderbare, wirklich funktionierende Ratschläge geben. Uns selbst aber nicht.«

Als ich gerade etwas erwidern will, ertönt wieder die Futterglocke, und die gesamte Klasse von Durchgeknallten begibt sich brav in den Speisesaal. Dieses Mal gibt es neben den obligatorischen Scheiben Käse so etwas wie Wurstsalat, quasi Wurst und Fleisch in Streifenform. Trotzdem reicht mein Appetit gerade für eine Scheibe Brot. Sabine sitzt mit einer weiteren mir noch unbekannten Patientin am Nachbartisch. Unser Tisch diskutiert über Fernsehsendungen, die für mich ebenso unbekannt wie uninteressant sind.

Neben mir sitzt ein Mann um die sechzig, leicht graue Haare, der eher lustlos in seinem Wurstsalat stochert. Dabei bemerke ich, dass seine Hände leicht zittern.

»Hallo, mein Name ist Uwe«, versuche ich eine Kontaktaufnahme.

»Harald, aber sorry, mir ist gerade nicht nach Reden.«

Schon gehen meine inneren Alarmglocken los. Was denkt der jetzt? Ist der sauer auf mich? Muss ich was sagen? Ich beschränke mich auf ein »Okay« und belasse es dabei.

Genau deshalb spreche ich so ungern fremde Menschen an. Weil ich solche Reaktionen fürchte. Keine Ahnung, warum, aber auf einmal habe ich Gänsehaut, eine unterschwellige Angst und die Sorge, was er über mich denkt. Ich stehe wortlos auf, packe mein Tablett auf den Wagen, auf dem sich schon einige andere Tabletts stapeln. Fehlt noch der Zwischenstopp beim Servierwagen mit meinem abendlichen Medikamentencocktail, dann gehe ich in den großen Aufenthaltsraum. Man könnte hier eigentlich Betten aufstellen, die meiste Zeit drücken wir uns eh im Aufenthaltsraum herum. Am besten dann mit persönlicher Betreuung. Man reiche mir meine Pillen.

Weil ich nach der Abfuhr keinen Gesprächsbedarf mehr habe, setze ich mich in den Kreis derer, die fernsehen. Ich prüfe meinen Facebook- und Twitteraccount, setze ein paar neue Tweets ab und beantworte Fragen meiner Follower, die wohl mehrheitlich erkannt haben, dass es mir im Moment alles andere als gut geht.

@bicyclist Würde mich ja mal interessieren, wie ich meine Timeline bei der Krankenkasse melden müsste. Gesprächstherapie xxl. #ausderklapse

Worauf mein Follower @itbeobachter kreativ wie ironisch antwortet:

@itbeobachter Narrenversammlung? Jeckenaustausch? … ;)

Auch dafür liebe ich meine Twitter-Follower. Selbst in der dunkelsten Stimmung gibt es immer jemanden, der einen aufmuntert. Oder einem den Kopf wäscht.

Ich bin seit 2007 auf Twitter. Die meisten in meinem Umfeld verstehen auch heute noch nicht meine Leidenschaft für diesen Dienst. Für mich ist es die Art Kommunikation, die genau mein Ding ist. 140 Zeichen, am besten zu füllen mit einer Mischung aus Ironie, Wortwitz und Sarkasmus. Und bitte nicht dauernd die Ironie verkennen. Die Kürze ist dabei das Spannende. Nicht drum herumreden, sondern auf den Punkt kommen. Schon häufiger haben meine Follower mir geholfen. Mit Vortragsangeboten, Tipps, Zuspruch. Man sollte Twitter nicht als etwas Schlimmes verbannen, sondern in die Therapie mit aufnehmen.

Nachdem ich die Tabletten für die Nacht eingeworfen habe, verkrümele ich mich in mein Bett. Weiß nicht, welches der Medikamente dafür verantwortlich ist, aber seit ich in der Klapse bin, werde ich nahezu Glockenschlag 22 Uhr müde.

Bis dahin chatte ich mit Sibylle und den Kindern über WhatsApp, mein direkter Draht zur Familie, gleichzeitig ein Stück Normalität, da es in unseren Gesprächen kaum um meine Krankheit geht, sondern um die ganz normalen Alltäglichkeiten wie Zahnspangen, Schulnoten und wer wieder wen geärgert hat. Für mich ist Schreiben die angenehmste Kommunikationsform. Lieber schreibe ich, als dass ich telefoniere. Beim Telefonieren habe ich immer zu viele Gedanken im Kopf, sodass mein Denken meinen Mund oft überholt. Das führt auch dazu, dass ich im Alltag generell viel zu schnell spreche. Was die anderen allerdings nicht wissen, ich denke noch schneller. Das ist nichts, worauf ich besonders stolz bin. Damit kommen die dunklen Gedanken quasi auf der Überholspur.

Ich weiß heute, nach all den Klinikaufenthalten, dass jeder Aufenthalt seine Berechtigung hatte, aber an diesem Abend, in diesem Bett wird mir zum ersten Mal bewusst, dass es ein längerer Weg werden wird, als mir lieb sein kann, dass der Aufenthalt in der Klinik nur der Anfang ist. Wenn ich ganz ehrlich zu mir bin, habe ich zu dem Zeitpunkt immer noch nicht akzeptiert, eine Depression zu haben. Klar, die Diagnose auf einem Krankenschein weist mich als depressiv aus. Auch die Stationsärzte der T5 wie auch der T37 haben mich als schwer depressiv mit akuter Phase klassifiziert. F33.2G heißt die korrekte

Kategorie dafür, so stand sie zumindest auf der Krankschreibung damals von meinem Hausarzt. Aber ich selbst glaube das noch nicht, habe das Gefühl, dass alles einfach viel zu viel war und schon wieder von sich aus besser werden wird. Ich könnte nicht falscher liegen.

Wochenenden in der psychiatrischen Klinik sind für mein Gefühl das genaue Gegenteil von Wochenenden außerhalb. Draußen freust du dich aufs Wochenende. Hier drin bist du froh, wenn die zwei ereignislosen Tage endlich vorbei sind.

Am Samstag erwache ich wie jeden Tag viel zu früh, liege bereits morgens um 5 Uhr hellwach im Bett. Eine wunderbare Möglichkeit, die Gedanken kreisen zu lassen. Ich spüre eine ungeheure Last auf mir, sodass es mir sehr schwerfällt, aufzustehen. Seltsam, draußen hatte ich das nie. Obwohl es angeblich ein häufiges Symptom einer Depression ist, war Aufstehen noch nie mein Problem. Bis jetzt. Als die Glocke zum Frühstück läutet, braucht es viel Überwindung, mich aus dem Bett zu quälen, frisch zu machen und zur Essensausgabe zu schleichen.

Von den fünfundzwanzig Patienten unserer Station sind heute Morgen knapp zwölf beim Frühstück versammelt. Ein illustrer Kreis, und wenn man in die Gesichter blickt, auch noch ziemlich mies drauf.

An meinem Tisch sitzt der Mann, der gestern überhaupt nicht mit mir sprechen wollte. Aber heute scheint er wie verwandelt.

»Hallo, Entschuldigung, dass ich gestern so schroff war, aber mir ging es nicht gut.« Er streckt mir die Hand entgegen. »Harald, bin hier wegen einer manischen Depression, oder, wie die heute sagen, einer bipolaren Störung.«

»Hallo, ich heiße Uwe, bin wegen Depressionen und einem Suizidversuch hier.« Ich schüttle die mir dargebotene Hand.

»Du willst sicher wissen, was ›bipolare Störung‹ heißt?« Er blickt mich fragend an.

»Ich muss gestehen, ja, ein wenig neugierig bin ich schon, hab vorher nur ganz vage davon gehört.«

Harald grinst. »So geht es den meisten, weil sich kaum jemand traut, sich mit psychischen Krankheiten zu befassen. Dabei ist es auch nicht viel mehr als eine Depression. Nur hab ich extreme Stimmungsschwankungen, wenn ich nicht mit Medikamenten eingestellt bin.«

»Eingestellt?«

»Ja, wenn die Menge der Medikamente nicht genau richtig ist. Dann kann es passieren, dass ich im einen Moment zu Tode betrübt, im anderen himmelhoch jauchzend bin. Obwohl«, er denkt nach, »eigentlich bin ich Weltall-jauchzend, denn dann tue ich manchmal Sachen, die völlig überdreht sind.«

»Wie zum Beispiel?«

»Na ja, irgendwas kaufen, was ich mir nicht leisten kann, verrückte Reisen unternehmen. Mich völlig mit Arbeit zudecken, die ich in der depressiven Phase erst recht nicht schaffe. So Sachen eben.«

»Verstehe«, sage ich, wenn ich auch nur erahnen kann, was das für ihn bedeuten muss. »Aber du zitterst heute gar nicht. War mir gestern aufgefallen.«

»Was ich kriege, nennt sich Lithium, ein Salz, das mit eines der am meisten erforschten Mittel gegen psychische Krankheiten ist. Eine der Nebenwirkungen kann dieses Zittern sein. Die Ärzte nennen es Tremor.«

»Lithium … ist das nicht dieses Zeug, was man auch in Akkus verwendet?«

Harald nickt. »Wenn du jetzt aber glaubst, du kannst dein Smartphone an mir aufladen, muss ich dich enttäuschen.«

Ich grinse ihn an. »Schade, dann hätten wir doch endlich einen Nutzen aus unseren Krankheiten.«

Jetzt müssen wir beide lachen. Während wir weiter frühstücken, erzählt mir Harald seine Krankengeschichte. Er war externer Berater für Unternehmen und brach nach einigen sehr schweren Einsätzen schlicht zusammen. Zuerst nahm er noch an, das sei einfach Überarbeitung, aber schließlich erhielt er von einem Psychologen die Diagnose. Dieser Psychologe riet ihm dann auch zu der stationären Behandlung, die ihn hierher, auf die T37, geführt hat.

»Ich hab mich selbst eingewiesen, weil ich eingesehen hab, dass es so nicht weitergehen kann.«

»Du hast dich selbst eingewiesen? Das geht?«, frage ich verblüfft.

»Klar doch, wenn die Ärzte hier eine entsprechende Diagnose stellen, geht das natürlich.«

»Okay, das wusste ich nicht.«

»Das heißt, du bist nicht ganz freiwillig hier?«, mutmaßt Harald.

»Na ja …« Wie soll ich ihm das jetzt beschreiben? »Nach meinem Suizidversuch hat man mir in der Notaufnahme des Krankenhauses die Frage gestellt, ob ich denn freiwillig in die Psychiatrie gehen würde. So klar war ich da schon wieder, dass ich den suggestiven Charakter der Frage bemerkt habe. Ich wusste, wann ich Ja sagen musste. Die Alternative bei akuter Suizidgefahr ist die Zwangseinweisung. Wenn man sich zu handfest sträubt, auch mit Polizeibegleitung.«

»Ich meine gehört zu haben, dass diese Fälle deutlich länger auf der T5 bleiben.«

»Hab ich noch mal Glück gehabt.«

»Und«, kommt von Harald jetzt die Standardfrage für jeden Neuling, »schon eingelebt?«

»Ich weiß nicht so recht. Die Leute scheinen richtig nett zu sein, kommt mir gar nicht vor wie ein Haufen Verrückter.«

»Der Eindruck trügt nicht. Sieh es mal so, hier wirst du keine Zwangsjacken oder eingesperrte Patienten erleben. Wir sind zwar alle psychisch krank, aber eher so, als ob man sich die Knochen gebrochen hat.«

Ich muss ziemlich verwirrt wirken, denn er ergänzt: »Ganz einfach. Jemand, der sich zum Beispiel den Fuß gebrochen hat, wird trotzdem irgendwann wieder laufen können. Aber er braucht eben eine längere Ruhezeit und Behandlung …«

»Ach, du meinst, wir haben uns quasi die Seele gebrochen?«

»Richtig. Auch unsere Seelen kann man schienen, sie werden irgendwann wieder gut funktionieren, aber das dauert seine Zeit. Das Dumme ist, ein gebrochenes Bein sieht man von außen, eine gebrochene Seele aber nicht. Und wenn du nichts sagst, haben die anderen keine Ahnung, wie es dir geht.«

Damit hat er recht, ich kann ein Liedchen davon singen. Wenn du diese dunklen Gedanken hast, dann tust du alles dafür, dass es niemand merkt. Wir sind Meister der Fassade, des So-tun-als-ob. Selbst wenn man völlig am Boden ist, die Umwelt bekommt nichts davon mit. Unser aller Talent ist die Schauspielkunst, die unsere dunkle, traurige und kaputte Welt vor der Umwelt verbirgt. »Bitte gehen Sie weiter, es gibt hier nichts zu sehen.«

Als hätte Harald meine Gedanken gelesen, ergänzt er noch: »Im Gegensatz zum gebrochenen Bein kannst du mit einer gebrochenen Seele noch lange Zeit da draußen funktionieren. Mein Therapeut hat mir gesagt, bei mir dürfte das Ganze in der Kindheit angelegt worden sein.«

Mittlerweile sind die meisten Mitpatienten wieder verschwunden. Auch Harald und ich bringen unser Geschirr zum wartenden Servierwagen.

»Weißt du schon, welche Therapien du bekommen wirst?«, fragt Harald mich im Hinausgehen.

»Also ZBT, was auch immer das heißt, Maltherapie, und man hat mir zum Nordic Walking geraten.«

»Schön, dann sehen wir uns mindestens beim Nordic Walking, das mache ich schon eine Weile, und ZBT heißt zentrale Beschäftigungstherapie. Quasi Basteln für Erwachsene.« Harald hält an, direkt beim kleinen Aufenthaltsraum.

»Du bist Nichtraucher, richtig?« Ich nicke. »Okay, ich geh jetzt eine rauchen, wir sehen uns.«

Damit biegt er in den kleinen Aufenthaltsraum ab und verschwindet durch die Terrassentür nach draußen zu den anderen Rauchern, die sich dort an diesem kühlen, aber sonnigen Tag versammelt haben.

Der Vormittag zieht sich dahin, bis endlich die Glocke zum Mittagessen ertönt. Wieder ist es nur eine kleine Gruppe, die zum Essen erscheint, die Gespräche bleiben eher oberflächlich. Simone und eine andere Mitpatientin unterhalten sich über ihre Lieblingsbücher. Ich lasse mich mit Jochen auf einen Austausch über unsere Lieblingskinofilme ein.

Beim Essen lerne ich noch einen Pfleger unserer Station kennen. Mit geschätzten Mitte fünfzig wirkt er ruhig und unaufgeregt.

»Hallo, mein Name ist Richard«, begrüßt er mich, als ich die Tabletten abhole. »Sie sind der Herr Hauck? Gut angekommen?«

»Ja, ich hab auch schon einige meiner Mitpatienten kennengelernt.«

»Gut«, er nickt, »das braucht seine Zeit, aber hier sind viele sehr nette Menschen. Da findet sich immer jemand zum Reden. Bekommen Sie heute oder morgen Besuch?«

»Meine Frau will heute kommen, morgen auch meine Kinder.«

»Sehr schön.« Er lächelt. »Wissen die Kinder denn, was ihr Papa hat?«

»Ja, meine Frau hat es ihnen erklärt, abzüglich des Suizidversuchs, davon wissen sie nichts.«

»Das ist vermutlich auch besser so. Ihr Aufenthalt, und dass Sie von zu Hause abwesend sind, belastet schon genug.« Noch bevor ich etwas erwidern kann, ergänzt Richard: »Oh, morgen gibt es übrigens Kaffee und Kuchen nachmittags um drei. Ein paar Stücke bleiben immer übrig – wenn die Familie dann noch da ist.«

»Danke, mal sehen, wann sie kommen.«

Er nickt, überreicht mir meine Tabletten und wendet sich dann einem anderen Patienten zu. »Das belastet schon genug« – wie hat er das jetzt gemeint? Wie sie wohl darauf reagieren werden, dass ihr Papa in der Klapse ist? Na klasse, alle herkommen, alle mitfahren, das Sorgenkarussell fährt heute eine Extrarunde. Die Vorfreude auf morgen, auf den Besuch der ganzen Familie, sie ist weg. Da sind nur noch Sorgen. Was habe ich den Kindern bloß angetan? Was wird davon hängen bleiben? Habe ich sie zum gleichen depressiven Schicksal verdammt, das mich hierhergebracht hat?

Schnell werfe ich meine Tabletten ein, das Kopfkino darf nicht schon wieder losgehen, dafür ist das Kinoprogramm einfach zu miserabel.

NICHT OHNE MEINE FAMILIE

@bicyclist Ich kämpfe hier nicht nur für mich, sondern auch für meine Kinder und meine Frau. Deren Liebe trägt mich. Dafür bin ich unendlich dankbar.

Ein Blick auf die Uhr sagt mir, dass Sibylle bald hier sein dürfte, also verschwinde ich auf mein Zimmer, um dort auf sie zu warten. Tatsächlich kommt sie pünktlich wie versprochen. Da neben unserer Station Gästeparkplätze sind, kann sie nicht nur den Wagen in der Nähe abstellen, sondern ich sie auch gleich sehen. Es ist fast wie früher, als wir ein frisch verliebtes Paar waren und man ungeduldig hinter den Vorhängen der eigenen Wohnung wartete, bis das eine bestimmte Auto endlich um die Ecke bog. Sie stellt den Wagen auf dem Parkplatz ab, steigt aus, öffnet die Heckklappe und holt mehrere Stofftaschen aus dem Kofferraum. Geschenke, Geschenke. Dann macht sie sich auf den Weg Richtung Station.

Es dauert nur wenige Minuten, dann klopft es an der Zimmertür. »Herein.«

Die Tür öffnet sich, und Sibylle betritt den Raum.

»Hallo Schatz, wie geht's dir?«, begrüßt sie mich.

Ich umarme sie und sage dann nicht ganz wahrheitsgemäß: »Gut, besser, als ich dachte.«

Sie stellt die Taschen ab und erklärt: »Hier, dein Carepaket, hab dir etwas Obst und deine geliebten Lakritze mitgebracht. Ich soll dich ganz lieb von den Kindern grüßen, sie freuen sich schon, morgen wieder den Papa sehen zu dürfen.«

Schon wieder dieses Thema. Es geht ja nicht nur darum, dass ich Sibylle mit den Kindern allein gelassen hätte, sondern auch um den Schmerz, den ich den Kindern fast zugefügt hätte. Unkontrollierbare Schuldgefühle kochen an die Oberfläche meines Verstandes. Ich spüre wieder das Kribbeln, das in den letzten Wochen eine drohende Panik angekündigt hat.

»Wie wäre es mit einem Spaziergang auf dem Klinikgelände?«, schlage ich vor. Das dürfte mich genug ablenken und die kreisenden Gedanken etwas geraderücken.

»Gerne«, stimmt Sibylle zu. »Wo kann ich meine Sachen lassen?«

Ich deute zum Schrank, den man auch abschließen kann. »Da rein, aber behalt die Jacke an, es ist noch kühler, als es aussieht.«

Wir verstauen ihre Sachen im Schrank, mein Carepaket kommt in ein Extrafach. Dann geht es gemeinsam raus aus der Station, nicht ohne meine Abwesenheit in der berühmten »Ich bin dann mal weg«-Liste verzeichnet zu haben.

»Also, wie geht es dir?«, beginne ich die Konversation, um nicht gleich wieder mit dem Thema Kinder konfrontiert zu werden.

»Jetzt wieder gut.« Sie seufzt und ergänzt: »So langsam kann ich wieder normal schlafen.«

»Es tut mir wirklich leid, was ich euch vieren fast angetan hätte.« Ja, das meine ich ernst.

»Vergiss es, du bist endlich in richtiger Behandlung und kannst dich um deine Krankheit kümmern.« Sibylle klingt erleichtert.

»Aber ich fühle mich gar nicht krank. Traurig, ja, aber so richtig krank nicht wirklich«, erwidere ich.

»Bist du aber, sehr schwer, fast todkrank.« Sie blickt mich an und nickt.

»Schon, aber wenn ich mir ansehe, was hier sonst zum Teil für Schicksale behandelt werden, dann geht es mir doch verdammt gut.«

»Ach, merkst du das auch schon?«, erwidert Sibylle mit leicht gereiztem Unterton.

»Ja, aber das hilft mir momentan auch nicht weiter. Ich hab mich fast umgebracht. Das macht mir heute noch Angst, weil ich nicht mehr nachvollziehen kann, warum es passiert ist.«

»Ich auch nicht, Scherzkeks.«

Wir gehen eine Weile schweigend den geschotterten Weg zur kleinen roten Backsteinkapelle entlang. Ein paar zarte Schneeglöckchen blühen bereits, ansonsten ist alles noch kahl. Wenige andere Patienten sind unterwegs auf einem Spaziergang. Die Luft ist kühl, doch die Sonne wärmt schon ein wenig.

»Jetzt ist erst mal wichtig, dass du zur Ruhe kommst, dass dir hier professionell geholfen wird.« Sibylle deutet auf die Umgebung. »Wenn ich mir das so ansehe, ist es hier genau richtig.«

»Vielleicht hast du recht, ich sollte nach vorne schauen, statt darüber nachzudenken, was passiert ist.«

Sie nickt. »Jetzt wird langsam ein Schuh draus. Sieh zu, dass du wieder der wirst, den ich geheiratet habe, und nicht das nervliche Wrack, das man mit Samthandschuhen anfassen muss.«

Mittlerweile kann man die ersten Umrisse des Gebäudes erkennen, in dem die Station T5 untergebracht ist, kalte, funktionale Architektur. Ein schmaler Kiesweg führt außen herum. Als wir an der Rückseite angelangt sind, kann man einen Blick in die Station werfen. »Da, das war mein Zimmer«, sage ich und deute auf ein Fenster am Ende des Erdgeschosses. »Ganz egal, was noch passiert, da will ich nicht mehr hin. Auf keinen Fall.«

»Das denke ich mir.« Zum ersten Mal sehe ich Sibylle lachen.

»Was ist denn das da?« Fragend blickt sie auf ein Gebäude mit einem Klappaufsteller vor der Tür. Sie hat unser Klapsencafé entdeckt.

»Das ist das Café mit dem Tante-Emma-Laden. Können wir uns ja mal ansehen, da gibt es recht guten Kaffee«, schlage ich vor.

@bicyclist Ich wäre ja für eine neue Kaffeesorte. Depresso. Wirkt stimmungsaufhellend. #ausderklapse

»Gerne, ein Kaffee wäre jetzt genau das Richtige.«

Man betritt den Laden über einen engen Flur, geht durch eine enge Tür in einen engen Verkaufsraum. Enge ist das Grundmotiv des Cafés.

»Such dir schon mal 'nen Sitzplatz aus, ich besorg uns Cappuccino«, sage ich zu Sibylle. Mit zwei frisch gebrühten Tassen setze ich mich wenig später zu Sibylle an einen Tisch in der Ecke des Raums. »So bitte, dein Cappuccino.«

Sie greift sich ihre Tasse, umschließt sie mit den Händen und nippt an ihrem Kaffee. Es sind nicht alle Tische belegt, aber man erkennt, dass die meisten Gäste Patienten mit ihrem Besuch sind.

»Weißt du denn schon, was du für Therapien bekommst?«

»Ja, zumindest weitestgehend. Du wirst überrascht sein, auch Nordic Walking ist dabei.«

»Ha!« Sibylle lacht. »Haben wir dich! Da weiß ich ja, was wir dann zu Hause gemeinsam machen können.«

»Mal langsam mit den jungen Pferden«, versuche ich Sibylle zu bremsen. »Erst mal probiere ich es aus, dann sehen wir weiter.«

»Schon klar.« Sie winkt ab. »Was hast du sonst noch für Therapien?«

»Beschäftigungs- und Maltherapie. Für alle Patienten werden außerdem Entspannungstherapie, Pflegestunde und Konzentrationstraining angeboten.«

»Na, da bist du ja wohl gut beschäftigt.«

»Ja, schon.« Ich nicke. »Andererseits ist um halb fünf Therapieschluss, und danach hat man verdammt viel Zeit zum Nachdenken.«

»Ist das nicht gut?« Sie blickt mich fragend an.

»Später vielleicht, wenn ich stabiler bin, wenn ich etwas mehr über mich weiß und warum es so weit gekommen ist. Aber im Moment ist da nur verdammt viel ungutes Kopfkino.«

»Das hattest du aber schon vorher, du bist der König im Sich-Sorgen-Machen.« Sibylle fasst meine Hand. »Ganz egal, was passiert ist, nimm dir jetzt Zeit, wieder auf die Beine zu kommen. Hör vor allem auf zu denken, wir wären dir böse oder ich wollte dich verlassen. Alles, was passiert ist, war die Krankheit, dagegen musst du jetzt kämpfen, nicht gegen irgendwelche Scheingefahren außerhalb der Klinik.«

»Das sagst du so einfach, ich weiß ja nicht mal, wo ich anfangen soll.« Ich zucke mit den Schultern.

»Das kommt noch, dafür bist du schließlich hier. Lass alles auf dich zukommen, du wirst genug Zeit haben, um mit dir selbst und allem, was passiert ist, ins Reine zu kommen.« Sibylle blickt mich an. »Hey, niemand will dir was Böses, du hättest sehen sollen, wie sich alle Sorgen um dich gemacht haben.«

»Echt?« Irgendwie zweifle ich daran. »Bestimmt zerreißen sich alle das Maul über den irren Uwe, der es nicht mal schafft, sich umzubringen …«

»Jetzt hör aber mal auf«, unterbricht mich Sibylle. »Erstens wurde ein Kommunikationsverbot verhängt für alle, die an der Suche nach dir beteiligt waren, um Gerüchte einzudämmen.«

Ich lache auf. »Du glaubst, das funktioniert?«

»Natürlich nicht«, erwidert sie, »aber darum geht es auch nicht. Es geht darum, dass man sich wirklich um dich sorgt und alle wollen, dass du geistig wieder auf die Beine kommst. Okay, das ist jetzt irgendwie ein schräges Bild.« Wir lachen beide.

»Lass uns gehen«, schlage ich vor. Das Café ist mittlerweile deutlich leerer geworden. Sibylle nickt, also schnappe ich mir unsere beiden Tassen und stelle sie in den dafür vorgesehenen Fächern ab. So, wieder alle Tassen im Schrank. Zurück auf der Station, kommt Sibylle noch kurz mit aufs Zimmer. Ich packe die mitgebrachten Süßigkeiten und die neue Wäsche aus den Taschen und in meinen Schrank. Dann umarme ich meine Frau lange und intensiv. Nach einem Abschiedskuss begleite ich sie zur Stationstür.

»Morgen komme ich mit den Kindern«, erinnert sie mich zum Abschied.

»Ja, ich weiß, ich hab mächtig Muffensausen«, erwidere ich.

»Warum das denn?«

»Na, wie werden sie das hier alles finden? Fehle ich ihnen? Wird es Tränen geben?«

Sibylle winkt ab. »Nun krieg dich mal wieder ein. Die sind stärker, als du denkst. Klar fehlst du ihnen, aber ich hab ihnen gesagt, der Papa hatte einen Zusammenbruch und muss deshalb erst mal etwas länger im Krankenhaus bleiben.«

»Das haben sie geschluckt?«

»Es hat ihnen auf jeden Fall als Erklärung gereicht. Bevor das hier jetzt ausartet, bis morgen, mach dir noch 'nen schönen Abend.«

»In Ordnung.« Mir ist immer noch mulmig. »Bis Morgen dann, ich freu mich auf euch.«

Sibylle geht zum Parkplatz, ich bleibe an der Tür stehen, bis sie in den Wagen gestiegen und losgefahren ist. Ja, ich möchte hier raus, besser heute als morgen, aber mir ist klar, dass mir das Ganze dann wieder passieren könnte. Also Zähne zusammenbeißen und das Beste aus der Situation machen. Kann man das? Mental die Zähne zusammenbeißen?

Ein Luxus, den wir auf unserer Station haben, sind drei Liegen auf der Terrasse. Auch wenn wir erst im Monat Februar sind, kann man sich doch schon recht gemütlich in die Sonne legen, sofern man statt eines T-Shirts lieber etwas Langärmeliges trägt. Die Nachmittagssonne scheint auf die Terrasse, und ein paar Vögel sitzen an einem Futterhäuschen. Ein Fußweg führt zu einem Hintereingang und einer weiteren Terrasse, auf der ein Tischtennistisch steht.

@bicyclist Genehmige mir gerade jede Menge Stimmungsaufheller. Moment, ihr nennt das, glaube ich, Sonne. #twitternausderklapse

Bewaffnet mit Smartphone für Musik und einem Buch verbringe ich den Rest des Nachmittags mit Lesen und Musikhören. Die Sonne füttert mich mit guter Laune, und die Natur wirkt wie eine Entspannungsübung. Gelegentlich besucht mich eine unserer beiden Stationskatzen. Die heißt Piepserle, weil sie außer einem piepsigen Krächzen keinen anderen Laut zustande bekommt. Die andere Katze heißt Garfield, vor allem wegen der Fellfarbe, aber auch ein wenig wegen ihrer Statur. Eigentlich warte ich nur noch auf einen Cocktail, dann wäre das Urlaubsfeeling perfekt. Und dann bitte noch die Gedanken auf eine ganz weit entfernte Insel schicken.

Fast verpasse ich das dritte Tageshighlight, das Abendessen, das für mich um 17:30 Uhr auch heute zu früh ist. Aber was soll's, hier geben andere den Takt vor, und man hat keine Wahl, als dem zu folgen. Mitten beim Essen stürze ich wieder ab. Ein

Phänomen, das ich erst hier in der Klinik so massiv erlebe. Nicht ein Absacken der Stimmung, keine traurigen Gedanken, sondern ein Vollabsturz ohne Vorwarnung. Keine Ahnung, was der Trigger ist, aber alle Katastrophengedanken tanzen plötzlich in meinem Kopf einen fröhlichen Ringelreihen. Obwohl das Tablett noch halb voll ist, stehe ich auf und stelle es auf den Wagen. Jochen blickt mich fragend an. Noch bevor er etwas sagen kann, murmele ich »Heute keinen Hunger« und gehe ins Pflegerzimmer. Richard ist da und sieht mir wohl an, dass etwas nicht stimmt.

»Alles klar, Herr Hauck? Brauchen Sie was?«

Ich nicke. »Meine Bedarfsmedikation, das Tavor.«

Während Richard das Medikament vorbereitet, versucht er mich auszufragen. »Ist was passiert?«

Ich schüttle den Kopf.

»Irgendwelche besonderen Gedanken?«

Aha, Suizidgefahrtestfrage. »Nein, nur sehr miese Stimmung und ein Panikschub.« Richard schiebt mir eine Tavor rüber und ergänzt: »Am besten, Sie machen einen Spaziergang, Bewegung hilft, wieder runterzukommen.« Von ihm gesagt, von mir getan. Schuhe an, Jacke überwerfen. Während der Runde ums Gelände spüre ich, wie sich in mir immer mehr Panik ausbreitet. Verdammte Tablette, nun wirk schon endlich. Meine Arme brennen. Der Mund wird trocken, die Knie werden weich. An der Station angekommen, entscheide ich mich für eine zweite Runde, ich muss erst wieder runterkommen, sonst wird das ein Panikabend. Kurz bevor ich das zweite Mal in die Straße einbiege, die zu meiner Station führt, beruhige ich mich langsam wieder, oder das Tavor wirkt. Egal, woher es kommt, es geht wieder besser.

Zurück auf Station und nach Klamottenwechsel, weil ich so durchgeschwitzt bin, als hätte es draußen geregnet, gehe ich absichtlich in den Aufenthaltsraum. Richard nickt mir zu, fragender Blick, und nicht ganz ehrlich hebe ich den Daumen. Danach gestaltet sich der Rest des Abends nach dem einfachen »Aufenthaltsraum-Joghurt-Tablettenausgabe«-Schema. Ich verkrümele mich nach der Tablettenausgabe aufs Zimmer, wo ich noch ein paar Tweets mit meinen Followern austausche, die danach fragen, was ich denn genau habe. Tja, nicht so einfach, ich arbeite selbst noch daran, genau herauszufinden, was die Hintergründe meiner Depression, meiner Ängste sind. Irgendwie scheint es unmöglich, das zu erklären. Aber ich kann wenigstens über das auf dem Laufenden halten, was ich hier erlebe. Das trifft auf überraschend großes Interesse.

Am Abend darf der Herr Papa dann noch einen seiner berühmt-berüchtigten Computer-Stunts zelebrieren. Da meine Tochter es nicht schafft, ihre Hausaufgaben zu Hause auszudrucken, lasse ich sie mir in die Klinik schicken und drucke sie dann von Ferne über mein Smartphone. Die erleichterten Smileys im WhatsApp-Chat sind genau das, was ich brauche, um meine Stimmung wieder auf Vordermann zu bringen. Mein Metier, das, was mir Spaß macht. Oder wie die »anderen« sagen würden: digitale Spielereien. Ist mir aber langsam egal, wenn darüber gespottet wird. Ich hab einfach keine Lust mehr, alles zu verheimlichen, um meine Ruhe zu haben.

Danach tausche ich mich wieder mit meinen Twitter-Followern aus, bis das Tavor mich müde macht.

@bicyclist Eigentlich sind in der Klapse eher normale Menschen, die mit dem Wahnsinn da draußen nicht mehr fertig werden. #ausderklapse

Morgens in der Klinik aufzuwachen ist immer ungewohnt. Ich brauche ein paar Minuten, um überhaupt zu realisieren, wo ich bin. Wenn ich Glück habe (selten), war es ein guter Traum, und auch meine Depression lässt mich in Ruhe. Wenn ich Pech habe (meistens), hatte ich oft blutrünstige und FSK18-geprüfte Albträume der übelsten Sorte. Dann tanzt meine Depression wieder mit mir den Tango. Ich weiß, ich könnte noch eine ganze Stunde weiterschlafen, aber das ist nicht mehr als ein frommer Wunsch. Mein Verstand lacht mich aus und spielt Gedankenkegeln in meinem Kopf. Also gewöhne ich mir an, morgens ein wenig zu lesen und gegebenenfalls mein Tagebuch zu ergänzen, das ich hier in der Klinik begonnen habe. Ich und ein Tagebuch. Ich hatte es ja in der Vergangenheit ein paar Mal versucht, aber habe es nie länger als ein paar Wochen durchgehalten. Dieses Mal will ich aber dranbleiben, schon weil ich nicht alles vergessen will, was ich hier an Erkenntnissen sammle.

Heute ist der Tag, an dem ich unsere Kinder zum ersten Mal wiedersehe. Das ist nicht gerade gut für mein Nervenkostüm. Aber ich habe meine Medikamente, damit wird das schon werden. Der Sonntag ist wie der Samstag ein Tag, der nur durch die Ereignisse Frühstück, Mittagessen und Abendessen geordnet wird. So vertreibe ich mir den Morgen wieder mit einem langen Spaziergang über das Gelände. Als ich oben an der kleinen Kapelle ankomme, sehe ich aus dem Augenwinkel etwas einen der hohen, noch kahlen Bäume hochhuschen. Als ich langsam weitergehe, erkenne ich, dass dort ein Eichhörnchenpaar seine Wintervorräte ausbuddelt. Sie jagen sich gegenseitig über die Äste und scheinen sich an meiner Anwesenheit überhaupt nicht zu stören.

Mit Sicherheit würde einer meiner Pfleger oder Therapeuten darin eine vortreffliche Parabel sehen. Ich aber sehe vor allem, dass sich hier in der ruhigen Umgebung selbst Eichhörnchen von Spaziergängern nicht stören lassen. Und dass ich so langsam wieder einen Blick für meine Umwelt entwickle und nicht mehr zur Gänze in meinem Gedankenkäfig gefangen bin.

Die ganze Anlage ist sehr fotogen. Ich nutze die Kamera meines Smartphones für ein paar Aufnahmen. Sollte ich wirklich in die Kunsttherapie kommen, könnten das gute Grundlagen für Bilder sein.

Wenn ich schon auf dem Weg bin, marschiere ich noch mal zum Empfang. Da unsere Station kein eigenes WLAN hat, bekommt man nur dort einen schnellen Zugang zum Internet. Der Empfangsbereich besteht aus einem langen, hohen Tresen und Sitzgelegenheiten für diejenigen, die entweder auf Besucher oder auf Patienten warten. Man erhält hier einen kleinen Zettel, auf dem ein 24 Stunden gültiger Zugangscode aufgedruckt ist.

Ich lasse ein paar Programme auf meinem Smartphone aktualisieren und lese die neuesten Nachrichten. Im Hinterkopf höre ich dabei – verfolgungswahnbelastet, wie ich in meiner Depression nun mal bin – meinen Chef: »Herr Hauck, Sie sollen doch abschalten. Tun Sie mal Ihr Smartphone weg, das stresst Sie doch nur.« – »Ja, Chef, sofort«, höre ich mich sagen, während ich insgeheim denke: Du kannst mich mal, ich entscheide, was für mich gut ist, nicht du. Schade nur, dass ich es immer denke, aber nie sage.

@bicyclist Alle, die ihr in der Klapse ohne mobile Flatrate seid, ihr möget euch um den freien Hotspot versammeln. #ausderklapse

Zurück auf Station trage ich mich wieder in die Anwesenheitsliste ein. Weil noch ein wenig Zeit ist bis zum Mittagessen, setze ich mich im großen Aufenthaltsraum an den Tisch und lese. Sehr viel mehr gibt es eh nicht zu tun.

Als ich gerade ein paar Seiten gelesen habe, setzt sich Sabine zu mir an den Tisch. Bepackt mit einer Tüte voll Wolle und Stricknadeln arbeitet sie an etwas, dessen endgültige Form man noch nicht wirklich erkennen kann.

»Wie fühlst du dich hier?«, fragt sie mich, während ihre Stricknadeln zu klappern beginnen.

»Ganz gut«, erwidere ich. »Irgendwie seltsam, man kommt sich hier gar nicht vor wie in der Klapse.«

»Da bist du nicht der Einzige, der das sagt. Ist aber von Station zu Station unterschiedlich. Die T37 ist wohl mit eine der besten.«

»Was ist denn hier auf unserer Station so gut?« Jetzt hat sie mich neugierig gemacht.

»Na, das Pflegepersonal ist super. Nett, engagiert, die machen auch mal mehr, als eigentlich nötig wäre. Zum Beispiel haben wir 'ne Recovery-Gruppe, zu der Interessierte regelmäßig dürfen. Außerdem gibt's einmal die Woche eine Außenaktivität …«

»Moment, Moment«, unterbreche ich Sabine. »Was, bitte, ist 'ne Recovery-Gruppe, und was für Außenaktivitäten meinst du?«

»Also …« Sabine legt ihre Stricksachen beiseite und beginnt zu erklären: »Die Recovery-Gruppe ist eine Veranstaltung, die außerhalb der Klinik passiert. Da treffen sich ehemalige und aktuelle Patienten zum Erfahrungsaustausch. Quasi Hilfe zur Selbsthilfe. Die Außenaktivitäten werden von den Patienten beschlossen. Kann sein, dass wir zum Einkaufen fahren oder zum Kegeln oder an einen See zum Spazierengehen. Je nach Konsens der Patientenversammlung.«

»Das heißt, wir dürfen dann irgendwohin und was unternehmen, ohne Aufsicht?«

»Na ja, ganz so ist es nicht. Es muss immer eine Person vom Pflegepersonal dabei sein. Aber wenn wir zum Beispiel in die Stadt zum Einkaufen fahren, wird ein Treffpunkt ausgemacht und eine Zeit, zu der man sich dort wieder trifft.«

»Das funktioniert?«, frage ich ungläubig.

»Bestens sogar. Ist halt wie mit vielen Dingen im Leben. Wenn man Vertrauen schenkt, bekommt man Vertrauen zurück. Was sollte es einem auch bringen, da Ärger zu machen? Das einzige Resultat wäre, dass die dich mithilfe der Polizei suchen und wieder in die Klinik bringen würden.«

Jetzt muss ich doch schlucken. »Wie jetzt, Polizei? Aber ich bin doch freiwillig hier.«

»Schon. Aber die haben auch eine Verantwortung. Schließlich bist du Patient und potenziell auch jemand, der sich selbst gefährden könnte. Natürlich kannst du dich jederzeit selbst entlassen, da du ja freiwillig in der Klinik bist. Das entbindet das Personal trotzdem nicht von der Verantwortung für dein Wohlergehen – auch nicht auf einer Veranstaltung außerhalb des Klinikgeländes.«

Klingt für mich alles etwas merkwürdig. Wieder irgendwie nach »Einer flog übers Kuckucksnest«. Ich merke, so richtig wohl fühle ich mich noch nicht, ein tief vergrabenes ungutes Gefühl bleibt.

Sabine scheint zu merken, dass mir das zu schaffen macht, denn sie relativiert: »Ich bin schon einige Wochen hier und hab noch nichts davon gehört, dass es mal nötig gewesen wäre, die Polizei einzuschalten. Es gab Ausreißer, aber die haben sich reuig am nächsten Tag wieder eingefunden. Wie gesagt, bei Selbsteinweisung ist die Sache noch mal eine ganz andere.«

»Wenn ich mich selbst für verrückt erklärt habe, ist es was anderes?«

Sabine nickt, ergänzt dann aber mit leicht vorwurfsvollem Unterton: »Sprich nicht von verrückt. Das sagen die da draußen, weil sie keine Ahnung haben. Du und ich, wir sind krank, wir können behandelt und wieder gesund werden.«

»Entschuldigung, war nicht so gemeint«, beschwichtige ich.

»Nicht schlimm, nur höre ich das immer von den Leuten da draußen in der eigentlich verrückten Welt. Wir hier drinnen haben ein Leiden, das sich mit Therapien und meist auch Medikamenten sehr gut in den Griff bekommen lässt.«

Ich erinnere mich an meine eigenen Vorstellungen von der Psychiatrie, bevor ich hier eingeliefert wurde, und muss ihr recht geben. »Stimmt schon, hab ja selbst bis vor knapp zwei Wochen noch so gedacht.«

»Siehste«, nickt Sabine zur Bestätigung. »Das ist der erste von zwei Schritten. Zunächst musst du dich von dem Gedanken verabschieden, dass du hoffnungslos irre bist. Dann musst du dir deine Krankheit eingestehen.«

»Wieso eingestehen, ich weiß doch, dass ich Depressionen habe.«

Sie lächelt wissend. »So? Weißt du es? Dann weißt du doch sicher auch, wer schuld ist an deiner Krankheit?« Noch bevor ich etwas sagen kann, fährt Sabine fort. »Niemand. Ja, es gibt Ursachen, die dazu beitragen, aber solange du nach Schuldigen suchst, wirst du nicht weiterkommen.«

»Ach, und wo soll ich deiner Meinung nach suchen?«

Sabine deutet mit dem Zeigefinger auf mich. »Na, bei dir. Es gibt immer zwei Seiten: die einen, die dich ausnutzen, klein machen, nicht ernst nehmen, und dann dich, der du deshalb depressiv und ängstlich geworden bist. Jetzt rate mal, wo du am einfachsten was ändern kannst?«

»Bei mir?« So ganz plausibel erscheint mir ihre Argumentation noch nicht.

»Bingo!« Sabine lächelt. »Aber frag nicht, wie, das hab ich auch noch nicht raus.« Damit wendet sie sich wieder ihrer Strickerei zu und lässt mich mit meinen Gedanken allein. Ich setze mich in die Couchecke. Im Moment habe ich sie für mich, was mir ganz recht ist, denn meine Gedanken kreisen. Ich bin selbst verantwortlich für meine Depression? Kann ich eigentlich nicht glauben.

Aber andererseits, wie oft habe ich gehofft, ich könnte mal anders auf die Situationen reagieren, die mich belasten. Weniger Angst vor Menschen in Machtpositionen haben. Einfach gelassener sein. Aber irgendwie hat alles das Gegenteil bewirkt. Bis zum Zusammenbruch. Jetzt muss ich den Weg zurückfinden und die richtige Abzweigung zu einem Leben, das mich nicht todessehnsuchtskrank macht.

Da haben wir's. Ich mach mir schon wieder zu viele Gedanken, dabei bin ich noch gar nicht lange hier. Auch so eine meiner hinderlichen Eigenschaften. Alles perfekt und alles sofort haben wollen. Ich bin ein Kontrollfreak, und alle Ereignisse, die ich nicht selbst kontrollieren kann, machen mich unsäglich nervös.

Was habe ich früher Weihnachten gehasst. Ab einem gewissen Alter wusste ich ja, was ich bekommen würde. Aber warum dann noch warten. Ist bis heute so geblieben und treibt Sibylle manchmal schier zum Wahnsinn. Seien es Veranstaltungen, neue Spielereien für das Kind, das nie wirklich zum Mann geworden ist: Ich werde fast verrückt vor Ungeduld.

@bicyclist Depression ist wie ein Gefängnis für gute Gedanken. Nur sind die guten Gedanken ausgesperrt. #notjustsad #ausderklapse

Das Klingeln zum Mittagessen reißt mich aus meinen Gedanken. Als ich im Speisesaal über meinem Schnitzel mit Kartoffeln sitze, fällt mein Blick auf die Kreidetafel an der Wand neben der Ausgangstür. Dort wird normalerweise über ausfallende Sprechstunden oder Terminverschiebungen informiert. Heute aber hat jemand eine Landschaft aus Kreide auf die Tafel gezaubert, komplett mit kleinem Häuschen und strahlender Sonne. Darin eingebettet der Hinweis: Heute Nachmittag Zwetschgenkuchen.

Nach dem Mittagessen und der obligatorischen Tablettenration verschwinde ich auf mein Zimmer, das im Moment mir alleine gehört, und höre Musik. Zeit totschlagen, eine der Hauptbeschäftigungen hier drin. Ich ertappe mich dabei, dass ich nervös umherlaufe und immer wieder einen Blick aus dem Fenster werfe, ob ich unseren schwarzen Bus um die Ecke kommen sehe.

Nach einigen marschierten Metern ist es so weit, Sibylle biegt auf den Parkplatz vor unserer Station ein. Soll ich ihnen entgegengehen? Nein, ich beschließe, hier oben zu warten. Es dauert auch nicht lange, dann klopft es an der Tür.

»Herein«, rufe ich, und mit dem Öffnen der Tür betreten unsere drei Kinder den Raum, gefolgt von meiner Frau. Man merkt den Kindern die Unsicherheit an. Für gewöhnlich sind sie sehr aktiv, sehr stürmisch, aber hier, in diesem für sie völlig fremden Umfeld, zögern sie. Also öffne ich die Arme und gebe die Parole aus: »Familienknuddeln.« Alle fünf umarmen wir uns gleichzeitig, und irgendwie fühlt es sich so an, als sei dadurch der Bann gebrochen.

Unser Jüngster setzt sich sofort auf den Stuhl am Tisch, während unsere Tochter mir eine Tüte überreicht. »Da ist was für dich drin«, ergänzt sie etwas eingeschüchtert. Der Große hat sich zwischenzeitlich auf dem zweiten Stuhl breitgemacht.

»Wie geht es euch?«, frage ich in die Runde. Noch ist alles sehr seltsam, sehr fremd, so lange haben die Kinder mich noch nie weg von zu Hause erlebt.

»Gut«, kommt es unisono von den dreien, und der Jüngste schiebt gleich die Frage nach, die alle interessiert: »Wie lange musst du denn noch bleiben?«

»Na ja, kommt auf die Ärzte an. Wenn die sagen, dass ich wieder ganz gesund bin, darf ich nach Hause«, flunkere ich.

»Wann ist das?«

»Das kann schon so sechs bis acht Wochen dauern«, sage ich und löse herunterfallende Kinnladen bei den Kindern aus.

Als Erstes reagiert der Große. »Cooles Zimmer«, meint er mit Blick auf mein Bett und den Nachttisch. »Sieht gar nicht nach Krankenhaus aus.«

Meine Tochter ergänzt nach einem Blick aus dem Fenster: »Schön grün ist es hier auch.«

»Stimmt. Wie wäre es, wenn wir gleich eine Runde übers Gelände gehen?«

»Genau das machen wir«, gibt Sibylle mir Rückendeckung. Also werden die mitgebrachten Taschen zunächst im Zimmer abgestellt. Wir gehen runter zum großen Aufenthaltsraum, wo ich mich, wie es sich gehört, in der Abwesenheitsliste eintrage.

»Aha, Besuch von der Familie«, höre ich Klaus hinter mir.

Ich drehe mich um. »Wir gehen erst mal übers Gelände.«

»Gute Idee, und auf jeden Fall beim Bauernhof mit dem Freilaufgehege vorbeischauen!«

»Machen wir, danke.« Gemeinsam verlassen wir die Station und begeben uns auf den mittlerweile zum Standard gewordenen Weg einmal rund ums Klinikareal. Während die Kinder mal vor, mal hinter uns unterwegs sind und Quatsch machen, nutzen Sibylle und ich die Gelegenheit zum Gespräch.

»Wie fühlt er sich an, der Urlaub von der Familie?« Sie nimmt meine Hand.

»Ganz gut eigentlich.«

»Wieso eigentlich?«

Ich hole tief Luft. »Also, zum einen hab ich immer noch Schuldgefühle wegen des Selbstmordversuchs.«

»Pssst«, kommt es von meiner Frau. »Davon wissen die Kinder noch nichts und werden es erst mal auch nicht erfahren.«

»Stimmt …« Ich hatte ganz vergessen, dass ich in den Augen unserer Kinder ja einen Zusammenbruch wegen Überarbeitung hatte. »Aber wie geht es euch?«

»Wir kommen daheim gut zurecht, auch wenn das vielleicht wie eine Floskel aus einer TV-Serie klingt.«

»Soso, dann werde ich also gar nicht vermisst«, erwidere ich.

»Blödmann, natürlich vermissen wir dich alle. Aber es gibt jetzt halt andere Prioritäten.«

Mittlerweile sind die Kinder weit zurückgefallen, scheinen sich aber nach wie vor köstlich zu amüsieren.

»Ich vermisse euch nämlich auch«, ergänze ich wie zum Trotz. »Weiß mein Vater eigentlich, was passiert ist?«

»Ja, meine Mutter ist noch am Sonntag danach zu ihm und hat ihm alles erzählt. Ach, das wollte ich dich noch fragen. Bist du schon so fit, dass dein Vater dich besuchen kommen könnte?«

Ich überlege kurz. Seit dem Tod meiner Mutter verstehen wir uns wieder bestens, nein, eigentlich schon in der Zeit ihrer Demenz. Es ist also nur fair, wenn er mich als einer der Ersten besucht.

»Klar, hast du dir schon überlegt, wann?«, frage ich.

Sibylle schüttelt den Kopf. »Das bespreche ich dann mit deinem Vater, es wird auf jeden Fall auch ein Wochenende sein.«

An der kleinen roten Backsteinkapelle angelangt, biegen wir in den Park dahinter ein. »Hier hab ich übrigens heute Morgen schwarze Eichhörnchen gesehen«, erwähne ich beiläufig.

»Da sieh an.« Meine Frau lächelt. »So was wäre dir früher nicht aufgefallen, oder wenn, dann hättest du es nicht erwähnt. Irgendwas verändert sich also schon. Find ich gut.« Sie nickt.

Daraufhin zücke ich mein Smartphone und zeige ihr ein paar der Bilder, die ich in den letzten Tagen gemacht habe, von den Gebäuden und der Parkanlage.

»Quasi als Vorbereitung für die Maltherapie«, erkläre ich.

»Hübsch.«

Wir gehen eine Weile schweigend und untergehakt.

Die Luft ist angenehm frisch, die Strahlen der Sonne zeichnen teils skurrile Schattenrisse auf Rasen und Fußweg. In den Weinbergen sind Spaziergänger unterwegs. Man kann sogar Pferde in der Ferne erkennen. Fast könnte man meinen, ich wäre hier nicht zur Therapie, sondern im Urlaub. Wie im Urlaub könnte ich im Prinzip jederzeit abreisen. Nur will ich das nicht. Ich will herausfinden, was ich tun muss, was ich verändern muss, damit ich nie wieder in die Situation komme, mir das Leben nehmen zu wollen.

»Erzähl mal, wie ist das Essen hier? Hast du schon Patienten kennengelernt? Überhaupt, was treibst du so den ganzen Tag?« Sibylle sieht mich fragend an.

»Also«, beginne ich Bericht zu erstatten. »Das Essen ist wirklich nicht schlecht, manches sogar richtig lecker. Heute gab es Sauerbraten mit Kartoffeln.«

»Na«, fragt Sibylle, »so gut wie dein selbstgemachter?«

»Zugegeben, er war gut, aber an meinen kommt er nicht ran.«

Sie lacht. »Hätte mich auch gewundert.«

»Was die Patienten angeht, ein paar hab ich kennengelernt und hatte ein paar sehr interessante Gespräche. Das ist auch das, was ich neben Lesen, Twitter und mit euch Chatten am meisten mache. Bislang hab ich noch keine Therapien, da ist es ziemlich langweilig zwischen den Essenszeiten.«

»Wart es nur ab, das wird noch ganz schön stressig werden«, lacht Sibylle. »Apropos Stress, Barbara, deine Kollegin, möchte dich nächste Woche besuchen kommen, wenn es dir passt, am Dienstag.«

Schweißausbrüche, ich spüre sie sofort. Das Brennen in

den Armen. »Oh, schön, ich hoffe, sie ist nicht allzu sauer auf mich?« Innerlich bin ich gerade auf Panikreaktion eingestellt, nach außen gebe ich aber den Coolen.

»Wieso glaubst du eigentlich, alle wären sauer auf dich? Mittlerweile dürfte es bei den meisten angekommen sein, dass das eine Krankheit ist und dein Selbstmordversuch ein Symptom. Nein, ich bin mir sicher, sie will dich einfach lebend wiedersehen.«

»In Ordnung.« Ich weiß zwar nicht, wie ich reagieren, wie agieren soll, aber da muss ich jetzt durch. »Wenn ihr am Nachmittag kommt, habe ich keine Therapietermine mehr, dann können wir reden.«

»Fein, dann rechne mal am Dienstag mit uns.«

Wir biegen auf den Besucherparkplatz ein. Von hier aus hat man einen Blick auf ein kleines, sehr idyllisch gelegenes Dorf, das von zu dieser Jahreszeit noch kahlen Bäumen umgeben ist. Wie war das noch, jeder Fünfte hat mit Depressionen zu kämpfen? Ich zähle die Häuser im Geiste durch: eins, zwei, drei, vier, bekloppt, sechs …

Schließlich kommen wir beim Bauernhof und seinem großen Freigehege an. Dort sind mindestens ein Dutzend Hasen, einige Ziegen, Schafe und Gänse unterwegs. Die Hasen haben das halbe Gelände umgegraben und ein System aus Tunneln gebildet, durch das sie huschen und immer wieder kurz den Kopf sehen lassen.

Der Bauernhof ist wie die anderen Gebäude nicht nur Teil des Geländes, sondern auch der Therapie. In einem Nebengebäude befinden sich Kühe und Hühner. Wer Interesse daran hat, oder wem es von seinem Therapeuten ans Herz gelegt wird, der kann hier in die Landwirtschaft hineinschnuppern, zum Teil im wahrsten Sinn des Wortes. Schließlich gehört auch das Ausmisten dazu.

Die Jungs sind mäßig begeistert, nur unsere Tochter freut sich und versucht, die Ziegen zu streicheln. Sibylle und ich lehnen uns auf den Zaun und beobachten die Tiere im Gehege.

»Wirklich schön hast du es hier.« Sibylle knufft mich in die Seite. »Also entspann dich, mach mit, und mach dir vor allem keine Sorgen um uns.«

Seufzend erwidere ich: »Das sagst du so leicht, wenn ich das könnte, wäre ich jetzt nicht hier.« Ich lächle gequält. »Weißt du, es ist merkwürdig, weil ich gar nicht weiß, was genau ich ändern soll. Meine Ängstlichkeit, die werde ich nie wirklich losbekommen.«

Sibylle nickt. »Musst du auch gar nicht, hab dich ja auch mit ihr gewollt.«

»Sehr witzig.«

»Nein, im Ernst, lass dir Zeit, es herauszufinden. Ich werde dich regelmäßig besuchen, damit du gar nicht auf die Idee kommst, ich wolle nichts mehr von dir wissen. Alles andere muss warten, bis du wieder ganz gesund bist.«

»Hast ja recht«, sage ich und nicke. »Aber irgendwie fällt es mir schwer, abzuschalten.«

»Wart nur ab«, erwidert Sibylle. »Ich glaube, wenn die Therapien anfangen, dann bist du ordentlich beschäftigt. Vielleicht kannst du auch was für mich oder die Kinder basteln.«

»Au ja, gerade ich, der mit den zwei linken Händen.«

»Ja, gerade du. Wer weiß, welche versteckten Talente da noch zum Vorschein kommen.«

»Lass uns weitergehen«, schlage ich vor.

Vom Bauernhof bis zur T37 ist es nicht mehr weit. Als wir gerade die Station betreten, kommt uns Michael entgegen und meint: »Gerade rechtzeitig, es sind noch einige Kuchen da, heute haben wir eine kleine Besetzung. Also, wenn die Kinder einen mögen oder Sie beide, gerne zugreifen.«

Nachdem keiner sich so recht entscheiden kann, essen dann doch zumindest die Jungs einen Kuchen. Danach geht es nochmals auf mein Zimmer, und ich werde von den Kindern auf den neuesten Stand gebracht, was Freunde, Schule und Freizeit angeht. Doch ich merke, dass die Kinder wieder nach Hause wollen, und auch Sibylle ist sich dessen bewusst.

»So, verabschiedet euch von Papa, und dann lassen wir ihn sich erholen.«

Abschiedsküsse werden ausgetauscht, zuletzt auch zwischen Sibylle und mir. Sie nimmt mich noch mal fest in den Arm und sagt: »Nutze die Zeit hier, wir bleiben dir auf jeden Fall erhalten. Ich liebe dich, das meine ich sehr ernst.«

»Ich dich auch.« Obwohl ich gefürchtet hatte, dass es bei den Kindern Tränen geben würde, bin ich es jetzt, der sehr nahe am Wasser gebaut ist. Ich muss mich sehr konzentrieren, um die Tränen zu unterdrücken. Gemeinsam gehen wir in den großen Aufenthaltsraum, wo sich Sibylle bei den Pflegern abmeldet. Dann begleite ich die vier noch bis zur Tür der Station.

»Also, macht's gut, und meldet euch ab und zu mal, damit ich weiß, wie es euch geht.«

Die Kinder nicken, und Sibylle sagt: »Gleiches gilt für dich. Halt uns auf dem Laufenden, was deine Therapien machen und wie es dir geht.«

»Versprochen. Sag kurz Bescheid, wenn ihr zu Hause angekommen seid.«

»Mach ich. Bis bald. Ich liebe dich.«

»Ich dich auch.« Wir umarmen uns noch mal fest. Die Kinder bekommen einen Abschiedskuss von mir. Dann gehen die vier Richtung Parkplatz und ich in den großen Aufenthaltsraum, weil ich irgendwie spüre, dass alleine zu sein jetzt eine dumme Idee sein dürfte. Dort verbringe ich auch den Rest des Tages mit Lesen, Tagebuchschreiben und gelegentlich etwas

Fernsehen. Als ich mich nach Abendessen und Tabletten auf mein Zimmer zurückziehe, ist mein Zimmergenosse wieder aus dem »Freigang« da.

»Wie war dein Wochenende?«, fragt er mich.

»Erstaunlich gut«, muss ich eingestehen. »Meine Frau und die Kinder waren da.«

»Schön.« Er wirkt etwas niedergeschlagen. »Bei mir war es eher ein Fiasko. Es gab wieder Streit, und ich hab nicht wirklich was davon gehabt.«

»Oh, das ist blöd.« Was sage ich jetzt am besten? Aber er nimmt mir die Antwort ab.

»Schon gut, halb so wild, ich hab fast so was erwartet. Ist vielleicht meine Aufgabe bei diesen Belastungsproben. Mit den Streitereien besser fertig werden, mich mehr abgrenzen.«

Ich nicke nur, und er packt weiter Sachen in seinen Schrank.

Dann liegen wir beide schweigend auf unseren Betten, lesen noch etwas oder hören Musik, wie wir das nun die nächsten Wochen fast immer tun werden. Schließlich löscht erst er und nach kurzer Zeit auch ich das Licht, und dank der Medikamente schlafe ich fast sofort ein.

GOTT, WIE ALBERN

@bicyclist Vor unserer Station geht die Sonne auf, und in einem Baum klopft ein Specht. Wie passend. #ausderklapse

Ich sitze auf dem Bett in meinem Zimmer. Auf der Bettdecke liegen meine Medikamente, fast nicht sichtbar durch das fahle Weiß der Laken. In der rechten Hand halte ich eine Rasierklinge, die stille Reserve in meiner Jacke haben sie bei der Kontrolle Gott sei Dank übersehen. Ich gebe auf. Dieser ganze Krankenhausaufenthalt ist doch völlig sinnlos. Meine Krankheit hat gewonnen. Ich kann nicht mehr. Langsam, damit ich nicht wieder danebenschneide, suche ich meine Adern, will sichergehen, dass ich sie auch wirklich treffe. Dann ein Schnitt, langsam, bedacht, viel kontrollierter als beim ersten Mal. Kaum beginne ich, fließen erste Tropfen Blut. Mit einer gewissen Genugtuung schneide ich weiter, lobe mich insgeheim dafür, dass ich dieses Mal alles richtig mache. Vielleicht zum ersten Mal seit Jahren. Ich war doch immer nur eine Null, ein Versager, niemand war wirklich zufrieden mit mir.

Ich wechsle die Hand, beobachte dabei, wie das Blut an meinem Arm nach unten fließt und die weiße Bettdecke mit roten Punkten und Streifen versieht. Der gleiche Schnitt, jetzt rechts. Auch hier mache ich dieses Mal alles richtig. Als ich fertig bin, lege ich mich auf das Bett und warte darauf, dass endlich alles vorbei ist. Ich spüre das Brennen der Schnittwunden, male mir aus, wie wohl alle reagieren werden, wenn sie begreifen, wie tief sie mich verletzt, wie weit sie mich über die Kante geschubst haben. Dann merke ich langsam, wie ich müde werde. Immer müder, tödlich müde. Alles verschwimmt, wird immer dunkler, langsam steigt Kälte in meinen Gliedern auf, tödliche Kälte.

Schweißgebadet schrecke ich hoch. Ein Traum, ein schrecklicher, verstörender Albtraum. Aber Gott sei Dank nur ein Traum. Ich blicke auf meine Arme, um mich zu vergewissern, dass alles wirklich nur geträumt war. Keine Blutspuren, keine Schnittwunden. Aufatmen, durchatmen. Ich stehe auf, gehe ins Bad, blicke in den Spiegel. Müde Augen, die Haare ein einziger Wirrwarr, ein paar Schweißtropfen perlen mir noch über die Stirn.

Ich öffne den Wasserhahn, drehe auf kalt, warte, bis ich ganz kaltes Wasser auf den Fingern spüre, und schütte es mir dann mit beiden Händen ins Gesicht. Aus dem Zimmer höre ich das leise Schnarchen meines Zimmergenossen. Gut, ich habe ihn nicht geweckt, muss ja nicht sein.

Nachdem ich mir das Gesicht getrocknet und noch einen Schluck Wasser getrunken habe, gehe ich leise zurück zu meinem Bett. Mein Smartphone sagt mir fünf Uhr, noch lange nicht Zeit, aufzustehen. Also hinlegen und mit den kreisenden Gedanken leben. Wieso nur habe ich so einen Müll geträumt? Bislang dachte ich, der Schock säße so tief, dass mein Drang zum Selbstmord erst mal gegen null tendiert. Ich beobachte die wabernden Schatten an der Decke und der gegenüberliegenden Wand. Manchmal meine ich, Gestalten zu sehen, so düster wie meine Gedanken.

Meine Jacke. Eine mit ziemlich vielen Taschen. Als ich aufstehe, zum Schrank trete und in die zweite Außentasche greife, finde ich tatsächlich die kleine Schachtel mit Rasierklingen.

Was mache ich jetzt damit? Und wie konnte ich das im Traum wissen? Erst mal niemandem was sagen, muss ja nicht sein, dass sie mich gleich des erneuten Suizidversuchs verdächtigen.

Habe ich etwa immer noch eine Todessehnsucht, die ich mir nur nicht eingestehen will? Immerhin weiß ich, was ich falsch gemacht habe, wie es beim nächsten Mal funktionieren würde. Aber genau das ist es, was mir Angst macht. Ich könnte es beim nächsten Versuch schaffen. Das Versprechen eines Endes der Schmerzen, der schwarzen Gedanken und Verletzungen der Seele, es ist so verführerisch. Endlich Ruhe, endlich niemand mehr, der Druck ausübt, mit Strafe droht, meine Existenz bedroht. Zwei Schnitte, diesmal richtig gesetzt, so wie im Traum, und ich würde verschwinden, kein Störfaktor mehr sein, mich aus der Gleichung nehmen, deren Ergebnis Leben heißt. Und die Schmerzen, die wären mir mittlerweile völlig egal. Schlimmer als der tägliche Schmerz durch die dauernde unterschwellige Angst kann es auch nicht sein. Im Moment halten mich nur meine Frau und meine Kinder in dieser Welt. So viel muss ich vor mir selbst zugeben. Ich habe nicht mehr genug positive Gedanken, um dieses Leben noch als wertvoll anzusehen. Letztlich ist es nur die Rolle des Vaters und Ehemanns, die für mich eine gewisse Verpflichtung bedeutet. Aber was ist ein Leben wert, das man nur aus Pflichtgefühl heraus weiterführt?

Eigentlich will ich diese Gedanken gar nicht. Weil ich genau deshalb hier bin, weil mir klar ist, dass ich in einer lebensbedrohenden Phase meiner Depression, meiner Angststörung bin. Weil ich irgendwie die Kontrolle verloren habe, die ich über Jahre, nein, Jahrzehnte aufrechterhalten habe. Innerlich tieftraurig, voller Panik und Ängste habe ich stets nach außen den glücklichen, humorvollen, extrovertierten Menschen gespielt. Aber das kostet Kraft, entsetzlich viel Kraft. So viel Kraft, dass all die guten Momente es nicht vermögen, den Verlust an Energie auszugleichen. Schleichend verschwindet das, was einen an das Leben glauben, am Leben festhalten lässt, bis schließlich die Bilanz ins Negative rutscht und es so ungeheuer anziehend wird, das alles zu beenden.

Die Umwelt bekommt davon nichts mit. Man funktioniert immer noch. Und das ist meist auch das Einzige, was wirklich interessiert, der Rest ist Fassade. Man selbst läuft zwar bereits auf Reserve, die Tanknadel der Seele steht im roten Bereich, aber von außen gesehen funktioniert man wie gewohnt.

Vielleicht hatte das alles wirklich einen Zweck. Vielleicht war es nötig, ein so hartes Signal zu setzen, damit ich richtige Hilfe bekomme, keine Gespräche einmal die Woche, mit fast schon gestoppten fünfzig Minuten, und nicht nur gute Ratschläge von Menschen, die keine Ahnung haben, was es heißt, depressiv zu sein.

Vielleicht – ein Vielleicht mit vielen Fragezeichen – lohnt es tatsächlich, sich hier auf die Therapien einzulassen, auch wenn sie mir allein schon dem Namen nach eher albern vorkommen. Ich schließe an diesem Morgen einen stillen Vertrag mit mir, mich dieses letzte Mal auf alles einzulassen, jedes Hilfsangebot wahrzunehmen. Zu verlieren habe ich nichts mehr, und wenn es nichts hilft, dann kenne ich den letzten Ausgang. Dann werde ich auch durch die Tür kommen, weil ich den Schlüssel kenne.

@bicyclist Was ich in der psychiatrischen Tagesklinik mache? Ich stricke mir mithilfe der Therapeuten ein dickeres Fell. #ausderklapse

Um mich abzulenken und die Zeit bis zum Aufstehen zu überbrücken, nutze ich mein Smartphone als MP3-Player. Ich habe meine gesamte Musiksammlung dabei, entscheide mich für Enya, eine Musik, die ich früher vor allem in meinen melancholischen Phasen sehr gemocht habe. Musik war schon immer ein wichtiger Teil meines Lebens. Und hat mir auch so manche Probleme eingebracht, wenn ich nicht das gehört habe, was ich sollte.

Ich erinnere mich an einen Klassenausflug nach Wien. In einem wundervollen Plattenladen in der Nähe vom Prater entdeckte ich eine besondere Ausgabe der Brandenburgischen Konzerte. Auf der Rückfahrt muss mein Klassenlehrer davon irgendwie Wind bekommen haben. Mit dem Kommentar »Das ist aber schöne Musik« schob er eine Kassette in die Anlage des Busses. Blöde Aktion. Erst mal gab es lautstarken Protest von der großen Mehrheit meiner Klassenkameraden. Und als wir abends wieder in unserer Unterkunft waren, wurde ich von mindestens zehn Jungs in meinem Zimmer festgehalten und verprügelt, bis ich einem von ihnen einen dermaßen harten Tritt in die Magengrube verpasste, dass er sich kurz darauf übergeben musste. Es war mir eine Genugtuung, aber ab diesem Zeitpunkt habe ich meine Vorlieben lieber versteckt und konnte auch mit den meisten aus meiner Klasse nix mehr anfangen.

Genau zwei Minuten halte ich jetzt aus, dann reiße ich mir die Ohrhörer heraus. So schön die Musik sein mag, jetzt macht sie alles nur noch schlimmer. So warte ich die endlos scheinenden Minuten bis 6:30 Uhr ab, wenn man zumindest einen frisch gebrühten Kaffee im Speisesaal bekommt.

Leise und behutsam schlüpfe ich in meine Kleidung und schleiche mich wie an meinem ersten Morgen aus dem Zimmer. Es ist noch alles still, nur von unten hört man jemanden mit Eimern werkeln. Vermutlich die Putzfrau, die immer als eine der Ersten morgens im Haus aktiv ist. Im Speisesaal schenke ich mir einen frischen Kaffee ein, mit dem ich mich in den großen Aufenthaltsraum begebe. Wie zu erwarten ist der

Raum leer, nur die Putzfrau wischt den Boden. Ich suche mir einen Platz und gehe auf meinen Twitter-Account, der mittlerweile voller Anfragen, Feedback und Ermutigungen ist. Während ich einige Tweets beantworte und selbst ein paar Kommentare und Retweets sende, füllt sich der Raum langsam mit Leben. Aber alle sind wir noch recht wortkarg, den meisten kommt gerade mal ein »Guten Morgen« über die Lippen.

@bicyclist Egal, wie verzweifelt ihr seid. Ihr seid es wert, zu leben. Begeht keine Dummheit, sucht Hilfe. Euer Leben ist wertvoll. #ausderklapse

Da mittlerweile das Frühstücksbuffet bereitstehen sollte, wechsle ich wieder in den Speisesaal. Mein Stammplatz ist nach wie vor frei. Nachdem ich mir eine Schale Müsli geholt habe, setze ich mich. Kaum habe ich Platz genommen, betritt Jochen den Speisesaal und dröhnt mit seinem lauten Organ ein »Guten Morgen!« in den Raum, das aus den Reihen der anderen Patienten eher verhalten beantwortet wird. Er geht zur Theke, schnappt sich Brot, Marmelade und Butter und gesellt sich zu uns an den Tisch. »Na? Schönes Wochenende gehabt?«

»Geht so«, erwidere ich, »war ziemlich öde.«

Er lacht. »Ach, meins war auch nicht besser, war ja das ganze Wochenende da.« Wie meist baumelt ein Ohrhörer um seinen Hals, einen Stöpsel hat er im Ohr. Die Musik läuft so laut, dass man den einen oder anderen Ton neben ihm sitzend noch hören kann.

»Weißt du, mich erwartet draußen ja nichts. Keine Familie, keine Partnerin, arbeitslos bin ich auch. Alles keine guten Voraussetzungen, die Belastungsprobe zu bestehen. Hier drin versteht man wenigstens, dass es mir nicht gut geht, und stellt keine blöden Fragen.«

Kann ich verstehen. »Bin gespannt, was die Woche so bringt.

Ich bin erst seit Donnerstag auf der Station und hab noch nicht viel vom Therapieprogramm mitbekommen.«

»Gleich geht es los, keine Sorge.« Er nickt mir zu. »Morgenkreis, da dürfen wir alle antreten zum Appell und Bericht erstatten, wie es uns nach dem Wochenende geht. Denk dran, wenn deine Stimmung unter fünf ist, kann es sein, dass man mit dir sprechen will.«

Nun bin ich neugierig. »Was meinst du mit unter fünf? Wer will dann mit mir sprechen?«

Jochen schiebt seinen noch halb vollen Teller von sich, dreht sich etwas zu mir und beginnt zu erklären: »Also, wir alle werden gefragt, wie das Wochenende so war, und sollen unsere Stimmung auf einer Skala von null bis zehn zuordnen. Fünf ist Durchschnitt, alles über sieben heißt, es geht mir sehr gut. Bei Werten unter fünf kann es sein, dass ein Arzt oder Pfleger nachfragt, was passiert ist, ob man was tun kann, so was halt.«

»Ach so«, seufze ich erleichtert. »Ich dachte, man wird dann zu irgendwas verdonnert.«

»Quatsch, wir sind zwar hier, um behandelt zu werden, aber das ist schließlich kein Straflager.« Damit widmet er sich wieder seinem Frühstück.

Da ich bereits fertig bin, bringe ich mein Geschirr wie nach jeder Mahlzeit zum Geschirrwagen, fülle meinen Kaffee neu auf und verziehe mich in den großen Aufenthaltsraum. Der erste Termin heute ist also die Morgenrunde. Vermutlich warte nicht nur ich, sondern der ganze Rest auf deren Beginn, denn langsam füllt sich die große Sitzecke mit Patienten.

Von dem Traum werde ich mit Sicherheit nicht erzählen, am besten, ich beschränke mich auf den Besuch der Familie am Nachmittag.

Kurz vor 7:40 Uhr werden noch ein paar Stühle zum Kreis hinzugefügt. Schließlich setzt sich Klaus zu uns.

Pünktlich beginnt er die Runde, indem er uns begrüßt: »Guten Morgen zu unserer Morgenrunde, wer möchte beginnen?«

Ein Patient, den ich noch nicht kennengelernt habe, hebt den Arm, sein Status ist sehr kurz. »Also, ich war am Wochenende zu Hause, soweit war das gut, ich hatte keine Probleme. Meine Stimmung liegt bei sechs bis sieben.« Mit den Worten »Jetzt du, Susanne« gibt er an seine Sitznachbarin weiter.

»Mir geht es auch gut«, konstatiert sie. »Nur habe ich heute ziemlich schlecht geschlafen.« Ach schau an, noch jemand. »Meine Stimmung liegt bei einer Sechs.« So geht das reihum, bis schließlich ich an der Reihe bin.

»Das Wochenende war okay, etwas langweilig, aber wenigstens hatte ich Besuch von meiner Frau und den Kindern.«

»Stimmt«, nickt Klaus. »Die Kinder haben ja sogar noch einen Kuchen abstauben können. War der denn gut?«

Ich nicke und schließe meinen Statusbericht dann mit einer durchschnittlichen Fünf ab.

Zum Abschluss liest Klaus die Liste der Hausdienste vor, denn auch wir Patienten haben Aufgaben zu erledigen. Von Blumengießen, Aschenbecherdienst, Terrassendienst, Küchendienst bis zu Recyclingdienst ist das eine Menge. Dann wird der Morgenkreis aufgelöst. Die Patientenschaft verteilt sich im Haus.

Nach der Runde kommt wieder eine Zeit ohne Termine für mich, bis um 9:15 Uhr die Pflegegruppe mit Konzentrationstraining ansteht. Ich kann mir darunter absolut nichts vorstellen und beschließe, es darauf ankommen zu lassen und mitzumachen, obwohl ich immer noch ein bisschen soziophob und froh bin, wenn man mich einfach in Ruhe lässt. Überhaupt fällt es mir unglaublich schwer, darüber nachzudenken, was auf mich zukommt, wie ich ohne die Medikamente die Depression je im Griff halten soll. Aber dennoch will ich weg von den Pillen.

Wer nicht depressiv ist, kann sich die wirbelnden düsteren Gedanken nicht im Ansatz vorstellen. Sie rauben jegliche Konzentration. Lebensfreude, Motivation und Talent werden durch den Schredder gejagt. Man verschwindet in einem Mahlstrom aus Versagen, Unzulänglichkeit und Wertlosigkeit. Und sich auf etwas zu konzentrieren fällt unglaublich schwer. Da helfen Tabletten, das Ganze etwas zu beruhigen und die Konzentration oder was davon übrig ist, wieder hervorzuholen.

Deshalb könnte, so denke ich, Konzentrationstraining ganz hilfreich sein, um den Gedankenstrudel wenigstens dann in den Griff zu kriegen, wenn es darauf ankommt. Um wieder ich selbst zu sein, nicht eine der vielen Tarnungen für die Außenwelt.

Was bin noch ich, was ist eine von den vielen Fassaden, die ich vorspielen musste, um dem Weltbild anderer gerecht zu werden? Was war das für ein Uwe, von dem meine Frau erzählt, er wäre an jenem Tag mit dem verhängnisvollen Jahresgespräch verschwunden und seitdem nur noch sporadisch aufgetaucht? Kann ich mich an den Uwe überhaupt noch erinnern? Wie lang ist der Weg zu ihm? Nicht in Kilometern, sondern in Tagen, Tablettendosierungen, Therapiegesprächen.

Der Arzt auf der Geschlossenen sagte mir, ich würde auch nach meinem stationären Aufenthalt hier weiterhin therapeutische Betreuung brauchen. Wie lange? Muss ich etwa mein ganzes Leben lang zum Psychodoc rennen, damit ich nicht wieder austicke? Nein, oder? Wenn ich schon weggesperrt und von der Außenwelt weitestgehend abgeschnitten bin, dann soll das Ganze auch einen Sinn haben. Dann werde ich verdammt noch mal die Depression in ihre Schranken weisen, genug Ruhe und Abgeschiedenheit habe ich hier schließlich. Dass ich ziemlich isoliert bin, merke ich auch, als ich in einem Newsticker auf meinem Smartphone von Karnevalsumzügen lese. Richtig. Karneval, auch so ein Ding, das ich nicht verstehe, bei dem ich nicht mitmachen will, aber oft genug mitgemacht habe, den Kindern zuliebe, den Freunden zuliebe.

Überhaupt, was habe ich für mich gemacht? Habe ich etwa mein ganzes Leben nach anderen ausgerichtet? Mir kommen die Worte meiner Therapeutin in den Sinn über den »kleinen Uwe«, der gerne dabei sein möchte, aber nie dabei sein darf. Der ab der fünften Klasse mit seiner pflegebedürftigen Großmutter große Teile des Tages alleine war, weil seine Mutter zum kranken Vater in die Klinik fuhr. Der viele Dinge nicht kennengelernt hat, die für andere so selbstverständlich sind. Der vor allem eines nicht besitzt: Urvertrauen.

Immer bin ich misstrauisch; wenn etwas Wichtiges erledigt werden soll, mache ich es am liebsten selbst. Eigentlich vertraue ich niemandem. Selbst meiner Frau vertraue ich nur bis zu dem Punkt, an dem die Depression mich wieder schwach werden lässt, mir Szenarien vorgaukelt, dass es ihr irgendwann reicht, dass sie mich hier versauern lässt. Wirklich grundlegend vertraut habe ich in meinem ganzen Leben niemandem. Schon gar nicht meinen Eltern. Gott, was für ein Klischee, dass es wieder die Eltern sind und die eigene Kindheit, aber vielleicht ist es wirklich so. Vielleicht sollte ich versuchen, etwas tiefer zu graben, etwas genauer hinzusehen, um herauszufinden, wann genau die Depression begonnen hat. Oder vielleicht sollte ich noch ein paar Ladungen Erde draufpacken und das Ganze auf sich beruhen lassen. Ich habe irgendwie das ungute Gefühl, dass ich so einiges von meiner Kindheit absichtlich vergessen habe.

Angesichts all dieser Grübeleien verpasse ich fast das Konzentrationstraining. Dafür muss ich wieder in den zweiten

Stock, wo direkt gegenüber der Treppe ein weiterer Aufenthaltsraum für die Patienten existiert. Hier gibt es einige Bücherregale mit einem breiten Mix an Literatur und eine braune Couchgarnitur. Alles nicht wirklich modern, aber wenigstens gemütlich. Da der Raum sich unterm Dach befindet, hat er eine Dachschräge, in die zwei Fenster eingelassen sind. Auf der rechten Seite steht eines dieser unsäglichen Fitnessräder, denen ich als begeisterter Alltagsradler noch nie auch nur das Geringste abgewinnen konnte. Daneben befindet sich ein längerer Tisch mit einigen Stühlen.

Susanne ist bereits da und ein weiterer Patient, der sich mir als Ulrich vorstellt. Er ist etwas korpulent, hat leicht angegraute dunkelbraune Haare und einen Schnäuzer. Wie fast alle hier trägt er Jeans und ein Hemd. Susanne und Ulrich haben es sich in der Couchgarnitur gemütlich gemacht. Ich geselle mich zu ihnen. Schließlich kommen noch Tabea und Marco dazu. Während wir auf den Beginn der Therapiestunde Konzentration warten, üben wir uns in Smalltalk, etwas, das vielen depressiven Menschen nicht zu eigen ist. Tiefe Gespräche, interessante Themen, komplexe Probleme ja, können wir, wollen wir. Aber einfacher Smalltalk zur Unterhaltung, da sind wir alle nicht wirklich fit. Lieber schweigen wir dann oder versuchen uns so unsichtbar wie möglich zu machen. Wenn für einen Film eine möglichst authentische Statistengruppe für ein überfülltes Wartezimmer beim Arzt gesucht würde, es würde reichen, einen Haufen von uns Bekloppten in den Raum zu setzen. So still wäre der Raum nicht mal ohne Wartende wie mit uns. Eine fallende Stecknadel würde dröhnen.

Es ist Johann, der heute die Konzentrationsübungen mit uns macht. Er hat einen Stapel Blätter dabei sowie einige Stifte.

»Hm, ich glaube, in der Couchgarnitur dürfte das mit dem Schreiben schwerfallen.« Er bedeutet uns, sich zu ihm an den großen Tisch zu gesellen. Dort breitet er mehrere Stapel Blätter aus. »Das hier«, er tippt mit dem Zeigefinger auf einen der Stapel, »kennt der eine oder andere vielleicht schon. Konzentrationsübungen sind eigentlich nichts weiter als Rätselspiele. Heute habe ich Sudoku-Aufgaben dabei und ein paar Wortfinderätsel.«

Man sieht den einen oder anderen ungläubigen Blick. Auch Johann scheint bemerkt zu haben, dass er bei uns mit »ein paar Rätseln« keine Begeisterungsstürme weckt.

»Gerade wenn man in einer Depression steckt, hat man oft Probleme mit der Konzentration«, erklärt er uns. »Dann ist es wichtig, Konzentrationsfähigkeit und Gedächtnisleistung durch Training fit zu halten.«

Ob dafür Sudoku und Wortfindespiele das Richtige sind, wage ich zu bezweifeln. Aber mitgegangen, mitgefangen. Also mache ich mit beim fröhlichen Rätselraten.

Verrückterweise wollen mir die genauen Sudokuregeln nicht mehr einfallen. Doch mein depressives und ängstliches Ich wagt zunächst nicht, nach den Regeln zu fragen, hatte ich doch ganz zu Beginn aus der alten Motivation heraus, ich dürfe ja keine Fehler machen, so getan, als wüsste ich Bescheid. Wie blöd sähe das denn aus, wenn ich zuerst mit meinem Können angebe, aber dann bei so was Simplem wie Sudokuregeln glatt versage. Irgendwann frage ich doch nach. Welch eine Überraschung, keiner lacht, keiner lästert.

Hätte ich mir eigentlich denken können, hier sitzen wir alle in einem Boot und kennen die Probleme und Unzulänglichkeiten der anderen. Die Klinik ist unser geschützter Bereich, in dem wir nach unseren Regeln empfinden dürfen. Kein geistiger Fußtritt von denen, die sich für besser halten, keine Probleme mit Normen und Ritualen, die manchmal so lächerlich und verrückt sind, dass sich jede Faser meines Körpers dagegen sträubt, ihnen zu folgen.

Aber dann ist da immer diese Angst vor Ablehnung. Man spielt doch mit. Weil eben die Alternative Alleinsein wäre. Das ist fast noch schmerzvoller, als die alltäglichen Dummheiten mitzumachen. Insbesondere im Beruf, wo es ja nie etwas Negatives gibt, alles schöngeredet wird und Fehler nur die anderen machen.

Ich habe es immer wieder geschafft, in meinen depressiven Phasen nach außen hin leistungsfähig, konzentriert zu sein. Aber innerlich hat das doppelt die Kraft geraubt. Je optimistischer und positiver ich nach außen gewirkt habe, umso mehr habe ich innerlich gelitten.

»So, alle fertig?«, unterbricht Johann meine Gedankengänge. Mist, da habe ich doch selbst den Beweis für die Notwendigkeit dieser Therapiestunde geliefert. War komplett woanders mit den Gedanken. Trotzdem habe ich alle Sudoku-Rätsel bis auf eines fertigbekommen.

»Jetzt probieren wir was anderes. Hier ist ein Buchstabenquadrat, in dem Wörter versteckt sind. Welche das sind, ist neben dem Rätsel aufgelistet. Die Worte können vorwärts wie rückwarts und auch diagonal versteckt sein. Alles verstanden?« Er blickt uns fragend an.

Die Runde nickt stumm. »Dann los.« Johann rätselt mit, und nach weiteren 20 Minuten sind wir alle auch damit durch, und die Konzentrationsstunde ist zu Ende.

Auf dem Weg hinunter ins Erdgeschoss spricht Tabea aus, was wir wohl alle denken: »Also, das war ja ganz spaßig. Aber wie mir das weiterhelfen soll, versteh ich nicht ganz. Solche Spiele bekomme ich auch in der tiefsten Phase meiner Depression hin, da brauch ich keine Therapie dafür. Mein Konzentrationsproblem sind die negativen, angstvollen Gedanken.«

»Genau.« Dem kann ich nur zustimmen. »Ich kann mich

schon konzentrieren, aber halt meistens auf meine Symptome, meine Panik, nicht auf die Situation oder Aufgabe.«

»Ich glaub, ihr seht das zu eng«, interveniert Marco von weiter oben. »Wir alle denken doch viel zu viel nach über all das Schlimme, was passieren kann, wie bedrohlich, gefährlich und gegen uns diese Welt doch ist. Da ist es ganz gut, sich mit so was abzulenken, damit der kreisende Verstand zur Ruhe kommt. Denn wenn ihr ehrlich seid, ist zu wenig nachdenken bestimmt keines unserer Probleme. Aber zu viel nachdenken schon.«

»Ich muss zur Sprechstunde«, sage ich und klinke mich aus dem Zug der Therapierten aus. Während der Rest sich im Erdgeschoss verteilt, gehe ich kurz aufs Zimmer, um meine Unterlagen vom Konzentrationstraining dort zu lassen und mir ein paar Lakritze zu holen. Dann geht es zurück in den zweiten Stock. Direkt neben der Treppe gibt es eine kleine Sitzecke mit drei Stühlen und einem Tischchen, auf dem sich die üblichen Magazine versammeln. Die Stühle scheinen aus demselben Kontingent wie die im großen Aufenthaltsraum zu stammen. Brauner Bezug, Streifenmuster und ein Design, das vor zwanzig Jahren mal modern war. An der Wand hängen ein paar Plakate mit Tipps zum Entspannen und Stressabbau. An der Wand gegenüber befindet sich eine große Pinnwand. Prospekte aus der Umgebung, Tipps für Selbsthilfegruppen und sonstige Informationen der Klinik hängen hier in einer ähnlichen Zusammenstellung wie im Erdgeschoss. Auch die aktuelle Visitenliste des Stationsarztes ist dabei.

Ein Platz ist bereits besetzt, und als ich mich mit »Hallo, ich bin der Uwe« vorstelle, kommt ein eher schüchternes: »Ich heiße Elke.«

»Wartest du schon lange?«, frage ich in dem Versuch, das Gespräch am Laufen zu halten.

»Nein, bin die Zweite, Tabea war vor mir.« Ich schaue kurz auf die Uhr meines Smartphones. Fünfzehn Minuten nach zehn. »Wie lange dauert denn die Visite normalerweise?«, frage ich.

»Also, meist so zehn bis fünfzehn Minuten. Die Oberärztin, eine Frau Doktor Obertor, ist sogar noch schneller, da sind es in der Regel gerade mal fünf Minuten.«

»Du übertreibst. Was will man denn in fünf Minuten besprechen?«

Elke lächelt schief. »Na, wie geht es Ihnen, irgendwelche Suizidgedanken, Medikamente soweit in Ordnung, auf Wiedersehen. Du kannst den Text im Geiste beinahe mitsprechen. Nur wenn du besonders negativ aufgefallen bist, weil du sehr suizidal wirkst oder dich gegen die Medikation wehrst, kann es mal länger dauern. Ist aber eher die Ausnahme, da Frau Obertor die Tendenz hat, jeden Widerspenstigen wieder auf die T5 zu verlegen.«

Das klingt gar nicht gut. Plötzlich sehe ich mich wieder das Kuckucksnest überfliegen.

»Wieso sind alle so kurz angebunden?«, frage ich Elke.

»Das gleiche Problem wie überall. Sparzwang und zu viel Stress. Die haben schlicht zu wenig Ärzte, und sie finden niemanden trotz intensiver Suche. Selbst an Pflegepersonal mangelt es, obwohl ich sagen muss, unsere Pflegetruppe macht hier echt eine klasse Arbeit. Bin froh, auf der T37 gelandet zu sein.«

»Aber das hilft uns dann doch gar nicht.« In meinen Armen spüre ich wieder dieses unangenehme Panikkribbeln.

»So wild ist das eigentlich auch wieder nicht. Erstens wird sich um akute Notfälle immer gekümmert. Deshalb kann es durchaus auch mal sein, dass sich die Visite massiv verzögert. Zweitens wirst du hier hauptsächlich medikamentös eingestellt. Du wirst nicht als geheilt entlassen, sondern als stabilisiert. Da braucht es dann noch einen Therapeuten oder Psychologen hinterher. Viele wechseln von hier in die Tagesklinik.«

Die Tagesklinik kenne ich, da war ich selbst schon vorstellig. Aber bislang dachte ich, die Tagesklinik wäre das Gleiche wie die stationäre Klinik, nur ohne Übernachtung.

Tabea kommt den Flur entlang, schaut kurz in unsere Ecke und sagt zu Elke gewandt: »Kannst schon mal nach hinten, er holt dich dann rein.«

Ich blicke den Gang hinunter, da steht ein einzelner Stuhl. Also ist das hier eher das Vorzimmer. Dort hinten sitzt man, wenn man gleich drankommt. Elke steht auf, setzt sich auf ebendiesen Stuhl. Derweil ist Susanne dazugestoßen, und auch Marco setzt sich nach einem kurzen Blick auf die Visitenliste zu uns.

»Liegen wir noch im Plan?«, fragt Susanne, und Marco nickt. »Bislang läuft es, wir sind aber auch die ersten fünf.«

Kurze Zeit später verschwindet Elke Richtung Arztzimmer, und Marco meint zu mir gewandt: »So, kannst schon aufrücken, wenn du willst, wird eh nicht lange dauern.« Also wechsle jetzt auch ich vom Wartezimmer zum Wartestuhl. Dort in der Ecke steht ein niedriger weißer Tisch, wie man ihn bei Couchgarnituren findet. Darauf steht ein Strauß, der aus Kunstblumen gemacht zu sein scheint.

Das Stationsarztzimmer befindet sich am Ende des Flurs auf der linken Seite. Blickt man den Flur von unserer Sitzgruppe aus entlang, sieht man auf die Tür der Pflegeleitung. »Alexander Hahn« lese ich. Es gibt also noch einen Pfleger auf Station, den ich bislang nicht kennengelernt habe. Die restlichen Türen führen zu den Patientenzimmern. Auch hier oben herrscht Weiß an den Wänden vor, dennoch ist die Atmosphäre alles andere als steril. Fast erwartet man ganze Schulklassen, die aus den Zimmern strömen, um auf irgendeinen Ausflug oder eine

Wanderung zu gehen. Der Eindruck einer Jugendherberge lässt sich auch hier nicht leugnen.

Die Tür geht auf, und Elke erscheint. »Warte kurz, Dr. Meier holt dich, wenn er so weit ist«, sagt sie und verschwindet Richtung Treppenhaus. Es vergehen keine fünf Minuten, bis sich die Tür wieder öffnet und Dr. Meier mich zu sich bittet.

»Nehmen Sie Platz, Herr Hauck, wie geht es Ihnen?«

Manche Floskeln sind universell, so auch meine Antwort. »Soweit gut. Nein, ich habe keine Selbstmordgedanken mehr.« Hätte er ja sowieso als Nächstes gefragt.

»Gut.« Dr. Meier blättert in irgendwelchen Unterlagen, vermutlich über mich.

»Wie ich sehe, wurde das Tavor am Wochenende versuchsweise reduziert. Gab es deshalb irgendwelche Probleme? Angstzustände, schlechtes Schlafen?«

Wieder kann ich verneinen. »Sehr schön, sehr schön.« Er macht sich Notizen. »Und, welche Therapien haben Sie belegt?«

»Maltherapie, Beschäftigungstherapie, Nordic Walking und das, was hier im Haus angeboten wird, Pflegegruppe und Entspannungsübungen.«

Er nickt. »Sehr viel mehr sollte es auch nicht sein, Sie sollen ja auch noch Zeit für Gespräche mit Ihren Mitpatienten haben. Wie ich gehört habe, hatten Sie am Wochenende Besuch von der Familie. Hat der Zwetschgenkuchen geschmeckt?«

War ja klar, dass der das weiß. »Ja, aber nur die Jungs wollten einen.«

»Schön. Sonst irgendwelche Kontakte, zum Beispiel ins Büro?«

Ohne groß nachzudenken, antworte ich: »Ja«, bereue es aber gleich wieder, als ich sehe, wie sich Meiers Stirn in Falten legt. Beschwichtigend ergänze ich: »War aber nur eine Kollegin, die fast so etwas wie eine Freundin ist und die mich auch damals gefunden hat.«

Dr. Meier nickt. »Wichtig ist, dass Sie hier zur Ruhe kommen und nicht noch mit Themen aus dem beruflichen Umfeld belastet werden. Gut, dann wären wir durch. Oh, vergessen Sie nicht die Oberarztvisite morgen, die ist verpflichtend.«

Damit steht der Arzt auf, ich tue es ihm gleich. Nach einem Händeschütteln geleitet er mich zur Tür. Auf dem Stuhl, auf dem ich vorhin gewartet habe, sitzt jetzt Susanne. Sie nickt mir zu und reibt die Hände aneinander, als wolle sie sich waschen.

Ein Blick auf die Uhr meines Smartphones bestätigt mir: Ja, tatsächlich, es waren knapp acht Minuten, also wirklich ein Schnelldurchlauf. Bis zum Mittagessen vertreibe ich mir die Zeit mit dem Lesen und Absetzen einiger Tweets.

@bicyclist Auch wenn ihr mir nicht glaubt, auch twittern ist für mich ein Hilfsmittel aus der Depression. #ausderklapse

Vor dem Essen lerne ich Walter an der Tee- und Kaffeebar kennen – so nenne zumindest ich den Schrank mit den vielen Kannen. Relativ ungefragt erzähle ich ihm, warum ich da bin, im Prinzip aus den gleichen Gründen wie er, Depression, Suizidversuch.

»Da hast du aber ganz schön danebengeschnitten«, meint Walter mit Blick auf die lange Narbe an meiner rechten Hand. Die Narben links sind schon nicht mehr sichtbar, da war ich von den Schlaftabletten viel zu sediert, um noch irgendwas auf die Reihe zu kriegen.

»Hast recht«, stimme ich Walter zu. »Aber da ist auch einiges nicht so gelaufen wie ich geplant hatte. Zum Glück, muss ich rückblickend sagen.«

»Das glaube ich dir aufs Wort.« Walter nickt. Als wollte ich mich für den Misserfolg entschuldigen, sage ich: »Hätte ich nicht den Abschiedsbrief vergessen und dann mit meiner Frau noch über WhatsApp kommuniziert, wäre ich wahrscheinlich noch wach genug gewesen, um es richtig zu machen.«

»Na, dann sei mal froh, dass du vergesslich warst.«

Vergesslich. Moment, da war doch was. Schlagartig erinnere ich mich an die Klingen in meiner Hosentasche. Besser, die sind weg, bevor ich wieder in einem Anfall von Depristimmung eine Dummheit begehe.

»Ich muss kurz noch was erledigen«, sage ich zu Walter und eile zum Pflegerzimmer. Dort werkelt Klaus gerade an irgendwelchen Tabellen herum.

»Äh, ich hab da was gefunden, das wollte ich abgeben«, druckse ich rum und lege die Schachtel mit Rasierklingen auf den Tresen. »Müssen die bei der Durchsuchung auf der Geschlossenen wohl übersehen haben. Bitte, könnten Sie das entsorgen.«

Klaus nickt, völlig entspannt. »Klar, wir wollen ja nicht, dass noch ein Unfall passiert.«

Erleichtert verlasse ich den Pflegeraum. Eine Sorge und Angst weniger, eine Sicherheit mehr. Ich hätte eigentlich einen therapeutischen Großalarm mit Oberärztin, stündlicher Überwachung und Beruhigungsmitteln erwartet.

Jetzt schnell in den Speisesaal. Geduldig warte ich auf mein Essen. Nach Abheben des Deckels auf meinem Tablett stelle ich fest: Cevapcici mit Pilzcremesuppe und ein Schokoladenpudding. Ein Drei-Gänge-Menü für uns Bekloppte.

Da ich heute Nachmittag keine weiteren Termine habe, lege ich mich nach dem Essen aufs Bett und lasse die Gedanken arbeiten. Fast den ganzen Nachmittag verbringe ich auf dem Zimmer. Niemanden sehen. Nicht reden müssen. Allein zu sein war für mich noch nie das große Problem.

Nach dem Abendessen bleibe ich wie so oft im großen Aufenthaltsraum sitzen, wo die überwiegende Mehrzahl meiner Mitpatienten »Wer wird Millionär?« ansieht. So gar nicht mein Programm, aber nach den Grübeleien am Nachmittag brauche ich etwas Seichtes zum Abschalten. So viel gelacht habe ich seit meiner Einlieferung nicht wie an diesem Abend. Echtes Lachen. Nicht dieses Schauspiel, das man als Depressiver aufführt, um ja nicht aufzufallen, wenn im Innern die Seele von tiefschwarzen Gedanken erfüllt ist.

Als ich schon im Bett liege, sehe ich auf meinem Smartphone, dass auch mein Chef eine E-Mail geschickt hat. Er schreibt, er freue sich, dass ich in so guten Händen sei. Ich solle mir alle Zeit der Welt lassen, um wieder richtig gesund zu werden. Was bleibt mir auch anderes übrig? Noch mal will ich das Ganze sicher nicht erleben.

Der Dienstag beginnt mit der Oberarztvisite, die nach dem gleichen Ritual und im selben Raum wie die Stationsarztvisite stattfindet. Wieder versammeln wir uns in der Warteecke und werden dann der Reihe nach aufgerufen. Dieses Mal bin ich als Sechster dran. Ich betrete das Zimmer, in dem sich heute eine ganze Prüfungskommission befindet.

Die Oberärztin Frau Dr. Obertor wirkt sympathisch mit ihrer ruhigen Stimme, den dunklen Haaren und dem typischen Habitus einer Ärztin. Als Beisitzer hat sie zwei unserer Pfleger, was mich kurz an mein Gespräch im Büro denken lässt, das für mich dank meiner Depression eher den Charakter eines Tribunals hatte. War natürlich damals wie auch heute Quatsch, aber die Depression hat eben ihre eigene perfide Logik. Erst im Lauf der Zeit werde ich merken, dass Dr. Obertor nicht wirklich so sympathisch ist, wie mir der erste Eindruck vorgaukelt.

»So, Herr Hauck, wie geht es Ihnen?«

Würde ich für immer wieder gestellte Fragen einen Preis bekommen, hier könnte ich reich werden.

»Gut so weit, meine Therapien beginnen ja erst.«

Sie blättert in den Unterlagen. »Richtig, die Reduzierung des Tavor haben Sie gut vertragen, sehe ich hier.«

Aha, denke ich bei mir, die Notizen von Dr. Meier gestern. Immerhin werde ich also nicht alles wiederholen müssen.

»Suizidale Gedanken.«

»Habe ich keine.«

Wieder nickt Dr. Obertor. »Gut, dann werden wir die Dosis noch mal reduzieren. Je schneller wir vom Tavor wegkommen, umso besser.« Wen sie mit »wir« meint, verrät sie nicht, ich nehme es als das ärztliche Wir, die Klammer, die Arzt und Patient sowie Pfleger einschließt. Erinnert mich sehr an die Wir-Form, die früher für Adlige und Würdenträger verwendet wurde. In gewisser Form sind die Oberärzte hier ja schon die Würdenträger. Sie sind jene, die über die Medikamentendosis Gericht halten und entscheiden, wer bereits normal genug für eine offene Station ist und wer besser noch unter strenger Kontrolle bleibt.

Mit der Reduzierung der Tavor-Dosis ist für mich die Visite beendet. Ich verlasse das Büro und winke den Nächsten heran.

Dank der kurzen Visite schaffe ich rechtzeitig meinen zweiten Termin, die Anmeldung zur Beschäftigungstherapie, zu der ich zusammen mit einer Mitpatientin gehe, die mit ihrem eleganten Kleidungsstil irgendwie nicht so richtig ins Bild der typischen Patienten passt. Sie stellt sich als Veronica vor, ist aber sehr einsilbig, weshalb ich nicht weiter auf ein Gespräch dränge.

Der Weg zur Anmeldung für die Beschäftigungstherapie ist nicht weit. Wir müssen nur die kleine Zufahrtsstraße und den Besucherparkplatz überqueren. Dann stehen wir vor mehreren

Flachdachbauten, funktional, kalt, moderne und ebenso langweilige Architektur. Eine Treppe führt zum Eingang, vor der Tür haben sich einige Patienten versammelt, die im Freien eine Zigarette rauchen.

Auf dem Rasenstück neben dem Eingang sind Bastelarbeiten ausgestellt. Sehr kunstvoll geschwungene, bemalte Vogelhäuser und Skulpturen flankieren die Treppe, die zur Werkstatt führt.

Man betritt die Werkstatt durch eine zweite Schwingtür, sodass zwischen Eingang und Werkstatt eine Schleuse entsteht.

Meine Begleitung und ich müssen uns in einem Büro melden, das vom großen Werkstattbereich durch eine Front aus Glasfenstern abgetrennt ist. Die Mitarbeiterin ist sehr nett, nimmt unsere Daten auf und meint dann: »Sobald ein Platz frei ist, wird man Sie informieren. Sie können aber gerne schon mal die Werkstatt besichtigen, um sich ein Bild zu machen.«

Das Angebot nehme ich dankend an und schaue mich ein wenig um. Es gibt zwei Bereiche mit jeweils nahezu der gleichen Ausstattung. In der Mitte des Raums stehen die Arbeitstische, an den Wänden sind Haken, Bretter und Schränke montiert, in denen sich halbfertige Flechtkörbe, Holzsägearbeiten und verschiedene Materialien wie Farben, Pinsel und Schablonen stapeln. Im Eingangsbereich steht ein kleiner Tisch mit einem braunen Holzhasen mit weißen Pfoten und einem rosa Bauch, einigen Flechtkörben und mehr oder minder gelungenen Bildern. Überall sieht man Beispiele für die Dinge, die man hier herstellen kann. Als ich die Körbe sehe, muss ich unwillkürlich an meinen Vater denken, der damals in der Reha genau das gemacht hat: Körbe flechten. In meiner alten Wohnung hängt immer noch ein Lampenschirm in der Flechttechnik, die hier hauptsächlich für Körbe Verwendung findet. Vielleicht sollte ich zu Hause anrufen und fragen, ob es Bedarf an Körben gibt?

Nachdem wir die Werkstatt ausgiebig besichtigt haben, kehren Veronica und ich zurück auf die Station. Laut meinem Therapieplan ist es allerhöchste Zeit, denn die Entspannungsübungen sollen um Viertel nach eins beginnen. Es ist mittlerweile fast ein Uhr.

Schnell noch ins Zimmer, Jacke und Schuhe dort lassen. Für die Station habe ich diese furchtbaren, aber pragmatisch praktischen Badelatschenhausschuhe. Als ich mich dem Flur zuwende, schließen sich mir Tobias, Walter, Ulrich und Sabine an.

Der Gruppenraum ist im Gegensatz zu dem im zweiten Stock relativ leer. Lediglich ein Tisch mit einem CD-Player und ein Stuhlkreis finden sich dort. An den Wänden hängen einige Bilder, das eine oder andere scheint in der Maltherapie entstanden zu sein. Einer von diesen asiatischen Gongs steht in einer Ecke des Raums.

Wir nehmen auf den Stühlen Platz, noch haben wir fünf Minuten Zeit, bis die Entspannungsübungen beginnen sollen.

Die Tür geht auf. Michael und die junge Pflegerin betreten den Raum, kurz darauf folgt noch Susanne.

»Hallo zusammen, schön, dass wir heute eine größere Gruppe sind«, begrüßt uns Michael. »Carmen ist mit dabei, sie will die Entspannungsübungen kennenlernen. Da, wie ich sehe, einige das erste Mal dabei sind, erkläre ich kurz, wie das Ganze abläuft und nach welchen Spielregeln wir hier arbeiten.« Dabei hebt er eines der mitgebrachten Blätter hoch. »Was wir hier machen, nennt sich progressive Muskelentspannung. Das heißt, wir spannen bestimmte Muskeln im Körper erst an, um sie dann wieder zu entspannen. Dazu werde ich entsprechende Anweisungen geben. Wer Probleme hat oder merkt, dass er nicht entspannen kann, kann still sitzen bleiben oder ebenso still den Raum verlassen.« Er blickt in die Runde. »Zum Schluss gibt es noch einige Minuten, die dazu da sind, ruhig und entspannt der Musik zu lauschen. Wenn wir fertig sind, gebe ich wieder ein Signal. Gibt es soweit noch Fragen?«

Die Runde hat keine, also beginnen wir mit der Übung. Wie die meisten schließe ich die Augen, versuche, den Anweisungen zu folgen. Aber es fällt schwer, loszulassen, ich merke sofort dieses unruhige Kribbeln, wenn ich in eine Entspannungsphase eintreten soll. Meine Gedanken werden nicht ruhiger, im Gegenteil. Heute kommt Sibylle mit Barbara, dieser Besuch ist so präsent in meinem Kopf, dass er mich nicht zur Ruhe kommen lässt. Gefühlt dauert die Übung eine Ewigkeit. Heimlich blinzle ich in die Runde, um zu sehen, wer noch Probleme hat. Nur Ulrich scheint sich auch nicht konzentrieren zu können, er blickt zu mir, zieht die Augenbrauen hoch. Ich ziehe kurz eine Grimasse, die »Tja, klappt heute wohl nicht« ausdrücken soll. Die ganze Sitzung dauert eine halbe Stunde. Ich bin froh, als sie vorbei ist. Seltsam, zu Hause fällt mir die Meditation nicht so schwer, warum also hier? Andererseits habe ich schon lange nicht mehr meditiert. Nur allen, die mir zu Entspannungsübungen raten wollten, habe ich vorgegaukelt, das schon seit Jahren regelmäßig zu tun. Um meine Ruhe zu haben.

BESUCHE

@bicyclist Sonntag in der Klapse. Viel Sonne getankt, tollen Besuch von meiner Frau bekommen, jetzt chillen. Life can be good. #ausderklapse

Besuchszeit beim Bekloppten, gleich kommen Sibylle und Barbara. Als es an der Zeit für ihre Ankunft ist, stehe ich mit einer Tasse noch heißen Fencheltees ungeduldig am Fenster und hoffe auf den Anblick unseres Autos. Da, der schwarze Bus, durch die schlechte Witterung der letzten Zeit eher grau geworden vom Straßenschmutz, biegt um die Ecke. Schnell lasse ich den Vorhang zurückfallen, stelle den Tee auf den Tisch und werfe mich aufs Bett. Ich will nicht, dass sie allzu viel von meiner Ungeduld bemerken.

Schon Barbaras strahlendes Lächeln und die herzliche Umarmung lassen mich alle Sorgen bezüglich Tränen oder Vorwürfen vergessen.

»Mensch Uwe, ich bin so froh, dich zu sehen.« Barbara tritt einen Schritt zurück, sie mustert mich von oben bis unten. »Scheint dir wirklich wieder besser zu gehen.«

Ich lache: »Na, hier bin ich ja unter guter Bewachung. Nein, im Ernst, es geht mir besser, auch wenn ich noch viel aufzuarbeiten habe. Aber was anderes. Magst du erzählen, was du damals erlebt hast, oder ist das zu schwer? Mir fehlen von der ganzen Geschichte volle zwölf Stunden.«

»Nein, schon in Ordnung«, beruhigt sie mich. »Also, als Sibylle ins Büro gekommen ist und sozusagen Alarm ausgelöst hat, ist das ganze Team losgezogen, um dich zu suchen. Ich weiß nicht mehr, wer Sibylle gefragt hat, wo wir suchen sollen …«

Sibylle ergänzt: »Der Sicherheitsdienst.«

»Ah ja, aber dann hat sie gesagt: Toiletten, Treppenhäuser, der Turm. Also bin ich losgezogen und mit dem Aufzug zum Turm hochgefahren. Ich hab gebetet, dass wir nicht zu spät kommen. Glücklicherweise habe ich dich dann gefunden.«

Ich muss mich konzentrieren, um meine Emotionen unter Kontrolle zu halten. »Dann hab ich dich also gehört? Ich habe nur so einen Satz in Erinnerung, so etwas wie: ›Uwe, bleib bei uns.‹«

»Ja, das war dann wohl ich.« Barbara nickt. »Aber egal, das ist Vergangenheit, jetzt heißt es nach vorne schauen und das Beste daraus machen. Ich soll dich natürlich vom ganzen Team grüßen. Aber jetzt erzähl mal, wie geht es dir so, was passiert hier, was machst du den ganzen Tag?«

Ich erzähle ihr von den Entspannungsübungen, der geschlossenen Station, von den Visiten und Gesprächsrunden. Wir reden und reden, viel Gelächter, man kommt sich fast vor wie an einem jener Abende auf Klassenfahrt, längst nicht müde und mit viel Mitteilungsbedarf.

Als Sibylle und Barbara schließlich gehen, bin ich so guter Laune, dass ich es sogar schaffe, mich an einen der Tische im Speisesaal zu setzen und etwas Smalltalk mit meinen Mitpatienten zu führen. Auch hier mit viel heilsamem und die Seele aufladendem Gelächter. Was für ein Tag. Er fühlte sich fast so an, wie es, ja wann?, vor einem Jahr, wohl eher vor zwölf Jahren war.

Ich habe eine Aufgabe an meine Frau und meine Kinder mitgegeben. Beschreiben, was sie an ihrem Papa vermissen, was schon mal da war oder da sein sollte für einen guten

Papa und Ehemann. Ich muss die verlorenen Puzzleteile des alten, des echten Uwe wiederfinden. Dazu werde ich jede Hilfestellung annehmen, die ich kriegen kann. Es ist schwer, herauszufinden, wer man wirklich ist, wenn man über Jahrzehnte ein Füllhorn an Masken für jede Gelegenheit parat hatte. Egal welcher Kontext, ich war brillant darin, der zu sein, der erwartet wurde. Dabei hätte es mir in all der Zeit viel besser getan, ich selbst zu sein. Eigentlich hätte ich einen guten Schauspieler abgegeben, wenn ich rückwirkend betrachte, wann ich der Welt und oft auch mir selbst etwas vorgespielt habe.

Und wenn ich ganz ehrlich zu mir bin, gab es eine Zeit, da habe ich mit der Idee kokettiert, Schauspielerei anzugehen. Ich glaube, das muss in der Oberstufe gewesen sein. Ich war damals im Schulchor und sogar bei einer Chorfahrt nach England zu unserer Partnerschule dabei. Die Auftritte fand ich ungeheuer aufregend und konnte gar nicht genug davon bekommen. Aber irgendwie hat mir der Mut gefehlt, das Ganze weiterzuverfolgen, aus einem Traum, der mit Risiken behaftet ist, eine neue Realität zu entwickeln. Wie bei so vielen Träumen, Ideen, Zielen. Eigentlich verwunderlich, dass ich dennoch das Studium absolviert und eine wundervolle Frau geheiratet habe, mit der ich drei tolle Kinder habe. Egal, es ist eine der wenigen schönen Erinnerungen aus der Schulzeit. Und zumindest habe ich mir erhalten, dass mir das Sprechen vor größeren Menschenmengen keine Probleme bereitet. Wenigstens ein Talent, das für mich nützlich geworden ist.

Alle, die wir hier auf der T37 sind, haben seelische Wunden davongetragen. Hinter jeder psychischen Erkrankung steckt ein Schicksal. Manche Lebensgeschichte ist weit erschütternder, als ich es mir im Moment ausmalen kann. Und alle haben wir es mit unserem schauspielerischen Talent oscarreif kaschiert. Vielleicht sollten wir mal über eine Stationstheatertruppe nachdenken.

Als ich nach dem Abendessen in den großen Aufenthaltsraum komme, ist fast die ganze Patientenschar versammelt, aufgeteilt in die Fernseh-Fraktion, die Spieler und jene, die sich mit Handarbeiten beschäftigen. Sabine sitzt in der Couchgarnitur und strickt, die anderen schauen Quizduell. Die beiden Minecraft-Fans sitzen in ihrer Ecke und spielen an ihren Notebooks. Versorgt haben sie sich mit Pizza von einem Bringdienst. Deshalb habe ich beide nicht im Speisesaal gesehen.

Nur Susanne sitzt an dem großen Tisch und schiebt lustlos den Stapel Uno-Karten hin und her. Ich geselle mich zu ihr.

»Bist du eigentlich schon lange auf der Station?«

Sie nickt. »Seit Dezember letzten Jahres.«

Susanne hat braune Haare, die ihr in leichten Locken fast auf die Schultern fallen, ihre braunen Augen sehen traurig aus, und sie wirkt in ihren Bewegungen nervös.

»Ist alles okay? Du wirkst irgendwie unruhig.«

»Ich hab befürchtet, dass man das bemerkt.« Sie streicht sich durchs Haar, holt Luft. Dann beginnt sie zu erklären: »Ich hab vorhin zu Hause angerufen. Da ist mir wieder bewusst geworden, wie schwer es noch für mich ist, dorthin zurückzugehen.«

»Wieso, ist es da so schlimm?«

»Nein, überhaupt nicht.« Sie schüttelt energisch den Kopf. »Aber da kommen wieder die Erinnerungen an früher hoch.«

»Magst du darüber reden?« Ich habe mich so lange mit mir selbst beschäftigt, dass ich darüber ganz die anderen Schicksale hier vergessen habe.

»Na ja, ist eine sehr private Sache, aber so viel sei gesagt, eine schöne Kindheit hatte ich nicht.«

Wieder eine Verbündete mehr, denke ich insgeheim. »Musst nicht erzählen, aber vielleicht tut es ja gut, drüber zu reden.«

Susanne lächelt zum ersten Mal. »Danke, hast recht, wir sollen ja auch miteinander reden, um voneinander zu lernen.« Sie setzt sich bequemer hin und beginnt: »Ich bin das jüngste von drei Kindern. Meine Eltern waren bei mir immer darauf bedacht, dass ich alles richtig mache, dass ich die Beste bin. Keine Ahnung, warum gerade ich. Aber wehe, ich hab was falsch gemacht. Dann gab es auch schon mal einen Klaps.« Beim Wort Klaps zeichnet sie Anführungsstriche in die Luft. »Mit der Zeit hab ich so viel Angst vor Fehlern bekommen, dass ich alles getan habe, um nur nicht negativ aufzufallen. Du kannst dir sicher vorstellen, was das für mich als Erwachsene bedeutet.«

Jetzt muss ich grinsen. »Na, dass wir uns die Hand reichen können. Du kannst nicht Nein sagen und bist eine Perfektionistin, stimmt's?«

»Treffer, versenkt. Das hat sich immer weiter verschärft, und jetzt sitz ich hier mit Depressionen und Angstzuständen.« Susanne zuckt mit den Schultern. »Obwohl ich bereits seit Dezember hier bin, hab ich nicht das Gefühl, irgendwie weiterzukommen. Das frustriert so dermaßen, ich kann es dir gar nicht beschreiben. Meist ist mir klar, wann ich Nein sagen sollte, aber ich schaffe es einfach nicht, weil ich viel zu viel Angst vor Ablehnung habe.«

Ich nicke. »Ob du es glaubst oder nicht, ich verstehe dich sehr gut. Abgelehnt zu werden ist sehr schmerzhaft und für uns mit unseren angeknacksten Seelen ganz besonders. Ich glaube, für viele von uns ist das Problem nicht, was wir tun sollten, sondern der Fakt, dass wir es in der akuten Situation nicht schaffen.«

»Ganz genau«, stimmt mir Susanne zu. »Ich könnte dir in jeder Situation sagen, was ich eigentlich hätte tun sollen. Aber dann springen wieder meine Automatismen an, und alles geht schief. Zum Beispiel, als ich eine Erkältung hatte und mein Chef von mir Überstunden wollte. Ich Idiot hab natürlich sofort zugestimmt und lag dann das ganze Wochenende krank im Bett.« Sie blickt mich an. »Hast du nicht auch manchmal das Gefühl, die eigentlich Verrückten sind die da draußen? Und wir hier drinnen haben uns ein paar Narben zu viel an dieser irren Welt geholt?«

»Absolut, die Verrückten rennen da draußen gänzlich untherapiert herum«, stimme ich ihr zu.

@bicyclist Vermutlich der einzige Unterschied zwischen uns Irren hier und euch Irren da draußen? Wir werden wenigstens behandelt. #ausderklapse

Während ich an diesem Abend auf die Müdigkeit warte, kreisen meine Gedanken um das Gespräch mit Susanne. Ob den Menschen, die ihr das angetan haben, bewusst war, was sie damit auslösen? Ich fürchte nicht.

Es ist Mittwoch und damit Tag der Hausversammlung. Zuvor steht für mich aber die Pflegegruppe auf dem Programm. Pflegegruppe, da habe ich Bilder von Massagebänken und Dampfsauna, von Hautcreme und Maniküre vor meinem inneren Auge. Na ja, ein bisschen anders ist es dann schon. Im Prinzip ist das Ganze nichts weiter als eine Gesprächsrunde, moderiert von einem der Pfleger, der auch ein Gesprächsthema vorgibt. Wir versammeln uns im Gruppenraum im zweiten Stock. Allerdings sind wir ein kläglicher Haufen. Neben mir sind nur Susanne, Elke und die junge Minecraft-Spielerin dabei. Mit ihren wuscheligen Haaren sieht sie aus, als sei sie gerade erst aufgestanden.

Die Gruppe wird von Alexander geleitet, der pünktlich um neun Uhr fünfzehn den Raum betritt, einen Stuhl nimmt und sich vor einer Flipchart postiert.

»Guten Morgen zusammen.«

Wir erwidern wie brave Schüler fast unisono: »Guten Morgen.«

»Laura, wie schön, dass Sie auch mal wieder dabei sind«, sagt er mit Blick auf den Wuschelkopf. »Heute soll es um Masken gehen, die jeder von uns trägt, und wann sie sinnvoll, wann eher hinderlich sind. Was glauben Sie: kann man ganz ohne Masken leben?«

Es ist Laura, die antwortet: »Vielleicht, aber dann wird das Leben noch schwerer. Wenn ich nicht so bin, wie meine Freunde, mein Chef es von mir erwarten, dann gibt es auf die eine oder andere Art Ärger. Hab schon oft genug eine aufs Maul gekriegt, mittlerweile halt ich meistens lieber die Klappe.«

Jetzt steigt Elke mit ein. »Manchmal ist es einfach angenehmer, eine Maske aufzuhaben. Dann hat man seine Ruhe und kann insgeheim über sein Gegenüber denken, was man will.«

Ich ergänze: »Ich habe mit der Zeit immer mehr Masken aufgehabt, weil ich mit meinen Interessen und Ansichten unangenehm aufgefallen bin. Wenn man als Pubertierender lieber klassische Musik hört und sich mit dem Computer abgibt, ist man nicht sehr normenkonform. Aber ich weiß nicht, ob Masken überhaupt gut sind. Schließlich«, damit blicke ich in die Runde, »sind wir alle letztlich hier, weil wir vor lauter Masken unsere eigenen Wünsche und Bedürfnisse vergessen haben. Wir haben nur noch für andere funktioniert und nicht mehr für uns selbst.«

»Aber Masken können auch sehr hilfreich sein. Zum Beispiel, wenn ich etwas Bestimmtes erreichen will. Mal ehrlich, ganz ohne Schauspielerei geht es im Leben doch nicht. Manche würden es Lügen nennen, aber wir wissen alle, dass man nicht immer die Wahrheit sagen kann«, merkt Susanne an.

Alexander ergänzt: »Also ist es so, dass wir alle Masken haben und auch brauchen. Es kommt jedoch auf die Menge und

Häufigkeit an. Klingt fast wie bei einem Suchtmittel. Ist gar nicht so abwegig, denn wir alle sind süchtig nach Zuneigung, das ist eines unserer wichtigsten Gefühle. Zuneigung, dazugehören, dafür tut der Mensch unglaublich viel.«

»Heißt das, wir alle haben eine Überdosis Geliebt-werden-Wollen abbekommen und brauchen das jetzt immer wieder? Das kann nicht sein, das wüsste ich, dass man mich mal geliebt hätte.« Elke schüttelt den Kopf.

»Nicht ganz«, erklärt Alexander. »Wir möchten dazugehören, haben aber, sei es in der Kindheit, Jugend oder als Erwachsener, extreme Gefühle der Ablehnung erlebt. Das soll sich auf gar keinen Fall wiederholen. Deshalb setzen wir lieber eine Maske auf, als zu sagen, was wir wollen oder denken.«

»Aber es gibt da draußen doch auch sogenannte normale Menschen, die keinen Dachschaden wie wir haben. Wie haben die das hinbekommen?«, fragt Laura.

»Na, die hatten zum Beispiel keine Scheißkindheit. Die haben nicht allen möglichen Mist ertragen müssen.« Zum ersten Mal merkt man Elke die versteckte Wut an.

Alexander versucht zu beruhigen. »Niemand verlangt, alle Masken fallen zu lassen, das würde das Leben genauso schwer machen wie zu viele. Aber eine Aufgabe für Sie alle ist herauszufinden, welche Masken sinnvoll sind und bleiben dürfen und welche man so schnell wie möglich herunternehmen sollte.«

»Außerdem bringt es ja nichts, immer noch Masken aufzuhaben, die man gar nicht mehr braucht«, mischt sich Laura jetzt ein. »Ich grüble oft zu viel darüber nach, was andere über mich denken. Dabei denken die doch die meiste Zeit auch nur über sich selbst nach.«

»Richtig«, nickt Alexander. »Sehr viele Befürchtungen, die wir im Leben haben, sind völlig aus der Luft gegriffen, und dafür passieren dann Dinge, an die wir nicht im Traum gedacht haben. Da macht es das Leben ungemein leichter, sich weniger Gedanken um anderer Leute Meinung zu machen. Oft ist die sowieso falsch, weil ungenau.«

Wir reden noch eine Weile über unsere Masken und kommen zu dem Konsens, dass wir nicht darauf verzichten, sie aber sehr stark reduzieren sollten. Dabei sind es gerade diese Masken, die vielen von uns über Jahre hinweg ein Leben trotz intolerantem, ignorantem oder aggressivem Umfeld ermöglicht haben. Denn sobald man von der Norm abweicht, gilt man als behandlungsbedürftig. Der Ritalinwahnsinn ist da nur eine Variante, die Normierung unseres gesamten Alltags eine andere. Obwohl jeder anerkennen würde, dass wir Menschen alle verschieden sind, werden wir in die gleichen Büroarbeitsplätze gepresst, sollen auf die gleiche Art lernen, sollen möglichst alle die gleichen Dinge (Fußball, Oktoberfest, Auto, Eigenheim) gut finden. Und tun wir das nicht, dann ist es höchste Zeit, behandelt zu werden, nachdem man versucht hat, uns mit Druck und Repressalien in das gewünschte Korsett zu pressen, und damit erfolglos war.

Als ich zurück auf unserem Zimmer bin und mich auf dem Bett breitmache, betritt Carmen, die junge Pflegerin, den Raum.

»Herr Hauck, die Beschäftigungstherapie hat sich gemeldet. Wenn Sie möchten, können Sie gleich rübergehen und beginnen.«

Sehr schön, mit der Zeit sind selbst freie Nachmittage nervend, weil man sich gar nicht so viel unterhalten kann, um sich nicht doch irgendwann zu langweilen.

Ich trage mich auf der Abwesenheitsliste mit dem Ziel »Beschäftigungstherapie« ein, schnappe mir meinen Therapiepass und marschiere los. Im Gebäude angekommen, werde ich dem linken Raum, ZBT 1, zugeordnet. Mich erwarten ein Mann mit schütterem Haar und eine Frau mit lockigem weißem Haar, die gemeinsam die Patienten betreuen.

»Guten Tag, Herr Hauck«, werde ich von der Frau begrüßt. »Mein Name ist Margarete Serboldt.« Auf meinen Therapiepass deutend, zeigt sie mir ein Kästchen auf einer Werkbank am Eingang. »Hier können Sie Ihren Ausweis reinstellen, ich unterschreibe ihn dann später.« Diese Unterschriften sind die Teilnahmebestätigungen, die man sich zur eigenen Kontrolle von den jeweiligen Therapien holen kann. Verpflichtend sind sie nicht. Dennoch ist es ganz praktisch, einen Überblick zu haben, was man alles besucht hat.

»Haben Sie sich schon überlegt, was Sie machen möchten?«

Ich erinnere mich wieder an die Flechtarbeiten meines Vaters aus der Reha. »Einen Korb flechten fände ich interessant.«

»In Ordnung. An was für einen Korb haben Sie denn gedacht?«

»Ein Brotkorb wäre okay.« Mehr fällt mir auch nicht ein.

»Dann kommen Sie mal mit.«

Zunächst führt sie mich zu einigen Haken über den Werkbänken, an denen sich Holzschablonen befinden. Von Enten über Drachen, Pinguine bis zu Hasen und Vögeln gibt es jede nur denkbare Vorlage. Sie wählt eine runde Vorlage aus. Dann greift sie in eine Kiste mit dünnen Holzplatten.

»So, schauen Sie mir genau zu, damit Sie das später selbst können.« Sie legt die Schablone auf die Holzplatte, fährt die Konturen nach und sägt das Brett an der Stichsäge entsprechend aus.

»Jetzt nehmen Sie sich eins von den Schleifpapieren, schleifen alles glatt und runden die Kanten ab.«

Ich setze mich an einen der Tische und beginne, die Kanten abzurunden.

Nicht rund genug, wie ich zu hören bekomme, als ich mit meiner vermeintlich fertigen Arbeit bei ihr vorstellig werde.

»Na, das ist doch nicht abgerundet, da gehen Sie noch mal richtig drüber, damit es wirklich sauber ist.« Sie schickt mich zurück an den Tisch. Ich komme mir vor wie im Werkunterricht in der Schule. Inklusive strenger Lehrerin. Aber da muss ich wohl durch.

Als ich endlich alles zu ihrer Zufriedenheit abgerundet habe, zeigt sie mir die nächsten Schritte.

Alle Patienten arbeiten still vor sich hin, es wird kaum gesprochen, wenn, dann eher geflüstert. Der Sinn der Stille erschließt sich mir nicht, da die Bohrmaschine und die Stichsäge bestialisch laut sind und immer wieder durch den Raum dröhnen.

Basteln und ich. Das gehört eigentlich gar nicht zusammen. Ich habe so dermaßen linke oder in meinem Fall rechte Hände, dass ich Dinge eher kaputtmache, als sie zu reparieren. Einzige Ausnahme ist Elektronik. Da kann ich komischerweise Geräte wieder in Gang bringen, bei denen selbst ich die Hoffnung auf Reparatur fast schon aufgegeben habe. Wenn ich meinem Schwiegervater mit seinem Notebook helfe, reicht manchmal meine bloße Anwesenheit, und die Programme laufen wieder. Aber Flechten oder Schreinern, da lasse ich gerne andere vor.

Als ich mitten in die Vorbereitungen für das Flechten des Randes von meinem Brotkorb vertieft bin, kommt Elke herein und geht in einen Nebenraum. Von dort kehrt sie mit einem halb fertigen Tablett mit geflochtenem Rand zurück.

»Sieht gut aus«, sage ich leise, als sie sich an den Tisch neben mir setzt.

»Ist schon mein drittes.« Sie lächelt. »Zu was anderem hab ich keine Lust. Außerdem will ich nicht auffallen. Die Gouvernante nervt.«

Ich grinse Elke an und flüstere: »Bei mir heißt sie Fräulein Rottenmeier.« Sie muss sich schwer beherrschen, um nicht vor Lachen laut rauszuplatzen.

Dann arbeiten wir still weiter, bis es Zeit ist, zurück auf die Station zu gehen. Uns bleibt eine Dreiviertelstunde bis zur Patientenhausversammlung. Bis dahin setze ich mich auf die Terrasse und genieße die Nachmittagssonne.

Pünktlich um 16:45 Uhr beginnt die Versammlung. Leiter ist zu meiner Verblüffung der Zopfträger aus dem großen Aufenthaltsraum, den ich jetzt als Rüdiger kennenlerne. Hauptpunkt der Tagesordnung ist die Verteilung der Hausdienste. Ich melde mich zum Blumendienst und habe mich damit für die nächste Woche ab Montag um die Pflanzen auf den drei Stockwerken zu kümmern. Klingt nach einer einfachen Aufgabe, ist es dann auch. Es werden noch Dienste wie Küchendienst, Aschenbecherdienst, Terrassendienst und einige andere vergeben.

»Kommen wir nun zum nächsten Punkt. Hat jemand Vorschläge für die Außenaktivität am nächsten Donnerstag? Für diesen Donnerstag steht eine Fahrt in die Stadt auf dem Programm.«

Ulrich schlägt vor, ins Kino zu gehen, Sabine plädiert für eine weitere Fahrt in die Stadt zum Einkaufen, Jochen bringt Darts ins Spiel. Nach einiger Diskussion einigt sich die Patientenschaft auf Kino und den Film »Honig im Kopf«.

»Gibt es noch Fragen von den Patienten an das Pflegepersonal oder umgekehrt?« Rüdiger blickt in die Runde, wartet ein paar Minuten und schließt dann die Versammlung mit den Worten: »Dem ist nicht so, dann allen noch einen schönen Abend.«

Laura verlässt mit einem »Miau« den Speisesaal. Aus einer Intuition heraus miaue ich zurück. Sie dreht sich im Gehen um und grinst. Noch ein Eis gebrochen. Bis es ins Bett geht, verteilt sich die Patientenschar über die Aufenthaltsräume, mit dem Tablettenappell verschwinden wir nach und nach auf unseren Zimmern.

Weil Sibylle und ich vereinbart hatten, dass ich meinen Vater einlade, mich zu besuchen, rufe ich ihn an. Es braucht etwas Zeit, bis er an den Apparat kommt, dann schnauft er hörbar: »Hallo?«

»Hallo, ich bin es, Uwe.«

»Uwe, wie geht es dir?«

»Gut so weit.« Gelogen, gelogen! »Sag mal, hättest du Lust, mich am Wochenende zu besuchen?«

»Aber selbstverständlich. Soll ich zu dir fahren?«

»Nein, Sibylle kommt und holt dich ab.«

Ich kenne diesen Unterton, der in dem ganzen Gespräch mitschwingt. So klang mein Vater früher immer, wenn er sich um jemanden Sorgen machte, aber es nicht ansprechen wollte.

»Mach dir keine Gedanken, alles in Ordnung mit mir, bin hier in guten Händen«, komme ich ihm deshalb zuvor.

»Das freut mich, du schaffst das schon. Bei mir ist alles okay, es geht halt nicht mehr so leicht«, berichtet er.

»Du weißt, wenn du irgendwelche Hilfe brauchst, kannst du Sibylle jederzeit anrufen.« Fast hätte ich »mich anrufen« gesagt.

»Gut, dann sehen wir uns am Sonntag.«

»Bis bald«, verabschiede ich mich und lege auf.

Das wird ein Besuch, den ich emotional nicht einschätzen kann. Ich weiß nur, dass mein Vater sicher mit der gesamten Situation nichts anfangen kann. Für ihn und seine Generation gab es so etwas wie Depression als Krankheit nicht. Ich glaube nicht, dass er am Sonntag realisieren wird, was mein Problem ist.

Nachdem auch das erledigt ist, geht es ab ins Bett. Seltsamerweise kann ich heute nicht gleich einschlafen. Dafür bekomme ich etwas mit, das mich wieder sehr an Schullandheimzeiten erinnert. Etwa um 22:30 Uhr geht leise unsere Zimmertür auf, Michael erscheint im Türrahmen, bewaffnet mit einer Taschenlampe, deren Licht er mit der Handfläche reduziert hat. Nachdem er sich vergewissert hat, dass wir beide in unseren Betten liegen, flüstert er ein leises »Gute Nacht« und schließt die Tür wieder. Es wird also doch geprüft, ob alle Schäfchen, auch die schwarzen, beisammen sind. Ich ziehe mir die Decke fast über den Kopf, drehe mich um und warte darauf, endlich aus dieser Realität entschwinden zu können. Die Nacht ist mein Freund in dieser Zeit. Niemand will etwas von mir, die Sinneseindrücke reduzieren sich, und dank meiner Medikamente kann ich sicher sein, dass mein Gedankenkarussell zum Stillstand kommt.

Die Nacht ist der Strand von uns Depressiven. Hier erholen wir uns von der Düsternis unserer Tage, hier haben wir ein paar Stunden, die wir schlafend in glücklicheren Regionen verbringen. Dieser Strand ist unser Refugium, unser Rückzugsort, unsere Seelentankstelle. Nur geht uns selbst da des Öfteren der Sprit aus.

Der nächste Tag beginnt kalt, aber mit Sonne. Da am Morgen keine Aktivitäten anstehen, plane ich einen weiteren Spaziergang mit Zwischenstopp bei meiner Lieblingsparkbank, direkt an der Zufahrtsstraße zur Klinik. Als ich mich gerade dort hinsetzen will, sticht mir etwas kräftig Rotes ins Auge. Um die Zeit solche Blüten?

Ich gehe auf die Knie, kurz darauf halte ich einen kleinen Holzmarienkäfer mit Magnet in den Händen. Muss wohl jemand verloren haben. Ich nehme ihn mal als gutes Omen und stecke ihn in meine Jackentasche. Irgendwann ist man hier drin froh um jedes positive Signal, alles, was man irgendwie zum eigenen Vorteil deuten kann. Schon erstaunlich, über was für einen Quatsch ich mich plötzlich freuen kann.

Ich setze mich und beobachte die ankommenden Fahrzeuge. Ich überlege mir, ihnen zuzuwinken und so zu tun, als führte ich eine Strichliste, nur um sie zu verwirren. Der Postbote hält, liefert Briefe und Pakete ab. Ich bin versucht, zu rufen: »Komm, wirf, ich bin der Irre, der heute für die Post zuständig ist.« Was ich da noch nicht weiß: Es gibt tatsächlich eine unglaublich liebe Postkarte für mich von meinen Kollegen, die mich bei der Rückkehr auf meine Station erwartet. Da habe ich offensichtlich extrem unterschätzt, was ich ihnen bedeute. Ich bin fassungslos. Wie konnte ich nur so falschliegen? Ich beginne zu ahnen, wie sehr die Depression meinen Blick auf meine Umwelt verfälscht hat.

Nach dem Spaziergang bin ich so motiviert, dass ich mich sogar wieder in die Höhle der Löwin traue. Weiterarbeiten am Brotkorb. Heute ist die Gouvernante besser drauf. Nachdem ich eine ordentliche Menge geflochten habe, packe ich den Brotkorb auf ein Trockengestell, räume die restlichen Arbeitsmaterialien auf und schnappe mir das mittlerweile unterschriebene therapeutische Bonusheft. Wirklich wohl fühle ich mich bei diesen Bastelkursen unter Beobachtung meiner Aufseherin nicht. Sie ist genau die Art Mensch, die ich schon früher eher gemieden habe. Die Art Mensch, von der alle, die sie nicht näher kannten, immer als »so nett« und »magst du bestimmt« schwärmten. Ich bin nach jeder Therapiestunde froh, wenn ich wieder auf Station darf.

Das ist einer der Aspekte, die mich sehr stören an meiner angeblichen Gabe, hochsensibel zu sein. Ich merke vor allen anderen, wenn etwas schiefzugehen droht. Ich erkenne gefährliche, hinterhältige, verlogene Menschen viel früher als andere, meist so früh, dass mir keiner glaubt, bis es zu spät ist. Also verstecke ich diese Gabe, nutze sie nur still und heimlich für mich und ecke damit erst recht an, weil andere sich wundern, warum ich bestimmte Menschen oder Situationen partout meide.

Als ich vom Basteln unter Aufsicht zurückkomme, steht am Eingang unserer Station bereits ein Kleinbus. Die ersten Patienten, die an der Außenaktivität teilnehmen, haben sich versammelt. Es soll in die Stadt gehen zum Bummeln und Einkaufen. Nicht ganz meine Art von Vergnügung, aber sicher eine gute Abwechslung vom Alltag auf der Station. Ich wünsche allen viel Spaß und gehe ins Gebäude. Drinnen begegne ich Laura, die gerade die Futternäpfe für die Katzen vorbereitet.

»Du gehst nicht mit?«

»Nö, keinen Bock, ich bleib lieber hier und zocke ein bisschen.«

»Kümmerst du dich immer um die Katzen?«

Sie nickt. »Ja, sind meine beiden Lieblinge. Hast du sie schon gesehen?«

»Kurz.« Ich nicke. »Piepserle klingt ja wirklich merkwürdig.«

»Meinst du den Namen oder das Geräusch, das sie anstelle eines Miauens macht?«

»Ich meine dieses merkwürdige Miauen.«

Sie lacht. »Ja, das klingt, als ob sie heiser wäre, ist sie aber nicht. Ich bin schon seit Anfang Dezember hier. Damals klang sie schon genauso. So, bin jetzt draußen, Katzen füttern. Miauuuuuu«, verabschiedet sie sich auf ihre Art.

»Miau«, spiele ich mit. Spaß und Albernheit sind etwas, das wir hier drin in großen Mengen vertragen können.

Als ich an diesem Abend unter die Bettdecke schlüpfe, fühle ich mich zum ersten Mal entspannt. Langsam bin ich angekommen, habe akzeptiert, dass ich hier erst mal bleiben muss.

Das hat nichts Erschreckendes mehr. Es ist die Akzeptanz des Unausweichlichen. Ja, ich habe Depressionen, und das ist eine Krankheit, die zu behandeln nicht nur möglich, sondern dringend geboten ist.

Der nächste Tag. Freitag. Eine Woche auf Station, den Donnerstag rechne ich nicht mit, weil ich da ja erst eingezogen bin.

Nach der morgendlichen Runde über das Gelände steht am Nachmittag wieder mal die Bastelstunde bei meiner Gouvernante an. Der Korb ist mittlerweile fast fertig, obwohl sie mich mehrmals in die Schranken gewiesen hat.

»Herr Hauck, Sie müssen keinen Rekord brechen.«

»Herr Hauck, machen wir uns schon wieder Stress?«

»Nein, verdammt, aber ich will hier nicht einschlafen beim Flechten«, erwidere ich … im Geiste.

Leider ist der Korb noch nicht so weit, dass ich Sibylle am Wochenende damit überraschen könnte, aber ich bin stolz auf mich. Selbst Frau Serboldt, meine heimliche Fräulein Rottenmeier, hat am Endergebnis nichts auszusetzen.

Den Rest des Freitags verbringe ich zusammen mit Laura und Ruben, so heißt Lauras stiller Minecraft-Mitspieler. Wir haben es uns auf der Terrasse gemütlich gemacht und nutzen die Sonne, solange sie noch warm genug scheint. Garfield und Piepserle kommen zu Besuch und streifen um unsere Liegen.

Heute finden nur noch die Entspannungsübungen statt. Gleiche Stelle, gleiche Welle, wieder machen wir Muskelentspannung nach Jacobsen. Aber dieses Mal klappt es besser, ich kann mich wirklich darauf einstellen und fühle mich danach ausgesprochen wohl.

Freitag heißt auch, ich kenne all meine Therapien, das ist jetzt mein Wochenprogramm. Vorerst kommt nichts Neues mehr. Das heißt, eine Therapie fehlt noch. Die Maltherapie ist voll. Erst wenn dort jemand fertig ist oder entlassen wird, kann ich nachrücken. Ist aber nicht so schlimm, ich werde ja noch ein Weilchen hierbleiben.

Am Nachmittag habe ich Nordic Walking eingeplant. Das ist eine freiwillige Angelegenheit, tut mir aber sicher gut. Die morgendlichen Runden übers Gelände helfen, den Kopf frei zu bekommen und die Gedanken zu sortieren. Nachdem ich von Sibylle bereits im Vorfeld erklärt bekommen hatte, was man alles falsch machen kann – »nicht stakseln, du musst die Stöcke nachziehen. Nicht zu langsam laufen, das muss zügig gehen« –, komme ich nach der Kurzeinweisung unseres Begleiters relativ gut zurecht. Als wir von unserer vierzigminütigen Runde zurück sind, schwitze ich jedoch extrem.

Walter, der mitgelaufen ist, erkundigt sich besorgt: »Na, alles okay bei dir? Siehst ja ordentlich fertig aus.«

»Ja«, japse ich kurzatmig, »geht schon. Die Medikamente …«

Es kehrt langsam Routine ein, die Therapien laufen, und die wirklichen Unterschiede ergeben sich nur noch aus den Gesprächen unter uns Patienten. Schneller als erwartet neigt sich die Arbeitswoche in der Klapse dem Ende zu.

Nachdem mich am Samstag Sibylle alleine besucht hat, um mir neue Wäsche zu bringen und mich auf dem Laufenden zu halten, was zu Hause los ist, steht der Sonntag im Zeichen des Besuchs meines Vaters. Mir ist klar, ich kann ihm nicht einfach erklären, dass ich unter Depressionen und Angstzuständen leide, also werde ich auf die übliche »Damit ihr euch keine Sorgen machen müsst«-Antwort bauen. Ich habe mich überarbeitet, bin mit Burn-out zusammengebrochen und brauche Erholung.

Haben wir nicht in der Pflegegruppe über unsere Masken gesprochen? Also bereite ich mich darauf vor, eine aufzusetzen.

Wie bei Barbara stehe ich am Fenster und warte auf das Erscheinen unseres Busses. Wieder lege ich mich aufs Bett, bis es an der Tür klopft. Zuerst Sibylle und dann mein Vater betreten den Raum. Er läuft unsicher, atmet schwer, immerhin musste er die Treppen am Eingang und die in den ersten Stock meistern. Das ist in seinem Alter und seiner Verfassung eine große Anstrengung.

»Hallo Uwe, wie geht's dir?«, begrüßt er mich, und zu Sibylle gewandt, sagt er: »Na, er sieht doch ganz fit aus.«

Dran denken, Maske aufbehalten. »Noch bin ich nicht wieder fit, aber ich habe gute Ärzte.«

Sibylle übernimmt das Auspacken und Einräumen des Mitgebrachten, während ich mit meinem Vater unverfänglichen Smalltalk halte. Man merkt deutlich, dass er mit der Situation überfordert ist. Also schlage ich das vor, was mir bislang am besten geholfen hat, um runterzukommen.

»Wie wäre es mit einem Spaziergang? Wir könnten am Café vorbei, die haben auch sonntags geöffnet.«

»Sibylle, ich glaube, das ist eine Einladung«, scherzt mein Vater.

Sibylle nickt. »Hier kann man wirklich schön spazieren gehen, und es gibt dort leckeren Kuchen.«

Auf dem Weg zum Café nehmen wir die altbekannte Route außen um das ganze Gelände. Mein Vater wirkt relativ gelassen. Wir unterhalten uns über die Ereignisse in unserem Heimatort und was er den ganzen Tag tut. Nur das Thema Krankheit vermeiden wir weitestgehend. Schließlich kommen wir am Café an. Jetzt erinnert sich mein Vater wieder. Hier saßen wir, als wir meine Großmutter besuchten, die für ein paar Wochen wegen ihrer schlimmer werdenden Demenz in der Klinik behandelt wurde.

»Sieht ja noch so aus wie früher«, sagt mein Vater.

Während er sich in den Aufenthaltsraum setzt, holen Sibylle und ich für uns drei Kaffee und Kuchen.

»Was machst du so den ganzen Tag?«, will mein Vater wissen, während er Milch in seinen Kaffee schüttet.

»Ich habe verschiedene Gespräche mit Therapeuten und Patienten. Ich mach Nordic Walking und kann jeden Tag zur Beschäftigungstherapie«, zähle ich auf. »Weißt du, was ich da gerade mache?« Seine Antwort warte ich nicht ab, sondern ergänze: »Korbflechten, so wie du damals in deiner Reha!«

Mein Vater nickt. »Erinnerst du dich noch, dass ich auch hier war?«, fragt er.

»Aber sicher, du warst in diesem Kasten da vorne.« Ich deute grob Richtung Empfangsgebäude. »Du warst da nicht lange.«

»Nein«, stimmt er mir zu, »nur ein paar Tage. Du hast mich damals begleitet, als ich hier eingeliefert worden bin. Bist alleine hierhergekommen. Damals warst du zwölf oder dreizehn. Ich weiß nicht mehr, wie du das damals geschafft hast.«

Ich weiß es auch nicht mehr. Eigentlich dachte ich immer, dass ich meine Mutter damals begleitet hätte, als mein Vater relativ überstürzt mit dem Krankenwagen in die psychiatrische Klinik verlegt wurde. Ich wusste nicht wirklich, was los war, aber diese Klinik war für mich als Kind eine erschreckende Konstante. Eine Konstante, die scheinbar meine Erinnerungen an alles, was vor diesem Ereignis war, ausgelöscht hat. Bis auf ganz wenige Bilder kann ich mich an nichts mehr erinnern. Nichts ist mir im Gedächtnis, was ich vor meinem zwölften Lebensjahr erlebt habe.

Wenn jemand sich merkwürdig, jenseits der Regeln verhielt, hieß es damals: »Pass auf, sonst kommst du in die Klapse.« Für mich war das eine der schlimmsten Drohungen. Kein Wunder, dass ich zu Beginn voller Panik war. Eine stationäre Psychiatrie.

Das bedeutete, falsch zu sein, kaputt zu sein, für lange Zeit weggesperrt zu werden. Gott sei Dank ein Vorurteil. Aber eines, das sich leider auch heute noch hartnäckig hält.

Nachdem wir noch ein wenig in Erinnerungen geschwelgt haben, machen wir uns auf den Weg zurück zu meiner Station.

»Pass auf dich auf und werd schnell wieder gesund. Deine Familie braucht dich«, gibt mir mein Vater mit auf den Weg, dann trennen wir uns. Ich atme auf, denn entgegen meiner Befürchtungen ist der Besuch sehr gut verlaufen. Nur verstanden hat er nicht, was mit mir passiert ist.

AUSLAUF

@bicyclist Denke, auch Stationsarzt nimmt an, dass ich wegen Tag zu Hause morgen aufgeregt bin. Halbe Schlaftablette extra …

Als ich am Montag zur Visite gehe, bemerkt Dr. Meier: »Sehr schön, das Tavor wurde am Wochenende noch mal reduziert.« Das hatte ich gar nicht bemerkt. »Wenn sich bis Freitag nichts Schwerwiegendes ändert, können wir am nächsten Wochenende mit einem Tag Belastungstest beginnen.«

Ich schwebe förmlich aus der Visite, fühle mich, als hätte ich eine schwere Prüfung bestanden. Dass ich so schnell Auslauf bekomme, hätte ich nicht erwartet. Aber das ist ja nicht der einzige Auslauf, der mir genehmigt wird.

Am Nachmittag findet Nordic Walking statt. Das Event ist gut besucht, geschätzte zwölf Teilnehmer holen sich ihre Leihstöcke aus einem Schrank in der Turnhalle. Die Halle ist Start- und Zielpunkt für eine Runde, die dieses Mal weit in die benachbarten Weinberge, raus aus dem Klinikgelände führt. Die Truppe ist sehr gemischt, schon nach wenigen Hundert Metern entzerrt sich das Feld zusehends. Natürlich ist mit dem Nordic-Walking-Coach ein Mitarbeiter der Klinik dabei. Aber wir verlassen den geschützten Bereich. Das mag für einen Außenstehenden nach nichts Besonderem klingen. Für mich ist es ein erstes zartes Signal, dass die Zeit vorbei ist, in der ich als Risikopatient eingestuft wurde. Jenseits der Klostermauern unseres meist selbst erwählten Refugiums Klapse existiert die normale Welt, die oftmals wahnsinniger ist als alles, was man hier drin erlebt. Es geht häufig auch darum, den Wahnsinn, den wir Realität nennen, ertragen zu lernen. Oft scheitern Menschen an der Dummheit der Welt um sie herum. Menschen, die anderen Menschen willentlich Schaden zufügen. Menschen, die sich selbst in Lebensgefahr bringen, durch zu schnelles Fahren, Alkohol, Drogen. Es gibt so viel untherapierten Wahnsinn, so vieles, was die Gesellschaft für normal erklärt hat, obwohl es durchaus den Stempel des Wahnsinns verdient.

Als die Runde vorbei ist, japse ich schweißgebadet zurück auf Station, wo ich mir erst mal eine lange und ausgiebige Dusche genehmige. Eigentlich hätte ich auch noch gerne eine Gedankendusche. Wenn schon sauber, dann richtig.

Später geht es zur Recovery-Gruppe. Pflegeleiter Alexander ist dafür federführend verantwortlich und erwähnt das auch beim Mittagessen. Recovery ist ein Konzept, das den Patienten bei der Wiedereingliederung in den Alltag unterstützen soll. Es wird nicht nur für Patienten, sondern auch für Ehemalige angeboten. Im Prinzip ist es Hilfe zur Selbsthilfe. Die Veranstaltung findet nicht auf dem Gelände der Klinik statt, sondern in den Büro- und Schulungsräumen einer beschützenden Werkstätte im Nachbarort. Dafür wird von der Klinik ein Kleinbus bereitgestellt, der acht Patienten Platz bietet.

Die Fahrt fühlt sich seltsam an. Zum ersten Mal seit Wochen wieder weg von der Klinik, nicht auf Sichtweite, sondern richtig. Fast fühlt es sich an wie normaler Alltag. Wir fahren vorbei an gepflegten Gärten, frisch gestrichenen, vor Bürgerlichkeit überbordenden Wohnhäusern. Rüschenvorhänge, Gartenzwerge, Gartenhütten, Sitzgruppen und Sandkästen. Der Weg führt uns durch ein Industriegebiet, Hallen an Hallen reihen sich auf wie Perlen auf einer Schnur. Genormte Größe, genormte Form, bei vielen braucht es ein Firmenschild, um zu erahnen, was hinter den Wänden gebaut oder gelagert wird. Immer noch ist man eifrig bei der Arbeit. Alltag, den ich so schon seit Wochen nicht mehr habe. Die Werkstätte liegt sehr zentral. Als wir dort ankommen, sind noch viele Passanten unterwegs. Ich steige aus und sehe mich um.

Das Haus da, das könnte hoch genug sein. Oder das da drüben. Ich erwische mich dabei, immer noch Häuser auf ihre Letalität hin zu taxieren. Hab ich den Mist also doch noch im Kopf. Vermutlich wird das von nun an ein Teil von mir sein, ob ich will oder nicht. Ich habe einmal erlebt, wie schnell und einfach ich meiner ganz persönlichen Katastrophe ein Ende bereiten kann. Auch wenn ich das nicht wiederholen will, hat der Gedanke, es so einfach tun zu können, etwas Beruhigendes. Sollte die Welt noch mal böse zu mir sein, dann kann sie mich mal. Ich kenne den Ausgang, und den richtigen Schlüssel hab ich jetzt auch. Was ist beim Suizidversuch falsch gelaufen? Ich weiß es jetzt, kenne die Fehler und wie ich es schaffen könnte. Kein Pfad, dem ich leichtfertig folgen würde, aber ein Wissen, das viele meiner Ängste plötzlich verstummen lässt. Jeder Schmerz, jedwede Angst lässt sich stoppen. Final.

Ob man uns ansieht, dass wir aus der Klapse kommen? Ich meine, Blicke zu spüren. Man wird empfindlich für die Reaktionen anderer, wenn das Nervenkostüm am Boden und der Selbstwert fast nicht mehr vorhanden ist. Sicher kennen die Menschen die Fahrzeuge der Klinik, zudem steht der Name auf der Fahrer- und Beifahrertür. Andererseits will ich doch offen mit meiner Depression umgehen.

Halt die Klappe, Hirn, du fantasierst wieder!

Wir betreten das Gebäude und steigen im hinteren Bereich über eine Treppe in die Schulungsräume. Alles recht gemütlich, mit Couch, Tischen, sogar einer Küche im Nachbarraum. Wir belegen Stühle wie Couch und lernen Johanna und Gabriel kennen, zwei Expatienten aus der stationären Psychiatrie. Alexander begrüßt die Runde und gibt das Thema für das heutige Treffen vor: »Soll man nach dem Klinikaufenthalt vorsichtig sein da draußen unter all den unbehandelten Irren oder doch lieber offensiv mit seiner Erkrankung umgehen?«

Dazu haben sowohl Gabriel als auch ich eine klare Position. Offen damit umgehen. Er ist allerdings etwas konsequenter in seinem Standpunkt als ich. »Wenn jemand nicht verstehen will, was du hast oder wie es dir geht, dann kann er sich gerne verpissen.«

Alexander versucht, das etwas zu relativieren. »Nicht jeder muss wissen, dass man eine psychische Erkrankung hat oder hatte, aber bei Menschen mit Verständnis, denen man vertraut, ist das ausgesprochen hilfreich.«

Auch Johanna bestätigt: »Es ist schon hilfreich, offen damit umzugehen. Aber nicht bei jedem.«

Wie bei vielen Gesprächskreisen ist auch hier die Rollenverteilung klar. Da ist ein harter Kern von einigen wenigen Teilnehmern, die sehr aktiv mitdiskutieren, und die Mehrheit, die das eine oder andere einwirft, sich sonst aber eher bedeckt hält. Wir kommen letztlich zum Konsens, dass man es nicht gänzlich verheimlichen soll. Man soll sich aber darüber im Klaren sein, ob das Gegenüber damit etwas anfangen kann und die nötige Reife besitzt, die für ein Verständnis der Lage eines psychisch Kranken notwendig ist.

Diese voraussehbaren Ergebnisse von Gesprächsrunden entsprechen jenen, die ich aus den Workshops und Schulungen im Berufsleben kenne. Es hätte meist genügt, die Beschreibung durchzulesen, um zu verstehen, mit welchen Erkenntnissen man die Schulung zu verlassen hat. Dennoch, es ist zum ersten Mal etwas, von dem ich wirklich eine Erkenntnis mitnehme. Ich brauche Gespräche, eine intellektuelle Auseinandersetzung mit meiner Krankheit und keine esoterischen Therapien. Auch wenn meine Psychotherapeutin mir immer wieder sagte, es nütze nichts, sich mit den Ursachen zu befassen, man solle daran arbeiten, sein Verhalten zu ändern. Nein, nicht ich. Ich ändere nichts, wenn ich nicht weiß, warum. Änderung ohne Ausgangspunkt führt mich schnell in eine Sackgasse.

Auf der Rückfahrt in die Klinik kreisen meine Gedanken immer noch um unsere Diskussion. Meine hinter mir sitzenden Mitpatienten sind längst in den Blödelmodus übergegangen. Auch eines der Ventile, die wir haben, um nicht permanent nachzudenken, Negatives zu sehen oder uns selbst fertigzumachen. Mein Eindruck ist sogar, dass der beste schwarze Humor von uns Depribrüdern und -schwestern kommt.

»Seitdem ich Depressionen habe, bekommt der Begriff ›Messerblock‹ eine völlig neue Bedeutung.«

»Ich hab doch gesagt, du sollst dich fallen lassen. Nein! Nicht da runter!«

Über solche Scherze, die andere sicher für geschmacklos halten würden, können wir uns bis zum Bauchschmerz amüsieren.

Abends kommt schon mal einer der diensthabenden Pfleger aus dem Stationszimmer, weil wir so herzhaft lachen, dass er vielleicht an der Richtigkeit der Medikation zweifelt oder vermutet, dass hier heimlich ganz andere Sachen eingeworfen werden.

Am schönsten bringt es eines Abends unser Pfleger Klaus auf den Punkt, als er meint: »Wisst ihr eigentlich, was der einzige Unterschied zwischen euch Patienten und uns Pflegern ist?« Keine Reaktion, also löst er auf: »Wir tragen Namensschilder.«

Lachen wird zu einer der schönsten Therapien. Auch, weil wir es draußen fast verlernt hatten.

Viele meinen, psychisch kranke Menschen müssten ein völlig anderes Leben als der »normale« Rest führen. Meist ist das Leben aber sehr, sehr ähnlich. Nur wie sehr es uns emotional und in unseren Gedankenwelten beeinflusst, unterscheidet uns von der sogenannten normalen Welt. Wir können lachen, weinen, feiern, uns verlieben und wieder trennen. Wir haben Sex, einen Rausch und einen fürchterlichen Kater. Aber dazwischen, unvorhersehbar, unkontrollierbar, fallen wir eben auch in tiefe Löcher der Traurigkeit und Verzweiflung. Und manche finden den Weg nicht mehr heraus. Das sind dann die Opfer der Krankheit, die wir beklagen und die wir leider manchmal auch beerdigen müssen.

In der Klinik auf unserer Station angekommen, wartet das Abendessen auf uns, es konnte ja schwerlich kalt werden. Danach die übliche Versammlung der Bekloppten und Bescheuerten im Aufenthaltsraum, und dann ab ins Bett.

Ab 16:30 Uhr, nach Ende der therapeutischen Pflichtveranstaltungen gehe ich mittlerweile in eine Art Automatismus über. Bis zum Nachtlager geht alles fast jeden Tag den gleichen Gang. Es fühlt sich an wie das Abhaken einer To-do-Liste. Beschäftigungstherapie – erledigt, Entspannungsübungen – erledigt, Pflegestunde – erledigt. Man erledigt Woche für Woche, was einem als sinnvolle Therapien auferlegt wurde. Lediglich die Visiten sind ein Kontrapunkt. Sie entscheiden darüber, ob man ein erfolgreicher, ein braver Patient ist oder noch etwas Therapie bedarf, quasi die Leistungs- und die Betragensnote für uns Irre. Wie war das noch, was hatte der Betriebsarzt gebetsmühlenartig wiederholt? »Struktur! Herr Hauck, in Ihrer Lage ist Struktur wichtig.« Pah, Struktur. Es gibt nichts, was ich langweiliger finde als durchgetaktete und strukturierte Tage. Unkreativ, ermüdend und langweilig. Ich hasse sie.

Jeden Abend frage ich mich: Was soll das bringen? Beschäftigungstherapie, nicht mehr, als der Begriff aussagt. Zeit totschlagen mit Dingen, die ich vor der Klinik nicht getan habe und danach sicher auch nicht tun werde. Bewegungstherapie, wofür brauche ich hier Anleitung, das Laufen habe ich schon als Kind gelernt und kann es, oh Wunder, auch noch heute. Sicher, die Therapien haben ihre Berechtigung. Aber ich suche immer noch nach dem Weg, wie ich mit meinen Gedanken, meinen Ängsten ins Reine komme. Ein geflochtener Korb oder ein gemaltes Bild mögen bei anderen funktionieren. Bei mir tut sich da nichts.

In dieser Woche beschließe ich, mit meiner Krankheit intensiver an die Öffentlichkeit zu gehen, ich brauche mehr Austausch, und vielleicht tut es ja gut, mal etwas mehr von der Außensicht mitzubekommen. In meinem Blog, den ich bislang meist mit Technikthemen gefüllt habe, veröffentliche ich am 27. Februar den folgenden Text:

Meine Depression und ich

Ein Freund, der in schweren Zeiten nicht zu dir steht, ist kein Freund. Aus: Regeln eines Durchgeknallten. Band 24, Seite 42

Merke: Die Welt ist eingeteilt in Normale und Verrückte. Die Einteilung nehmen die Verrückten vor.

Ich habe mir lange überlegt, ob ich es als mein Geheimnis bewahren oder doch öffentlich machen soll. Der erste Impuls, damit an die Öffentlichkeit zu gehen, kam von der wunderbaren @jenashotgun mit ihrem Hashtag #notjustsad. Das hat mich dazu bewogen, auch über meine Depression zu schreiben. Dann war da Ben Wettervogel, dessen selbst gewählter Freitod mich zutiefst erschütterte.

Aber erst seitdem ich freiwillig hier in der psychiatrischen Klinik bin, ist mir bewusst geworden, wie wichtig es ist, die Stimme zu erheben und Depression aus der Schmuddelecke des Nicht-mehr-ganz-richtig-im-Kopf-Seins zu holen. Und erst hier lerne ich nach und nach, mit meiner Depression als echter Krankheit jenseits von »Du bist doch krank im Kopf« zu leben.

Ja, es ist nicht leicht für einen depressiven Menschen, dieses Leben. Und für die Angehörigen ist ein depressiver Partner eine große, eine sehr große Herausforderung. (Deshalb noch mal mein zutiefst empfundener Dank für meine Frau, die mir so viel Kraft schenkt und in meinen dunklen Stunden stets ein kleines Lebenslicht darstellt).

Und ja, es gibt verhältnismäßig viele Freitode unter Depressiven.

Doch ich bin sicher, viele davon ließen sich verhindern, wenn endlich offen und ehrlich über Depressionen gesprochen würde. Aber in den meisten Fällen ist die Depression immer noch ein Tabuthema.

Depression ist nicht ansteckend, aber könnte nach neuesten Forschungen vererbbar sein. Ob aus einer vererbten Depression sich aber tatsächlich eine echte Depression entwickelt, ist längst nicht sicher. Depressionen gefährden vor allem die Person, die daran leidet. Das Umfeld ist wenig gefährdet, maximal durch die belastende Situation.

Ein Mensch, der nie eine Depression erlebt hat, kann schwer nachvollziehen, wie sich das anfühlt. Nichts hat mehr Bedeutung, nichts Wert, schon gar nicht die eigene Person. Alles, was im normalen Alltag gut, wichtig, relevant ist, ist nichts. Man kann sich schwer konzentrieren, da der Verstand meist um sich selbst kreist. Direkte Hilfe ist schwer, Sätze wie »Nun reiß dich mal zusammen« oder »Ist doch alles halb so wild« helfen nicht, sondern entfremden nur noch mehr.

Was aber hilft, ist da sein für den Depressiven. Sich auch mal mit ihm gemeinsam vor der Welt da draußen zu verkriechen. Depressive sind nicht zwangsläufig Selbstmörder. Aber wenn das Umfeld sich immer mehr abkapselt, wenn da niemand mehr ist, der zu der depressiven Person hält, oder das Umfeld den Druck immer weiter erhöht, dann mag für manch Depressiven der Selbstmord die letzte Chance sein.

Doch es ist ein Irrtum zu glauben, Depressive würden ihren Freitod immer ankündigen. Solange noch solche Signale kommen, ist es nicht so weit. Wenn ein Depressiver, der zuvor vom Freitod sprach, plötzlich jedoch das Thema meidet, sollten Angehörige genauer hinsehen.

Depression ist eine Krankheit, die zwar nicht heilbar, aber kontrollierbar ist.

Ja, ich bin in einer psychologischen Klinik, aber das ist nicht gleichbedeutend mit unheilbar verrückt. Im Gegenteil, ich habe selbst entschieden, hier den Kampf gegen meine Depression aufzunehmen. Ich kann sie wahrscheinlich nicht besiegen, aber in Schach halten, und das ist mehr, als ich in der Vergangenheit geschafft habe.

Ein Mensch, der sich seine Depression als Krankheit eingesteht, ist nicht schwach, sondern sehr stark. Er hat den Mut gefunden, sich mit der Depression als Krankheit auseinanderzusetzen. Und er hat anerkannt, dass es ein Kampf ist, der Höhen und Tiefen hat.

Schweigen wir nicht länger über Depression, reden wir darüber, denn so können wir mit Sicherheit das eine oder andere Menschenleben retten.

Hier mein Angebot: Sobald ich mit meiner eigenen Depression einen Nichtangriffspakt geschlossen habe, biete ich mich und mein Wissen, meine eigenen Erfahrungen zu Depression jedem an, der etwas mehr darüber erfahren will. Seien es Schulen oder Firmen, Barcamps oder Schulungen. Fragt mich, ich berichte gerne.

Lasst uns den Kampf gegen das Totschweigen einer Krankheit beginnen, die von den reinen Zahlen an Betroffenen längst in der Mitte der Gesellschaft angekommen ist, aber immer noch mit dem Mantel des Schweigens bedeckt wird.

Noch arbeite ich an mir. Aber ich denke, zur Mitte des Jahres werde ich den Kampf gegen das Schweigen aufnehmen, für alle, die an Depressionen und dem Schweigen darüber leiden, für alle, die sich mit ihrer Krankheit allein gelassen fühlen, für alle, die als Antwort auf »Ich bin depressiv« ein »Reiß dich doch mal zusammen« zu hören bekommen.

Und noch was: Ein depressiver Mensch, der gelernt hat, mit seiner Depression umzugehen (sic), ist genauso leistungsfähig wie jemand ohne Depression. Mein Arbeitgeber weiß das, aber viele fürchten sich vor dem Schritt an die Öffentlichkeit, weil eben manche Arbeitgeber das noch nicht erkannt haben …

Ich beende den Text, indem ich all jenen danke, die sich um die Gesundheit anderer kümmern, und erwähne auch meinen Chef und meine Familie noch einmal. Als ich nach wenigen Stunden in mein E-Mail-Postfach schaue, bin ich von der puren Menge positiver Resonanz geplättet. Das Feedback, der Zuspruch, die Anerkennung für die Art, wie ich mit der Krankheit umgehe, zeigen mir, dass ich den richtigen Weg gewählt habe. Auch über Twitter erreichen mich diverse Antworten und Direktnachrichten. So schreibt mir Thomas:

Sehr guter Artikel! Der offene Umgang mit Deiner Erkrankung nötigt mir größten Respekt ab. Nur wenige Menschen finden den Mut, so offen damit umzugehen. Dabei ist die Stimme der Betroffenen extrem wertvoll – nur so lernen wir den selbstverständlichen Umgang mit einer Erkrankung, die nicht gerade wenige Menschen betrifft (viele davon haben sicher ein Problem, es sich einzugestehen, und noch größere Probleme, ihre Krankheit gegenüber ihrem Umfeld sichtbar zu machen). Ich ziehe den Hut vor Dir!

Was mich am meisten überrascht, ist, wie viele Menschen auf Twitter, Facebook oder im Blog meinen Weg durch die Psychiatrie aktiv verfolgen und wirklich daran interessiert sind. Wie viele Menschen entweder selbst davon betroffen sind oder jemanden kennen, der unter einer psychischen Erkrankung leidet. Es gibt mehr psychisch kranke Menschen in meinem Umfeld, als ich erwartet habe. Alles gute Schauspieler mit einer Menge Angst, durch einen offenen Umgang mit ihrer Krankheit stigmatisiert zu werden. Manchmal will das kleine verängstigte Kind auch in mir endlich abhauen, alles als bösen Traum umdeuten und nur seine Ruhe haben, vielleicht sogar finale Ruhe. Aber dieses Mal muss ich mich der Angst und der Depression stellen und mit ihnen einen Nichtangriffspakt abschließen. Sonst passiert es wieder. Und wenn man erst mal in einer Holzkiste unter der Erde liegt, ist es zu spät, etwas zu ändern.

Mein Mitteilungsbedürfnis und mein Enthusiasmus sind offenbar in den Pflegegruppen aufgefallen, denn ein Pfleger informiert mich am nächsten Tag, dass man einen Termin für mich auf Station 42 beantragt habe. Station 42 ist die psychosomatische Abteilung der Klinik. Dort wird quasi von morgens bis abends Gesprächstherapie alleine und in Gruppen angeboten, Intensivlabern für Bekloppte. Aber eigentlich genau das, was ich brauche. Basteln mag ja ganz nett sein. Aber mir bringt es im Kampf gegen meine Depression rein gar nichts. Im Gegenteil kreisen dort die Gedanken extra schnell, weil niemand stört. Außerdem bin ich mir sicher, was ich dort lerne, werde ich, sobald ich draußen bin, wieder vergessen. Weil es so gar nicht zu mir passt, weil es sich einfach seltsam anfühlt. Natürlich rät man mir, dies oder das doch weiter zu machen, weil es ja so förderlich, so gut für mich sei. Nur wenn es mich nur anödet, ich schon demotiviert damit anfange, macht das Ganze keinen Sinn. Meinen Weg, mich der Depression zu stellen, habe ich noch nicht wirklich gefunden. Aber eins ist mir klar. Darüber zu reden, und das auch öffentlich, ist ein wichtiger Schritt.

MAL MAL WIEDER

@bicyclist Und jetzt auf zur Kunsttherapie. Es warten Bilder darauf, gemalt zu werden. #ausderklapse

Her mit den guten Nachrichten. Am Montag finde ich in meinem Tablettenbecher einen dieser mysteriösen, klein zusammengerollten Zettel, darauf steht zu lesen: »Hauck: 2. März, Vorstellung bei Kunsttherapie, 8:30 Uhr«. Die kleinen Geheimbotschaften zwischen Pfleger und Patient. Na also, damit kann ich wenigstens etwas mehr anfangen, hatte ich doch in der Zivildienstzeit meine Leidenschaft für Kunst entdeckt.

Ich hole schnell eine Jacke aus meinem Zimmer und marschiere los Richtung Bauernhof, wo das Atelier der Kunsttherapie untergebracht ist. Es befindet sich im Dachgeschoss des Gebäudes. Nein, nicht hoch genug, denke ich bei mir. Von drei Seiten fällt durch Fenster Licht in den Raum. Mehrere Tische mit Drehhockern als Arbeitsplätze und zwei Materialschränke ergänzen das Bild. Eine imposante Staffelei steht an der Dachschräge, und die vielen Farbreste auf der Rückplatte zeugen davon, dass hier vor mir schon viele gemalt haben müssen.

Frau Tanner, die das Ganze betreut, schätze ich auf um die dreißig. Sie wirkt weitaus sympathischer als die Gouvernante aus der Beschäftigungstherapie. Sie hat leicht gelockte dunkelbraune Haare und sympathische braune Augen, die permanent zu lächeln scheinen. Nachdem sie mir das Prozedere erklärt und das Atelier gezeigt hat, lässt mich Frau Tanner mit einem

»So, jetzt können Sie loslegen, wenn Sie Fragen haben, einfach zu mir ins Büro kommen« allein. Ich stürze mich begeistert in erste Zeichenprojekte und verbringe damit den Vormittag. Gott sei Dank habe ich noch nicht alles verlernt.

Mit im Atelier ist auch Walter, der sich an einem Aquarellbild versucht. Die meiste Zeit schweigen wir uns an, nur gelegentlich schaut unsere Therapeutin vorbei und lässt sich erklären, woran wir gerade arbeiten. Im Gegensatz zur Beschäftigungstherapie fühle ich mich hier sehr viel wohler, schon weil ich mich bei der Malerei zu Hause fühle. Hier verschwinden zumindest für ein paar Minuten auch die kreisenden Gedanken.

Erinnert mich an meine Zivildienstzeit. Damals begann ich ernsthaft mit der Malerei. Ich hatte schon immer gerne gezeichnet, aber die Qualität meiner ersten Werke war eher die eines enthusiastischen Stümpers denn die eines angehenden Künstlers. Aber dann investierte ich fast mein ganzes Zivildienstgeld in einen Kurs bei einem Kunstmaler. Die Bilder wurden besser und mit ihnen mein Blick auf die Welt. Ich beobachtete nuancenreicher, empfand tiefer, lebte voller, alles Dinge, die ich mir nach der Zivildienstzeit erhalten wollte. Doch je näher der Zeitpunkt rückte, an dem ich entscheiden musste, was denn nun mein Lebensweg sein würde, um so klarer wurde mir, das meine Angst mir nie die Freiheit lassen würde, Kunst zu studieren. Also verschwand die Mappe, die selbst von meinem Lehrer für sehr gut befunden worden war, in einem dunklen Eck, und der rationale Uwe begann ein Studium, kehrte zurück zum Digitalen, Kalten, tauschte Emotion gegen Verstand. Wäre damals jemand gekommen und hätte mir gesagt: Wähle, woran dein Herz hängt, für das Finanzielle sorge ich – ich hätte mich ohne eine Sekunde zu zögern für die Kunst entschieden.

Auf dem Weg zurück auf die Station unterhalten Walter und ich uns über die Zeit nach der Klinik.

»Eigentlich will ich hierbleiben, da draußen versteht niemand, wie es mir geht.«

»Das musst du mir erklären, ich dachte, du hast eine Freundin?«

Walter schüttelt den Kopf. »Hatte. Ich hatte eine Freundin, sie hat sich am letzten Wochenende von mir getrennt.«

»Das erklärt, warum du am Montag so mies drauf warst.«

Walter sieht mich an. »War das so offensichtlich?«

»Hallo, wenn hier jemand sensibel für schlechte Stimmungen ist, dann ja wohl wir Bekloppten. Wir haben uns alle Gedanken gemacht, wollten dich aber erst mal in Ruhe lassen.«

»Nett, ist aber schon okay, wir haben uns die letzten Wochenenden sowieso nicht mehr viel zu sagen gehabt. Das ist leider manchmal auch eine Nebenwirkung der Depression. Geliebte Menschen wenden sich ab, weil sie es nicht mehr ertragen können.«

Zack, damit hat er gleich wieder mein Gedankenkarussell eingeschaltet, und ich mache mir Sorgen um die Beziehung zu Sibylle. Sie musste viel ertragen, ich könnte ihr nicht verdenken, wenn es ihr mit mir reichen würde.

Als wir auf der Station ankommen, bin ich froh, dass es gleich Zeit für das Mittagessen ist. Zu viel alleine sein wäre jetzt gar nicht gut.

Mir ist, wie eigentlich jedem depressiven Menschen, bewusst, dass wir eine Belastung sind. Nicht, weil wir gefährlich oder unmöglich zu ertragen wären. Es ist die Angst um uns, die Sorge, die Unwägbarkeit der Stimmungen, die uns nahestehende Menschen mit uns und im schlimmsten Fall für uns leiden lässt. Manchmal ist die Depression auch ein Stellvertreterkrieg, der andere mit in den Kampf holt, die unbeteiligt oder besser: nicht betroffen am Rande standen, um die Wunden zu versorgen.

Nach dem Essen gehe ich auf mein Zimmer, wo Tobias damit beschäftigt ist, seine Sachen zu packen.

»Ziehst du um?«, frage ich.

»Nein, aus. Ich bin ab Mittwoch in der Tagesklinik.«

»Glückwunsch, in welcher denn?«

»Ich bleibe hier, aber ich darf zu Hause übernachten. Tagsüber bleibe ich dir also erhalten.«

Verblüfft frage ich: »Das geht? Ich dachte, die T37 wäre nur für den stationären Aufenthalt.«

»Nicht ausschließlich, einige Patienten kommen nur tagsüber für die Therapien und werden abends wieder abgeholt. Dafür zahlt die Kasse sogar ein Taxi.«

Da es Zeit ist für die Sprechstunde beim Stationsarzt, lasse ich Tobias alleine weiterpacken und gehe in den zweiten Stock. Es vergehen keine fünf Minuten, und Dr. Meier erscheint.

»Kommen Sie rein, nehmen Sie Platz«, fordert er mich auf. Im Geiste ergänze ich: »Ein Runde Gedankenkarussell, wer will noch mal, wer hat noch nicht?«

Nachdem er kurz meine Akten gesichtet hat, wendet er sich mir zu. »So wie es aussieht, steht der Belastungsprobe am Samstag nichts mehr im Wege.«

Noch bevor er die übliche Frage stellen kann, sage ich: »Das freut mich, ich habe auch gar keine Selbstmordgedanken mehr.«

Er lacht. »Das wollte ich zwar nicht fragen, aber gut zu wissen. Was ich Ihnen vorschlagen wollte, wäre noch Bogenschießen als Therapie. Das schärft die Konzentration und lässt einen gleichzeitig runterkommen.«

Bogenschießen! Wenn das meine Jungs erfahren, die beide begeisterte Bogenschützen sind.

»Wenn Sie damit einverstanden sind, werde ich Sie gleich dort anmelden. Die Warteliste ist recht lang.«

»Sehr gerne, tragen Sie mich ein.«

Jetzt habe ich noch eine Frage an Dr. Meier. »Herr Doktor, halten Sie es für sinnvoll, wenn wir eine Visite gemeinsam mit meiner Frau machen? Wir haben das am Telefon diskutiert und denken beide, das wäre eine gute Idee und hilfreich für meine Frau.«

Dr. Meier nickt. »Auf jeden Fall ist das möglich. Am besten, wir vereinbaren gleich einen Termin, an dem Ihre Frau mit anwesend ist.« Gesagt getan. Wir legen einen gemeinsamen Termin für Sibylle und mich in der nächsten Woche am Donnerstag fest.

»Gut, gibt es sonst noch Themen, die Sie mit mir besprechen wollen?«

Ich verneine. Damit ist für mich die Visite vorbei.

Als ich nach unten gehe, passt mich mein Pfleger ab. »Herr Hauck, gute Nachrichten. Am Mittwoch können Sie um elf Uhr dreißig zur psychosomatischen Station für ein Vorstellungsgespräch.« Für mich klingt das sehr positiv, da mir die Gespräche schließlich mehr bringen als jede andere Therapie.

Im Aufenthaltsraum verabschieden sich einige Patienten, die entlassen werden oder in eine weiter entfernte Tagesklinik wechseln. Manch ein Abschied verläuft sehr emotional. Obwohl wir uns noch nicht lange kennen, haben wir uns gegenseitig mehr von unserer Seele gezeigt als jemals den Menschen draußen.

Was mir dort draußen schon seit meiner Kindheit fehlt, ist Vertrauen. Warum wohl hat keiner in meinem Umfeld eine Ahnung, wie es mir geht? Vertraue niemandem. Mein Lebensmotto. Bis vor Kurzem hat es perfekt geklappt. Macht nur verdammt einsam.

Wie sehr man sich in der Klinik von der übrigen Welt abkoppelt, merke ich wieder, als ich plötzlich feststelle, dass Osterzeit ist. Man erkennt es daran, dass hilfreiche Geister über Nacht die gesamte Station österlich geschmückt haben. Ostereier in den Sträuchern vor den Fenstern, Osterhasen und andere passende Deko auf den Fluren – unsere an sich schon bunte Station sieht noch ein Stück fröhlicher aus. Oben auf einem Schränkchen im Flur hat irgendwer eine kleine Pappschachtel mit Süßigkeiten positioniert und sie mit »Betthupferl« beschriftet.

@bicyclist Hier wird gerade die ganze Station österlich gepimpt. Wir sind wahrlich die coolste Station. #twitternausderklapse

Dann ist mein neuer Zimmergenosse da. Ein sympathischer Mittdreißiger mit kurzen Haaren und braunen Augen. Als ich von meinem Morgenspaziergang zurückkehre, hat er schon seine Sachen in seinem Teil des großen Schranks verstaut und liegt auf dem Bett.

»Hallo, ich bin Jens.«

»Uwe, freut mich. Konntest du dich schon ein wenig umsehen?«

»Nein, noch nicht, mir geht es gerade nicht so gut.«

»Oh, soll ich jemanden holen, der nach dir sieht?«

Jens schüttelt den Kopf. »Ich habe unten was zur Beruhigung bekommen. Später geh ich noch zur Visite. Bin schon seit Längerem in Behandlung, weil ich mich immer wieder innerlich völlig verkrampfe. Außerdem habe ich permanent einen metallischen Geschmack auf der Zunge, den niemand erklären kann.«

»Das klingt kompliziert«, erwidere ich. »Dagegen ist meine Depression mit Angstzuständen eine einfache Geschichte.«

Er versucht ein Grinsen. »Ich glaube nicht, dass man unsere Krankheiten gegeneinander aufwiegen kann. Für jeden ist seine spezielle Krankheit das Schlimmstmögliche.«

»Da magst du recht haben«, muss ich eingestehen. Ein Blick

auf mein Smartphone verrät mir, dass es Zeit für die Oberarztvisite ist, bei der ich wieder einen der vorderen Plätze auf der Patientenhitliste erwischt habe.

Mit einem »Sorry, ich muss zur Visite« verabschiede ich mich von Jens und steige eine Etage höher, wo bereits die ersten Patienten warten. Als ich an der Reihe bin, verläuft alles relativ problemlos, mein Tavor wird nochmals offiziell auf 0,25 mg, also fast nichts reduziert. Sieht gut aus für den Wochenendbesuch. Dann fragt Frau Dr. Obertor: »Und wie beschäftigen Sie sich im Moment?«

Unvorsichtigerweise antworte ich: »Lesen, etwas auf Twitter schreiben und ab und zu Internet.« Böser Fehler, ganz böse. Reflexartig blickt Dr. Obertor mich an, ihr Gesichtsausdruck wechselt in Sekundenbruchteilen von »Alles bestens« zu »Ich bin besorgt«, und sie rät mir das Unausweichliche: »Herr Hauck, das sollten Sie unbedingt reduzieren, das ist gar nicht gut. Wenn ich das richtig sehe, arbeiten Sie auch beruflich viel mit Computern.«

Ziemlich kleinlaut bejahe ich und ahne bereits, was sie sich denkt.

»Ich empfehle Ihnen sehr, das stark einzuschränken.«

Erneut ein kleinlautes »Ja« von mir. Sie hat mich mit nur zwei Sätzen wieder in mein Panik-Ich verwandelt und den »Will hier raus«-Modus aktiviert. Ich spüre, wie meine Hände klamm werden, mein Puls sich erhöht und der Schweiß zu rinnen beginnt. Jetzt ist mir nur noch eins wichtig. Raus hier, bevor sie auch noch meine beginnende Panik bemerkt.

Gott sei Dank werde ich von ihr mit einem »Wir sind dann fertig. Sie können gleich den Nächsten reinbitten« entlassen. Draußen muss ich mich kurz an der Wand abstützen. Tabea, die in der Warteecke sitzt, schaut mich an und fragt: »Alles in Ordnung mit dir? Du siehst gerade richtig scheiße aus.«

»Danke fürs Kompliment. Nichts Schlimmes, ich hatte nur eben ein Déjà-vu. Eines von der Sorte, die ich gerne nie wieder hätte, danke sehr.«

»In Ordnung …« Tabea scheint nicht wirklich überzeugt. »Aber wenn ich jemanden holen soll, dann sag was.«

Mittlerweile haben sich meine Nerven etwas beruhigt, und ich schüttle den Kopf. »Ne, lass mal, geht schon wieder.«

Als ich die Treppe hinunter in den ersten Stock nehme, meine ich, Tabeas Blick im Rücken zu spüren.

Ich gehe in mein Zimmer, Jens ist Gott sei Dank nicht da. Ich lege mich aufs Bett. Computer, mein Thema. Wenn jemand an meinem Umgang mit Technik Kritik übt, schrillen sämtliche Alarmglocken. Wobei es eigentlich für alles gilt, was ich mit Leidenschaft und Herzblut verfolge. Dann bin ich verletzbar, angreifbar. Aber vor allem verliere ich die Kontrolle über meine Emotionen. Manchmal habe ich dann Fantasien und Ideen, aus denen man mindestens einen neuen Tarantino-Film machen könnte.

Meine Gedanken kreisen den ganzen Tag über um die Äußerung der Ärztin. Ich fantasiere mir in bester Depressivenart alle möglichen Horrorszenarien zusammen. Die nehmen mir mein Smartphone ab, die behaupten, ich wäre süchtig. Ja, im Ausmalen von Katastrophen schlägt mich so schnell keiner. Erst als ich abends meine Medikamente einnehme, kommt mein Verstand langsam zur Ruhe, und ich schlafe wie gewohnt um zehn Uhr ein.

Auch das will ich unter Kontrolle bekommen. Dass die ewig Gestrigen mich so tief treffen können. Ich mag das Digitale, es ist Teil dessen, was mir Sinn im Leben gibt. Auch das hat man damals versucht, mir wegzunehmen; eine Denk- und Lebensweise, die nicht verstanden wird, muss böse sein. Da bin ich oft zu blauäugig und erwarte, dass die Toleranz, die ich anderen und deren Lebensweisen entgegenbringe, auch mir zugestanden wird. Dem ist meist aber nicht so. Wer mir ernsthaft rät, mich mit etwas anderem als meinen Interessen zu beschäftigen, der hat mich in keinster Weise verstanden oder mein Leben anerkannt.

PSYCHOSOMATIK, PSYCHOSOMATIKER, PSYCHOSOMATIKST

@bicyclist @LimburgSven Deshalb hoffe ich sehr, dass es mit dem Wechsel in die Psychosomatik klappt. Geht mir auch so, darüber sprechen hilft am meisten.

Mittwoch und wieder mal Zeit für die zweite Runde Nordic Walking der Woche, die wir dieses Mal auf einer neuen Strecke absolvieren. Es geht an einem großen Gehöft mit Pferdekoppel vorbei und dann durch die Weinberge. Die frische Luft tut gut. Der Himmel strahlt in beinahe schon aufdringlichem Blau, keine Wolke, nicht mal ein Kondensstreifen ist zu sehen. Begleitet werden wir vom rhythmischen Klackern der Stöcke auf hartem Asphalt. Selbst das Nordic Walking automatisiert sich für mich immer mehr. Drei Streckenvarianten gibt es, nach knapp 200 Metern weiß man, wo es langgeht.

Als ich zurückkomme, informiert mich Harald: »Gut, dass du da bist, Alexander sucht dich dringend.«

»Wieso, was gibt es denn?«

»Es geht wohl um irgendwas wegen der psychosomatischen Station.«

»Ja«, erkläre ich ihm, »da habe ich heute ein Vorstellungsgespräch.«

In diesem Moment kommt Alexander ums Eck. »Ah, gut, dass ich Sie erwische, die Psychosomatik hat sich gemeldet, Sie hätten auch früher kommen können. Hat sich jetzt aber erledigt.«

»Ich war beim Nordic Walking«, erkläre ich. Dabei fällt mir schlagartig ein, dass ich heute Morgen vergessen habe, mich auf der Liste auszutragen.

»Macht nix«, beruhigt mich Alexander. »Gehen Sie einfach jetzt.«

Schnell deponiere ich meine Nordic-Walking-Stöcke auf dem Zimmer, denn Sibylle hat mir eigene mitgebracht, die besser an meine Körpergröße angepasst sind. Wenn, dann richtig.

Als ich auf der psychosomatischen Station ankomme, empfängt mich eine Frau, die mich bittet, in einem Warteraum Platz zu nehmen, man werde den Herrn Doktor gleich holen. Sie wirkt streng mit den hochgesteckten Haaren und ihrem barschen Tonfall.

Ich mustere den Raum, der sehr spartanisch eingerichtet ist. Tisch und zwei Stühle an der Wand, ein paar Bilder mit Naturmotiven, sehr viel mehr befindet sich hier nicht. Kurze Zeit später bittet mich die Frau, die mich auch empfangen hat, ich möge mich ins Büro am Ende des Flurs setzen.

Das Büro sieht aus, wie man es von einer Arztpraxis erwartet. Ein braunes Regal mit verschiedenen Büchern zu Neurologie und Psychologie, ein ebenfalls brauner Schreibtisch mit Stapeln von Unterlagen und ein PC-Monitor. Am Ende des Raums, direkt bei den Fenstern, ein kleiner Tisch und zwei Stühle. Ich setze mich auf einen der beiden. Bereits nach wenigen Minuten betritt ein untersetzter Mann mit grauen Haaren den Raum. Er kommt direkt auf mich zu, streckt mir die Hand entgegen und stellt sich vor. »Guten Tag, ich bin Dr. Winterfeld. Sie müssen Herr Hauck sein, richtig?« Ich nicke, und nachdem sich Dr. Winterfeld ein paar Unterlagen von seinem Schreibtisch geholt hat, setzt er sich auf den noch freien Stuhl.

»So, Sie wollen also auf die psychosomatische Station wechseln. Warum?«

Jetzt hat er mich kalt erwischt. Ja, ich möchte wechseln, aber über den Grund habe ich mir in der Tat noch keine Gedanken gemacht. Also sage ich wahrheitsgemäß: »Dr. Meier hat es vorgeschlagen, er scheint es für eine gute Idee zu halten.«

Dr. Winterfeld blättert in den Unterlagen. »Sie haben eine schwere Depression und einen Suizidversuch hinter sich. Erzählen Sie mir doch mal mit eigenen Worten, wie es dazu gekommen ist.«

Nichts leichter als das, darin bin ich mittlerweile routiniert, ich konnte auf meiner Station ausreichend üben. Also erzähle ich ihm von den Gesprächen im Beruf, von den Ängsten, der Panik. Aber ich gehe auch weiter zurück, zur Krankheit meines Vaters und dem schwierigen Verhältnis zu meiner Mutter. Dr. Winterfeld hört mir aufmerksam zu, macht sich gelegentlich Notizen und unterbricht mich hin und wieder für eine klärende Rückfrage. Als ich mit meiner Geschichte zu Ende bin, ist eine Stunde vergangen.

Er blättert erneut in den Unterlagen, überfliegt seine Notizen und wendet sich dann mir zu.

»Nun, Herr Hauck, auch wenn Ihr Fall durchaus komplex und schwerwiegend ist, denke ich nicht, dass es eines Aufenthalts auf unserer Station bedarf. Wie ich den Unterlagen entnehme, haben Sie in Ihrem Heimatort bereits einen Psychologen und eine Psychotherapeutin. Nach meiner Einschätzung sollte das in direktem Anschluss zur bisher geplanten Therapie ausreichend sein.«

Ich weiß nicht, ob ich froh oder enttäuscht sein soll. Einerseits werde ich dann früher aus der stationären Behandlung entlassen, da eine Therapie auf der psychosomatischen Station mindestens weitere sechs Wochen dauern würde. Aber ich hatte mir erhofft, hier weiterzukommen, da ich den meisten Gewinn bislang aus den Gesprächsgruppen gezogen habe.

Zum Abschied reicht mir Dr. Winterfeld die Hand und wünscht mir: »Alles Gute und einen möglichst erfolgreichen Verlauf Ihrer weiteren Therapie.« Damit entlässt er mich aus seiner Station.

Durchgefallen? Prüfung bestanden? Ist es gut, kein so schwerer Fall zu sein? Aber was bringen mir Basteln und Malen, Nordic Walken und Entspannen? Ich habe nicht das Gefühl, auch nur ein kleines Detail meines Absturzes durch das Flechten irgendwelcher Körbe besser zu verstehen. All das sind Zeittotschläger für mich. Lediglich die viel zu seltenen Gesprächsrunden mit einem unserer Pfleger bringen mir ein klein wenig. Wenn da nicht das versteckte Gefühl in mir rumorte, dass selbst das Pflegepersonal nicht mehr als angelesenes Wissen und Mutmaßungen auf uns regnen lässt. Die kann ich mir für zehn Euro aber auch im Buchhandel kaufen …

Abends besprechen Sibylle und ich bei unserem täglichen Telefonat den Samstag, der mein erster Tag sein wird, an dem ich nach Hause darf. Zwar nur ein Tag, aber für mich auch emotional ein erster Schritt zurück zur Normalität.

Der Donnerstag ist eine Premiere für mich. Außenaktivität. Kino. »Honig im Kopf« wollte ich schon lange sehen, also nutze ich die Gelegenheit. Wir fahren mit einem Kleinbus, der von Alexander gesteuert wird. Unser kleiner Schulausflug der Bekloppten. Wie damals, alles aufregend, alles anders, alles neu. Da ist dieses gefährliche »Draußen«, das uns alle so sehr unter Stress setzt, auf die eine oder andere Art. Aber wir haben ja unseren Wärter dabei und dürfen nachher wieder in die Sicherheit unseres Hotels Klapse zurückkehren.

Das Kinogebäude ist groß und sehr hoch, nur nicht hoch genug. Aber in der Umgebung gäbe es ein paar schöne Kandidaten. Tja, das Abschätzen von effektiven Sprunghöhen ist mir in Fleisch und Blut übergegangen.

Während wir auf den Beginn des Films warten, füllt sich der Kinosaal mit weiteren Zuschauern. Eine Gruppe setzt sich in die Reihe direkt vor uns.

Zu Ulrich gewandt, flüstere ich: »Was meinst du, was die wohl sagen würden, wenn sie wüssten, dass hinter ihnen lauter Bekloppte sitzen?«

Ulrich grinst. »Sollen wir mal anfangen, über die Klapse und unsere Station zu diskutieren?«

»Besser nicht. Am Ende fliegen wir noch raus.«

Der Film beeindruckt uns alle, allerdings stellt der eine oder andere fest, dass die Geschichte doch ganz schön an die Nieren geht. Und das ist nicht für jeden von uns leicht. Simone, die mit dabei ist, verlässt das Kino für kurze Zeit. Aber alle sind wir uns einig, der Kinoabend muss wiederholt werden. Auf der Rückfahrt in die Klinik blödeln wir wie die Kinder und sind noch ausgesprochen gut gelaunt, als wir auf unserer Station ankommen.

Nachdem Dr. Meier bei der Freitagsvisite bestätigt hat, dass ich am Samstag nach Hause darf (»Ich denke, wir können es riskieren«), verordnet er mir eine Extra-Schlaftablette. Wahrscheinlich denkt er, ich sei besonders nervös vor dem Freigang. Mir soll es recht sein. Ich habe keine Lust, beim Heimaturlaub unausgeschlafen zu sein. Es fühlt sich plötzlich wieder an wie vor einer Prüfung. Nur wird hier der Kandidat auf Eignung für die bittere Realität des Alltags getestet. Dabei konnte ich gar nicht pauken, werde ins kalte Wasser geschmissen. Hasse ich. Eigentlich.

@bicyclist Aufgeregt auf den gepackten Klamotten sitzen und aufs Abgeholtwerden aus der Klapse für 'nen Tag warten. Und ihr so? #twitternausderklapse

Am Samstag stehe ich um halb acht frisch geduscht und mit gepackten Taschen bereit, um von Sibylle abgeholt zu werden. Auch wenn ich es mir nicht eingestehen will, bin ich doch sehr aufgeregt. Um acht Uhr, wie wir es abgestimmt haben, biegt unser Bus um die Ecke, und kurz darauf sitze ich auf dem Beifahrersitz, und wir fahren nach Hause. Ein ausgesprochen seltsames Gefühl ist das, plötzlich wieder ganz ohne Pfleger unterwegs zu sein.

Während der Fahrt erklärt mir Sibylle, was sie geplant hat: »Wir werden den Tag ruhig angehen lassen, ich hab schon gestern alles Nötige eingekauft, und zum Mittagessen gibt es Maultaschen, das geht schnell.«

»Hab ich nichts dagegen, bin froh, überhaupt mal wieder zu Hause zu sein.«

Daheim angekommen, werde ich von den Kindern stürmisch begrüßt. Selbst unsere drei Katzen scheinen mich immer noch zu tolerieren, zumindest hören sie mit ihren gegenseitigen Streitereien auf und streifen um meine Beine. Aber etwas fühlt sich merkwürdig fremd an. Fünf Wochen weg von zu Hause. Alles ist vertraut, aber alles ist auch einen Tick anders. Weil meine Spuren fehlen. Weil ich nicht mehr wirklich präsent bin. Ich sehe meine Zeitungen und Bücher, meine Geräte und Taschen. Alles ist da, aber aufgeräumt, aus dem Weg geräumt.

Nach der Begrüßung geht alles recht schnell seinen normalen Gang. Die Kinder verschwinden auf ihrem Stockwerk. Sibylle beginnt mit dem Zubereiten des Mittagessens, und ich wandere durch das Haus, versuche hier anzukommen. Während des Essens bekomme ich zum ersten Mal wieder das übliche Update der Kinder, was momentan angesagt, was cool ist.

»Ich hab da ein ganz tolles Spiel entdeckt.«

»In Sport hab ich 'ne Eins bis Zwei beim Schwimmen.«

»Letztes Wochenende hat mein Kumpel hier übernachtet.«

Langsam merke ich, was ich alles verpasse, während ich in der Klinik versuche, wieder stabil zu werden.

Nach dem gemeinsamen Mittagessen halten Sibylle und ich Mittagsschlaf. Normalerweise bin ich kein Freund davon, aber den Medikamenten geschuldet, fühle ich mich heute müde genug. Ich liege kaum, da bin ich auch schon weggedämmert und wache erst geschlagene zwei Stunden später wieder auf. Aus den anderen Räumen hört man kichernde Kinder, klapperndes Geschirr und das Rumpeln, wenn unser Jüngster mal wieder irgendwas Großes, Schweres fallen lässt. Gleich darauf ertönt auch schon sein berühmt-berüchtigter Ruf: »Nix passiert!«

Am Nachmittag gehen meine Frau und ich auf einen ausgiebigen Spaziergang. Dabei werde ich auf den aktuellen Stand gebracht, was Kinder, Familie und Freunde betrifft.

»Die meisten in unserem Ort wissen Bescheid, was passiert ist«, erklärt mir Sibylle. »Es gibt unglaublich viele unter unseren Bekannten, die zumindest im eigenen Freundes- oder Kollegenkreis jemanden kennen, der auch depressiv ist.«

»Du meinst, sie wissen auch von meinem Suizidversuch?«

Sibylle nickt. »Ich dachte mir, früher oder später würde es bestimmt irgendwer herumerzählen, da ist es besser, es kommt direkt von mir.«

»Und wie waren die Reaktionen?«

»Ich glaube, die meisten konnten sich zumindest vorstellen, dass es Gründe dafür geben mag. Nur hat es von dir niemand erwartet.«

Nicht überraschend. Ich habe Jahre daran gefeilt, nichts von meinem Inneren nach draußen zu lassen. Dazu bin ich zu oft verletzt worden, habe gemerkt, wie wenig Toleranz wirklich da ist, wenn Menschen behaupten, sie wären tolerant, wie wenig Rücksicht, wenn sie sich für rücksichtsvoll halten. Mit den Jahren wurde der Maskenpanzer mein Schutz und mein Rückzugsort.

Wieder zurück, darf der Papa das tun, was er am besten kann: die Computerprobleme der Kinder lösen. Wenn man »was mit Computern« macht, wird man garantiert eingespannt, sobald die Leute es erfahren. Alle wollen sie mich davon abbringen, erklären mir, ich solle doch auch mal was anderes machen – bis zu dem Moment, wo sie Hilfe bei Computerproblemen brauchen. Dann ist mein Talent plötzlich toll. Meine Kinder sind da noch unbefangen. Die freuen sich einfach, dass der Papa hilft, und scheren sich keinen Deut um »Du sollst, du musst, du darfst nicht«. Meine Ärzte würden wahrscheinlich schon wieder in therapeutische Panik ausbrechen.

Nach dem Abendessen, bei dem mein runder Brotkorb aus der Beschäftigungstherapie zum Einsatz kommt, fährt Sibylle mich zurück in die Klapse. Es ist zwar kein Abschied mit Tränen oder Ängsten, aber es fühlt sich unwirklich an, nach einem ganzen Tag in der altbekannten Umgebung urplötzlich wieder in der Psychiatrie zu sein, mag sie auch noch so menschlich wirken.

Am Montag nach der »Wart ihr auch alle brav« Morgenrunde bekomme ich die Information, dass am nächsten Tag um 15 Uhr die neue Runde des Stressabbau-Seminars startet. Stunden später wird sie dann aber schon wieder abgesagt, weil die leitende Pflegerin und einzige Person in der ganzen Klinik, die dieses Seminar leiten kann, erkrankt ist. Hat irgendwie was Ironisches, dass ein Stressmanagement erst angesetzt, dann wieder abgesagt wird. Nur kein Stress – oder doch?

@bicyclist Die erste Stunde Stresstherapie fällt wegen Erkrankung der Leiterin aus. Keine Pointe. #notjustsad #ausderklapse

Also wird das Seminar wohl erst nächste Woche beginnen, womit ich noch mindestens sieben weitere Wochen hier sein werde. So wie sich das Ganze darstellt, werde ich volle drei Monate auf Station verbringen. Das wird mir genug Luft geben, über die Zeit nach der Therapie nachzudenken. Die Frage ist nur, ob ich das will? Die Zeit nach der Klapse. Im Moment erscheint sie mir wie eine Mischung aus schwarzem Loch und Wand, vor die ich zu laufen drohe. Denn ein richtiges Konzept für die Rückkehr in den täglichen Irrsinn habe ich nicht.

Montage sind immer die gegenseitigen Befragungs- und Beobachtungstage. Wem geht es gut, wer war weg, wo war wer wann mit wem, und überhaupt warum? In einer Umgebung, die schon nach zwei Wochen überwiegend aus Routine besteht, ist jede Neuigkeit intellektuelles Gold wert. Zu Beginn der neuen Woche nutze ich die Visite bei Dr. Meier, weil ich abklären will, wie es mit dem Stressabbauseminar weitergeht und ob ich am nächsten Wochenende zwei Tage nach Hause darf. Dann die Überraschung, ich darf nicht nur Samstag und Sonntag nach Hause, sondern auch dort übernachten. Damit überspringe ich quasi die zweite Stufe der Belastungsprobe, die noch vorschreibt, dass man an beiden Tagen nur tagsüber abwesend sein darf. Ich werte das als kleinen Erfolg, auch wenn Dr. Meier mir schwer ins Gewissen redet: »Wenn Sie merken sollten, dass es zu viel wird, oder es Ihnen irgendwie nicht gut geht, scheuen Sie sich nicht, sofort zurückzukommen.« Zurückkommen, ich? Jetzt mal ernst bleiben. Da muss ich schon dicht am völligen Zusammenbruch sein, um so ein langes Wochenende frühzeitig abzubrechen. Außerdem, wie sieht das denn aus, wenn ich nicht mal ein Wochenende daheim aushalte?

In der Beschäftigungstherapie bin ich mittlerweile beim dritten Weidenkorb, und auch in der Maltherapie habe ich bereits das sechste Bild begonnen. Mir gehen so langsam die Ideen aus. Die Therapien sind ja alle ganz nett, aber nach der dritten oder vierten Stunde wird selbst das zur Routine, quasi therapieren im Akkord. Mittlerweile sind das reine Pflichttermine, die ich möglichst schnell und unauffällig hinter mich bringe. Die neue Maske »Patient Hauck« meldet sich zum Dienst. Vielleicht mache ich nach der Klapse ja einen Maskenladen auf. Bei dem Vorrat, den ich mit mir rumschleppe, reicht der Bestand für mehrere Jahre.

Bei den Pflegestunden versuche ich mich zwar zurückzuhalten, aber trotzdem sind es meist nur ich und ein oder zwei andere Patienten, die aktiv mitdiskutieren. Selbst dort fällt mir auf, dass unsere Gespräche mit der Zeit um die immer gleichen Themen kreisen. Wir wollen es zu vielen recht machen, erlauben uns keine Fehler und trauen uns viel zu wenig zu. Das ist quasi der Extrakt aller sich überschlagenden Gedanken in unseren Köpfen.

Manchmal frage ich mich, ob es mehr darum geht, uns vor Augen zu führen, was wir alles schon wissen, statt mit den Defiziten zu arbeiten. Jeder von uns durchschaut viele der Mechanismen da draußen in einer Welt, von der ich immer überzeugter bin, dass sie die eigentliche Verrückte ist. Diktatoren, eiskalte zahlengeile BWLer, Egomanen, herrschsüchtige Chefs, machtgeile Politiker, Kriegstreiber. Alle draußen, alle untherapiert, werden bewundert, und jeder hängt an ihren Lippen, wenn sie ihren hirnverbrannten Quatsch absondern. Die zum Teil hochsensiblen, kreativen Depressiven, Borderliner, Schizophrenen, die ich hier kennenlernen darf, werden behandelt, als wären sie die beklopptesten Menschen überhaupt. Wer ist denn nun krank im Kopf?

17. März, Oberarztvisite. Nach den üblichen Fragen und dem mittlerweile altbekannten Hinweis, doch besser zwischen Privat und Beruf zu trennen, eröffnet mir Dr. Obertor: »Nun, Herr Hauck, aufgrund Ihrer Entwicklung würden wir Sie, Ihr Einverständnis vorausgesetzt, in einer Tagesklinik in Ihrem Heimatort anmelden. Das würde bedeuten, Sie gehen tagsüber in die Klinik und übernachten zu Hause. Es wäre vergleichbar mit dem normalen Gang zur Arbeit.« Sie macht eine dramaturgische Pause und fragt mich dann: »Spricht von Ihrer Seite etwas dagegen?«

Welch eine Frage! Mein »Nein« kommt aus vollstem Herzen.

Dr. Obertor ergänzt: »Wenn wir Sie diese Woche noch anmelden, könnte es bereits Ende März so weit sein, dass Sie wechseln.«

Ich will jetzt nicht zu euphorisch wirken, deshalb beschränke ich meine Antwort auf ein »Das kann ich schaffen«.

»Gut.« Dr. Obertor macht ein paar Notizen in meiner Akte. »Sobald wir wissen, wann Sie wechseln, werden wir Sie zeitnah informieren.«

»Aber was ist mit dem Stressabbau-Seminar?«

»Das lassen wir ausfallen, etwas Ähnliches werden Sie auch in der Tagesklinik bekommen.« Damit ist die Visite beendet, und ich bin einen ganz großen Schritt weiter.

Selten bin ich die Treppen zum Aufenthaltsraum so beschwingt hinuntergelaufen wie an diesem Tag. Als Elke mir auf der letzten Treppenstufe begegnet, meint sie: »Holla, was hast du denn für Drogen bekommen, dass es dir so gut geht?«

»Tagesklinikermin«, flöte ich und grinse so breit es geht.

»Na, dann mal herzlichen Glückwunsch, wann soll es denn losgehen?«

»Sie rechnen wohl mit Ende März«, erkläre ich ihr und

schwinge mich um die letzte Ecke, rumple dabei fast mit Johann zusammen.

»Vorsicht«, sagt er. »Wir flicken Seelen, keine Knochen.«

Zwei Tage später steht die nächste wichtige Arztvisite an. Sibylle kommt um neun Uhr, und wir besuchen gemeinsam die Visite bei Dr. Meier. Ich amüsiere mich sehr über das Gespräch zwischen Dr. Meier und meiner Frau. Er fordert Sibylle auf, noch mal aus ihrer Sicht zu erzählen, wie sie meinen Suizidversuch und die Tage davor erlebt hat. Sie beginnt zu berichten, und Dr. Meier interveniert mit Rückfragen. Obwohl ich danebensitze, reden die beiden in der dritten Person über mich. »Er tat dies, er sagte das.« Wirkt seltsam, so als ob ich überhaupt nicht anwesend wäre. Irgendwann scheinen die beiden es zu merken, vielleicht habe ich zu breit gegrinst.

»Herr Hauck, Sie können sich natürlich beteiligen, wir wollten Sie nicht ausschließen«, sagte Dr. Meier.

»Halb so wild«, winke ich ab. »Ist mal ganz amüsant zu hören, was andere über einen sagen, selbst wenn's die eigene Frau ist.«

Sibylle gibt mir einen Stoß in die Seite, den ich mit einem theatralischen »Aua, nicht so fest« quittiere.

Dafür bekommt Sibylle einige Hinweise im Umgang mit mir, damit sie sich nicht zu sehr mit meiner Krankheit und der Sorge um mich belastet. Tja, für mich braucht man eben eine Gebrauchsanweisung.

»Seien Sie sich im Klaren darüber, Frau Hauck, Sie sind weder schuld an der Krankheit Ihres Mannes, noch tragen Sie dafür die Verantwortung. Sie können ihn unterstützen, indem Sie einfach da sind. Aber die Veränderungen, die Herrn Hauck stabilisieren, die muss er ganz alleine schaffen. Und versuchen Sie auch, einen Ausgleich zum Thema Depression zu bekommen. Wenn Sie das Gefühl haben, es belastet Sie zu sehr, macht es durchaus Sinn, wenn Sie selbst sich einen Therapeuten suchen.«

Dann gibt er uns noch einige Tipps mit auf den Weg. So sollen Sibylle und ich eine Liste von »Frühwarnzeichen« definieren, um in Zukunft rechtzeitig zu erkennen, wenn ich wieder tiefer in eine Depression abzurutschen drohe. Unser Vorgehen im Umgang mit dem Thema findet er sonst sehr gut, die Kinder sollen erfahren, was ihr Vater hat, die Selbstmordepisode sollten wir ihnen aber auch nach Ansicht von Dr. Meier noch verschweigen.

Zudem erfahre ich, dass ich Venlafaxin weiterhin nehmen werde und dass ich für die Station schon ein eher schwerer Fall bin. Schwerer Fall, für mich ein neues Konzept. Nahm ich doch an, dass das einzig Schwere oder besser Schwerwiegende der Selbstmordversuch war. Ein Ausreißer, ein Ausbruch meiner inneren Drama Queen. Jetzt offenbart mir Dr. Meier aber, dass meine Gesamterkrankung als schwer einzustufen ist. Das muss ich erst mal sacken lassen. Schwer krank. Geistig schwer krank. Kurz blitzt wieder der Begriff »verrückt« auf, und es tanzen Bilder von Zwangsjacken und merkwürdig irr lachenden Ärzten vor meinem geistigen Auge herum.

»Haben Sie sonst noch Fragen?«

Als wir verneinen, sind wir aus der Visite entlassen.

»Das lief doch ganz gut«, meine ich, als wir gemeinsam die Treppe zum Erdgeschoss hinuntergehen.

Sibylle nickt. »Vor allem hilft es mir sehr, dass dein Arzt meint, ich soll das Ganze nicht zu sehr auf mich beziehen und an mich herankommen lassen. Das hab ich die letzten Wochen auf jeden Fall gemacht.«

»Mach dir keine Gedanken«, versuche ich meine Frau zu beruhigen. »Ich bin hier wirklich in besten Händen.«

Wir verabschieden uns mit einem Kuss an der Tür, und als Sibylle außer Sicht ist, kehre ich zurück auf die Station.

Dort herrscht zu meiner Verblüffung eine ordentliche Aufruhe. Als ich Laura auf dem Flur begegne, fragt sie mich: »Hast du Ruben gesehen?«

»Nein, wieso? Ist was mit ihm?«

»Es geht ihm wohl sehr schlecht. Ich schätze, ein depressiver Schub. Und so, wie sich die Pfleger aufführen, scheint er suizidal zu sein.«

Ruben suizidal? So hatte ich ihn bislang überhaupt nicht eingeschätzt. Andererseits konnte ich mir das von mir bis zum 5. Februar auch nicht vorstellen.

Simone kommt die Treppe herunter. Als sie Laura und mich sieht, informiert sie uns: »Sie haben ihn gefunden. Oben ist die Visite erst mal gestoppt, und einer der Pfleger ist mit ihm bei Dr. Meier. Dr. Obertor kommt auch noch vorbei.«

»Gott sei Dank«, sagt Laura erleichtert. »Ich hab mir schwere Sorgen um ihn gemacht.«

»Hoffen wir mal, dass sie ihm helfen können.«

Gut, dass Sibylle davon nichts mitbekommen hatte. Das hätte sie sicher sehr beunruhigt.

Man merkt uns allen den restlichen Tag an, dass wir uns um Ruben Sorgen machen. Wir sind eine Schicksalsgemeinschaft, die auch in einer Krise zusammenhält. Als Ruben abends wieder im großen Aufenthaltsraum auftaucht, scheint er gefestigt zu sein. Man meint, ein Aufatmen im ganzen Raum zu vernehmen. Wir sind besorgt, aber nicht auf die Art, wie ich sie im Büro oder im normalen Alltag erlebe. Dieses Besorgtsein, weil jemand nicht so funktioniert, wie er soll, weil er aus der gewohnten Norm herausfällt, das ist die Sorge derer, die mit dem Fremden, Ungewohnten nicht umgehen können. Unsere Sorge ist reiner. Wir sind alle aus der Rolle gefallen, die uns zugewiesen war. Deshalb scheren uns Normen und dumme Konventionen nicht. Und damit ist Raum für ehrliche Sorge, für Sorge um Leben und Wohlergehen statt Funktionieren und Gehorchen.

Als ich im Pflegerraum meine Tabletten abhole, sehe ich, wie sich Ruben in einer Liste einträgt. Die Liste ist in Stunden eingeteilt, und so, wie es aussieht, muss er stündlich unterschreiben und damit seine Anwesenheit bestätigen. So ganz aus dem Schneider ist er offensichtlich noch nicht, aber zumindest steht er unter der besonderen Betreuung des Pflegepersonals.

Einer der neuen Patienten, die immer wieder mal aus der T5 nachrücken, ist Frank. Ich schätze ihn mindestens so groß wie mich. Aber er ist kräftiger als ich und hat eine sonore Stimme. Als ich von der Beschäftigungstherapie zurückkomme, sehe ich ihn in ein sehr aufgeregtes Gespräch mit Michael, dem Pfleger, vertieft.

»Ich habe meine Sachen nur aufs Zimmer gebracht, das Tablet und den Geldbeutel aufs Bett gelegt und bin kurz raus, um unten was zu fragen. Und als ich wieder hochkomme, ist beides weg.«

»Das ist sehr ärgerlich.« Michael nickt, man merkt ihm an, wie unangenehm ihm das ist. »Am besten, wir rufen gleich die Polizei und geben eine Anzeige auf. Viel Hoffnung, dass wir die Sachen wiederfinden, habe ich nicht, aber immerhin ist der Fall dann bekannt, und es kann gegebenenfalls offiziell ermittelt werden.«

Daran erkennt man deutlich, dass wir nicht weggesperrt sind. Im Prinzip kann jeder das Gelände betreten oder verlassen. Es ist wie »draußen«. Und deshalb kann auch so etwas passieren. Aber man kann niemandem einen Vorwurf machen, das ist auch Frank klar.

Als wir später zusammensitzen, denkt er darüber nach, den Dieb in eine Falle zu locken, und stellt Vermutungen auf, wer es sein könnte.

»Meinst du ernsthaft, wer so was tut, ist leicht zu fangen?«, frage ich ihn. »Überleg mal. Er hat es in den ersten Stock geschafft, zu einer Zeit, als es keine Therapien gab. Jede Sekunde hätte jemand auftauchen können, und wir haben noch nicht mal die kleinste Spur. Wenn wir ehrlich sind, wissen wir noch nicht mal, ob es jemand von der Station, der Klinik oder von außen war.«

Frank nickt. »Hast ja recht, extrem ärgerlich ist es trotzdem.«

»Natürlich«, stimme ich ihm zu. »Aber es hilft nichts, du kannst nichts weiter tun, als deine Mobilfunkkarte sperren zu lassen und dich mit dem Verlust abzufinden.«

Es soll nicht der letzte Diebstahl sein.

Abends im großen Aufenthaltsraum ist Frank wieder dabei. Er erzählt uns seine Lebensgeschichte, die wie so oft mit Depressionen zu tun hat. Beruflich hat er sich mit professionellem Drachenbau beschäftigt. »Das sind richtig große Lenkdrachen, so wie man sie auf Festivals sieht«, erklärt er uns. Seine Augen leuchten, während er davon erzählt. »Aber ich habe einen Hang zur Perfektion. Und deshalb immer sehr viel Zeit in das Ganze investiert. Daran ist dann meine Beziehung gescheitert. Von da an ging es bergab, und jetzt bin ich arbeitslos. Nun sitze ich hier und hab eigentlich überhaupt keinen Plan, wie es weitergehen soll.«

»Vielleicht einfach erst mal gar nicht planen, sondern wieder auf den Damm kommen?«, schlägt Simone vor.

»Tja, aber das eine bedingt das andere. Vielleicht hast du recht. Vielleicht muss ich hier erst zur Ruhe kommen, um wieder klare Gedanken fassen zu können.«

Frank wird in der Folgezeit so etwas wie mein Kurzzeitfreund. Wir verstehen uns prächtig, marschieren des Öfteren gemeinsam übers Gelände oder sonnen uns auf der Terrasse, während wir über Gott und die Welt diskutieren.

Den kommenden Samstag und Sonntag darf ich das erste Mal komplett zu Hause verbringen. Sibylle und ich nutzen den Samstag, um dem Jüngsten endlich sein lange versprochenes Fahrrad zu kaufen. Das Strahlen in Juniors Augen, als er stolz mit seinem neuen Rad am Nachmittag die ersten Runden dreht – ja, ich gestehe, es tut verdammt gut. Am Sonntag verbringen wir fast den ganzen Vormittag in einem Erlebnisbad. Sibylle und ich lassen uns in den Whirlpools und warmen Außenbecken aufweichen, die Kinder tummeln sich auf all den Wasserrutschen, die das Bad aufzubieten hat. Und das sind 'ne Menge. Normale Dinge, wie sie normale Familien tun. Hoffentlich bleibt uns das erhalten. Mir ist klar, dass ich dazu einen großen Beitrag leisten muss. Aber ich spüre auch, wie wichtig mir das Familienleben ist. Wie schön es ist, das Lachen in den Augen der eigenen Kinder zu sehen, wie wichtig eine Umarmung der Frau sein kann, die man liebt. Meine Krankheit hat das alles immer mehr kaputt gemacht. Durch sie wurde ich immer gereizter, habe mich mehr und mehr zurückgezogen, die Bedeutung des Berufs weit über die der Familie gestellt.

Wieder im eigenen Bett aufwachen, mit der Familie frühstücken, überhaupt den ganzen Alltag hautnah mitbekommen. Ja, ich will, dass der Klinikaufenthalt ein Ende hat. Ich bin mehr Familienmensch, als ich mir bislang eingestanden habe.

Weil ich Sibylle versprochen habe, mit ihr gemeinsam Nordic Walking zu betreiben, machen wir uns am Sonntagnachmittag auf den Weg. Unterwegs bringt mich Sibylle auf den aktuellen Stand, was die Kinder angeht, und wir diskutieren, wie wir gemeinsam weitermachen, wenn ich entlassen bin. Während wir kräftig mit den Nordic-Walking-Stöcken arbeiten, merke ich, wie mir immer flauer wird. Es rumort in meinem Magen, als hätte ich da drin einen Gärkeller. Noch halte ich durch, will ja nicht den Schwachen spielen (ja, ich weiß, altes Muster). In Wirklichkeit habe ich schlicht Angst, dass mir solch ein Zwischenfall eine weitere Verlängerung des Klinikaufenthalts einbringen könnte.

Mir perlt der Schweiß von der Stirn. Schließlich muss ich anhalten. Sibylle wendet sich um. »Alles in Ordnung mit dir?«

»Ja, geht schon.« Jetzt bloß nicht schlappmachen, denke ich, am Ende muss ich noch zurück in die Klinik. Aber nach weiteren hundert Metern geht überhaupt nichts mehr. »Könntest du vielleicht einfach alleine weitergehen und mich dann mit dem Auto holen?«

»Was ist denn? Geht es dir nicht gut?«, fragt Sibylle besorgt.

»Ich weiß nicht, mir ist gerade übel, ziemlich heftig sogar.«

»Warte hier, ich bin in zehn Minuten wieder da.« Damit marschiert sie sehr zügig Richtung zu Hause. Ich setze mich auf den Grasstreifen am Rand des Feldwegs und versuche, meinen rasenden Puls unter Kontrolle zu bekommen.

Noch während ich warte, muss ich mich übergeben. Danach fühle ich mich zwar besser, aber sehr schwach in den Knien. Schließlich höre ich das vertraute Geräusch unseres Busses. Sibylle hält in meiner Nähe und hilft mir beim Einsteigen.

»Was ist denn los?«, fragt sie besorgt.

»Keine Ahnung, aber jetzt ist es schon besser.«

»Am besten, wir legen uns beide noch eine Weile hin.«

Zu Hause angekommen, lege ich mich ins Bett. Alles in mir fühlt sich schwach und ausgelaugt an. Nach zwei Stunden Schlaf geht es mir aber bedeutend besser.

Sibylle klärt mich auf: »Der Große hat vorhin auch einmal

gespuckt. Ihr zwei wart die Einzigen, die Salamipizza hatten. Ich vermute mal, die Wurst war schlecht.«

Das wäre mir als Erklärung natürlich am liebsten. Gerade jetzt, da alles Richtung Entlassung läuft, will ich keine unnötigen Zwischenfälle. Ich kann mir lebhaft vorstellen, welche Schlüsse die Ärzte daraus ziehen könnten. »Tja, Herr Hauck, die Situation zu Hause schlägt Ihnen wohl doch auf den Magen? Sie sind offenbar noch gestresster, als wir dachten.« Nein, danke, es reicht, so hilfreich die Klapse auch gewesen sein mag, irgendwann sollte Schluss sein.

Als Sibylle mich am Abend in die Klinik fährt, merke ich, wie froh ich bin, bald in die Tagesklinik zu dürfen. Die Belastungsproben sind für mich nur in dem Moment eine Belastung, wenn ich mich von Sibylle verabschieden muss, um zurück in die Klinik zu gehen. Ich würde das Ganze am liebsten spiegeln, aus den Wochenenden den Klinikaufenthalt machen und dafür die Woche mit der Familie verbringen. Nichts, was in der Klinik passiert, weckt in mir noch das Gefühl, weiterzukommen. Die Tabletten, nun, die würde ich auch von einem Arzt oder Psychologen zu Hause bekommen. Und die Patienten? Selbst da wiederholen sich die Gespräche mit der Zeit. Klar kann ich zum zwanzigsten Mal erklären, dass ich mit vielen Menschen nicht zurechtkomme, dass ich keinen Smalltalk mag, dass mir Intoleranz zuwider ist. Klar weiß ich, dass dann wieder die Hinweise der Ärzte kommen, man müsse sich den Gegebenheiten anpassen. Schöner Rat, aber genau das Sichanpassen hat mich hierhergebracht. Bringt mir bei, das Maul aufzumachen, lehrt mich, rotzig zu sein! Das brauche ich. Es gibt einen Wendepunkt, an dem man sich außer Belanglosem nichts mehr zu erzählen hat. Und Belangloses habe ich schon immer gehasst. Deshalb war ich nur ungern auf Partys, deshalb fiel und fällt es mir schwer, neue Leute kennenzulernen. Weil mich das Triviale abstößt, weil ich Bedeutung liebe. Ach, und wo ihr schon dabei seid: Bringt meinem Umfeld endlich bei, über meine Leidenschaft für Technik nicht mehr zu lästern, sondern die Fresse zu halten. Ich werde das nicht ablegen, höchstens die Leute, die ihre Klappe nicht halten können … Langsam, du bist schon wieder im »Fass mich nicht an, ich hau dich«-Modus. Ich bin's, euer Eskalator.

@bicyclist So. Zurück in der Jugendherberge für Bekloppte. #ausderklapse

Bei der nächsten Oberarztvisite teilt Dr. Obertor mir mit: »Herr Hauck, wir können Sie zum 13. April in die Tagesklinik wechseln lassen. Da Sie dort ja schon ein Vorstellungsgespräch hatten, kann der Wechsel nahtlos erfolgen.« Stimmt, vor meiner Krise war ich mit Sibylle dort, um zu eruieren, wie gut die Chancen für eine Aufnahme wären. Ich überschlage kurz: noch zwei Wochen. Der Abschied kommt viel schneller als gedacht. Mit knapp acht Wochen werde ich einen Monat früher entlassen, als ich erwartet habe. Damit heißt es »Good-bye, Bogenschießen«, mit uns wird's wohl nichts mehr werden. Aber endlich weg von hier, einen neuen Schritt in Richtung Normalität gehen.

Viel Neues passiert in der Klinik nicht mehr. Aber plötzlich stehen da eines Tages zwei Elektriker bei uns auf dem Flur und werkeln an der Decke herum. Zunächst vermuten wir Leitungsprobleme oder Ähnliches. Schließlich stellt sich aber heraus, dass sie einen WLAN-Router montieren. Was draußen selten zu finden ist, kriegen wir hier frei Haus geliefert. Bekloppt sein hat halt doch seine Vorteile. Aber war ja klar, dass so etwas dann passiert, wenn ich bald entlassen werde. Als ich Frank davon erzähle, der mit mir bislang regelmäßig zum Empfang gepilgert ist, um dort online zu gehen, ist dieser ganz aus dem Häuschen.

@bicyclist Wie cool ist das denn? Gerade sind Elektriker auf unserer Station und installieren einen kostenlosen WLAN-Hotspot in der Klapse. #ausderklapse

»Tatsächlich, es gibt WLAN, ich fasse es nicht.« Er nickt. »Kommst du mit? Holen wir uns unseren Zugangscode.«

»Einverstanden, lass uns zum Empfang marschieren.«

Schon lustig, alle haben sie mir erzählt: »In der Klapse wird dich niemand mehr erreichen, da bist du weggesperrt«, oder: »Die nehmen dir alles ab. Kein Telefon, kein Computer, gar nix.« Ich weiß ja nicht, an welche Klapse die dachten. Hier drin in meiner persönlichen Lieblingsklapse können wir auf allen möglichen Kanälen kommunizieren. Mein innerer Racheengel dreht gerade eine Sonderschicht und lacht vor Genugtuung.

»Ich hab jetzt eingesehen, dass ich zu viel auf einmal wollte«, erzählt Frank plötzlich auf dem Weg.

»Das ist ein Problem von uns allen, wir wollen immer alles auf einmal. Schon weil wir uns dann sicherer fühlen.«

Frank nickt. »Weißt du, es ist für mich einfach furchtbar schwer, mit irgendeiner Unsicherheit zu leben. Ich brauche Kontrolle.«

»Du wirst aber nie völlige Kontrolle über etwas bekommen. Glaub mir, ich weiß, wovon ich rede. Hab das alles schon versucht, klappt nicht.« Ich drehe meinen rechten Arm, sodass die Narbe sichtbar wird. »Genau das hat mir mein Kontrollwahn eingebracht.«

»Und was machst du dagegen?«, fragt Frank.

»Tja, wenn ich das wüsste. Ich versuche, mal etwas einfach so geschehen zu lassen. Aber glaub mir, ich krieg dabei fast die Krätze.«

»Was mich an den ganzen Therapien und insbesondere an den Gesprächsrunden stört, ist, dass wir dort eigentlich nur das

Offensichtliche, das Logische diskutieren.« Er schaut mich an. »Verstehst du, was ich meine?«

»Aber klar. Wir denken alle oft genug darüber nach, aber unsere Krankheiten lassen es nicht zu, dass wir unsere Gedanken in die Tat umsetzen.«

»Ich glaube, wir müssen immer wieder kleine Schritte mache und akzeptieren, dass es auch mal rückwärts gehen kann.« Ich ahne noch nicht, wie recht er hat und welch großen Schritt rückwärts ich an diesem Abend machen werde.

Als ich abends Sibylle anrufe, ist der Termin für die Tagesklinik die erste Nachricht, die ich verkünde: »Schatz, ab 13. April muss dein Hausfreund jeden Abend gehen. Ich darf in die Tagesklinik!«

»Blödmann und toll«, antwortet sie mit einem Lachen. Und dann bricht meine gerade so schöne, neu gestrichene und fein gemachte Welt fast augenblicklich wieder zusammen. Sibylle informiert mich nämlich: »Du, dein Chef hat mit mir über WhatsApp gechattet und war wohl sehr besorgt, dass du so viel twitterst.«

»Wie jetzt, der ist auf Twitter?« Insgeheim denke ich: Okay, sofort blockieren.

»Nein, er liest dich wohl einfach über die Suche bei Google.« Richtig, man kann, wenn der andere sich nicht versteckt, alle Tweets prinzipiell über eine normale Suche lesen. Für mich aber ist das Stalking. Ich schreibe dort als Privatperson, wer da Bezüge zu meinem Job findet, der muss schon viel Fantasie aufbringen. Was genau jetzt passiert, verstehe ich im Nachhinein immer noch nicht. Ich spüre nur, dass in mir eine Mischung aus Wut, Aggression und Verzweiflung aufsteigt.

»Verdammt noch mal«, schreie ich so laut, dass meine Stimme fast kollabiert. »Hört die Schnüffelei denn gar nicht mehr auf?« Meine Mitpatienten blicken erstaunt und geschockt zu mir, also verlasse ich die Station und telefoniere draußen weiter.

»Jetzt komm wieder runter, der will doch nur dein Bestes«, versucht Sibylle mich zu beruhigen.

»Scheiß auf mein Bestes, genau das haben sie doch auch gewollt, als ich mit Rasierklingen im Turm geendet bin.« Ich bin außer mir, habe längst die Kontrolle über meine Emotionen verloren, mein Verstand packt gerade die Koffer. »Der macht mit dem Dreck doch meine ganze Therapie kaputt, jetzt kann ich wieder von vorne anfangen.«

Sibylle versucht weiter, mich zu beruhigen. »Du siehst das zu eng. So wild ist das nicht, notfalls erklärst du es ihm eben.«

Jetzt raste ich völlig aus. »Erklären, ich? Da kann ich mir ja gleich 'nen Strick nehmen oder wieder die Klingen. Das kann ich nicht erklären, das ist nichts, was irgendeiner von denen ernst nimmt, geschweige denn versteht.«

»Hör auf!« Jetzt brüllt Sibylle in den Hörer. »Hör verdammt noch mal auf. Sag nie wieder so einen Mist. Wir brauchen dich, und das ist das Wichtige. Soll ich vorbeikommen, soll ich jemanden anrufen?«

»Warum? Was soll das bringen? Dass sie mich wieder auf die T5 und dieses Mal wahrscheinlich in den Beobachtungsraum packen?« Ich bin noch immer außer mir, aber zumindest mein Kreislauf beruhigt sich ein wenig.

»Ich will dich nicht verlieren. Und die Kinder brauchen einen stabilen Vater. Also, wenn es dir hilft, mach ich mich sofort auf den Weg.«

Das hat gesessen. Statt zu brüllen, sage ich kleinlaut. »Ich weiß, die Familie ist wichtiger.«

»Ja, zum Donnerwetter.« Sibylle ist immer noch aufgebracht. »Und wenn das Thema nicht aufhört, dich zu belasten, und du das Gefühl hast, es versteht dich keiner bei der Arbeit, dann klär auf oder geh. Aber lass nicht die Familie darunter leiden. Wir halten zusammen, aber dazu brauchen wir dich!«

»In Ordnung«, verspreche ich. »Ich werde mich jetzt erst mal zu den anderen setzen, damit ich nicht alleine bin, und ich melde mich noch mal, bevor ich schlafen gehe. Mach dir keine Sorgen, hab mich wieder beruhigt.«

»Doch, ich mache mir Sorgen.« Ich meine, diesen Klang in ihrer Stimme zu hören, den sie immer dann hat, wenn kurz darauf Tränen fließen. »Versprich mir, dass du keine Dummheiten machst und dass du zu einem Arzt oder Pfleger gehst, wenn etwas nicht stimmt. Versprich es.«

»Ja, versprochen. Aber jetzt beruhig du dich erst mal, du bist auch ganz schön aufgewühlt.«

»Ach, wundert dich das? Ich habe auf ein nettes Gespräch am Abend gehofft und krieg so etwas ab. Ist nicht gerade spaßig. Aber egal, jetzt gehst du erst mal zu deinen anderen Bekloppten und lenkst dich ab, damit du wieder auf andere Gedanken kommst. Bevor du ins Bett gehst, will ich noch auf WhatsApp lesen, wie es dir geht. Und jetzt tschüss, und ich liebe dich, du verrückter Kerl.«

»Ich dich auch, und verrückter Kerl stimmt.«

Sie legt auf, und ich bleibe noch ein wenig draußen stehen. Mein ganzer Körper ist im Amokmodus. Jetzt nur nichts Falsches tun. Soll ich mir eine Bedarfsration Beruhigungsmittel geben lassen? Besser nicht, damit würde ich signalisieren, dass ich gerade sehr aufgewühlt bin, und ich möchte nichts riskieren, so kurz vor der Entlassung in die Tagesklinik. Oder vielleicht ein Spaziergang? Ein Blick aufs Smartphone sagt mir, dass es dafür zu spät ist, ich käme erst nach 21 Uhr zurück, und das würde auch Aufmerksamkeit erregen.

Es bleibt mir nichts anderes übrig, als mich in den Aufenthaltsraum zu setzen und mit den anderen das übliche Abendprogramm abzuspulen. Heute ist es eine DVD mit einem Spielfilm, den wir gemeinsam schauen. Wenigstens lenkt das die Gedanken ein kleines bisschen ab. Aber die Wut bleibt, die kriege ich so schnell nicht los, das weiß ich aus der Vergangenheit. Simone und Ulrich kommen vorbei und fragen nach, ob denn alles in Ordnung sei.

»Ja, schon wieder abgeregt«, erwidere ich wortkarg.

In mir rumort es, ich spüre, wie sich mein Magen verkrampft und meine Glieder kribbeln, als wollten sie einen Marathonlauf zurücklegen. Dieses Gefühl hasse ich, weil ich es nicht kontrollieren kann. Und weil ich dann nicht für meine Reaktionen garantieren kann. Erst als ich mit meinen Medikamenten befüllt im Bett liege, komme ich langsam runter und zu mir. Dankenswerterweise garantieren mir die Pillen einen relativ konstanten Schlaf, egal welche Erlebnisse ich tagsüber hatte. Ich setze noch ein paar Zeilen an Sibylle ab und schlafe dann relativ zügig ein.

Es soll nicht die einzige böse Überraschung bleiben. Als ich am nächsten Tag nach der Pflegegruppe mein Tablet aus dem Zimmer holen will, ist es weg.

Mist, ich Dummkopf, tadele ich mich selbst. Ich habe es zwar in einer Art Mappe gelassen, sodass es von außen nicht sichtbar war, aber offensichtlich war das nicht gut genug versteckt. Also runter ins Pflegerzimmer und den Diebstahl gemeldet. Alexander und meine Hassliebe Cornelia haben heute Spätdienst.

»Mein Gott, Herr Hauck, das ist ja ärgerlich.« Cornelia sprintet förmlich hinter der Theke hervor, und kurz fürchte ich, sie wolle mich tröstend umarmen.

Sehr viel pragmatischer ist da Alexander, der fragt: »Sollen wir die Polizei informieren? Wollen Sie eine Anzeige aufgeben?« Als ich verneine, werde ich von beiden verblüfft angestarrt. »Aber es ist doch sicher ein teures Gerät. Da muss man doch was unternehmen.«

Ich winke ab, betrachte zum ersten Mal eine Sache, die mich sonst in höchste Panik versetzt hätte, völlig pragmatisch.

»Mal ehrlich, das Tablet wird nicht mehr auftauchen, das hat der Dieb längst in Sicherheit gebracht. Meine Daten hat er nicht, da ich sie per Fernzugriff gelöscht habe. Also, wenn ich mich über etwas aufregen will, dann über meine eigene Dummheit zu glauben, dieser Ordner, in dem es steckte, wäre eine gute Tarnung.«

Dennoch kann ich die beiden nicht davon abhalten, die Mitpatienten über den Diebstahl zu informieren und das ganze Haus zu durchsuchen. Wie zu erwarten bleibt das Tablet verschwunden. Wie aber nicht zu erwarten, bleibe ich den ganzen Abend so gelassen wie schon lange nicht mehr. Nur die dauernden Mitleidsbekundungen, die nerven.

Selbst Sibylle ist nach meinem letzten Ausraster sehr verblüfft über meine Ruhe. Als ich am Abend mit ihr telefoniere und den Zwischenfall berichte, fragt sie mich: »Und du hast keine besonderen Medikamente intus?«

»Nein, Schatz, ich habe nur beschlossen, dass es nicht lohnt, sich über etwas aufzuregen, was man eh nicht mehr ändern kann.«

»So kenn ich dich ja schon seit Jahren nicht mehr«, antwortet Sibylle hörbar verblüfft. »Du hast dir in der Vergangenheit alles furchtbar zu Herzen genommen. Kannst du das so beibehalten wie gerade eben? Das fände ich richtig gut.«

Ich lache und verspreche ihr: »Ich werde mein Möglichstes tun.«

Dann ist sie da: die letzte Woche in der Klapse. Alle Therapien laufen jetzt nur noch auf Sparflamme. Laufende Arbeiten beende ich, dann beginnen die Abschlussgespräche. Besser gesagt das Abschlussgespräch, denn einzig meine Maltherapeutin Frau Tanner setzt sich mit mir zusammen, um über meine Erkenntnisse und die Bilder zu sprechen. Was ich tatsächlich für mich entdeckt habe: Ich kann doch loslassen und muss nicht wie früher zwangsweise gegenständlich malen. Gerade meine abstrakteren Bilder gefallen ihr ausgesprochen gut.

»Zu Anfang haben Sie sich immer streng an die Vorlagen gehalten. Jetzt zum Ende hin sind Sie viel lockerer, spielerischer unterwegs. Erhalten Sie sich das, auch für die Zeit nach der Klinik.«

Dabei war ich bei manchem Bild einfach zu faul für Details. Aber ich will sie nicht in ihren Interpretationen bremsen. Schließlich soll die Malerei ja einen therapeutischen Effekt haben. Und wer bin ich denn, dass ich dem widerspreche.

»Dann wünsche ich Ihnen für Ihren weiteren Weg noch alles Gute«, verabschiedet sie sich von mir. Damit ist auch die letzte Maltherapiesitzung beendet.

Mit meinen Bildern unterm Arm marschiere ich an diesem Morgen, dem Mittwoch vor der Entlassung, zurück auf die Station. Malerei. Sie bedeutete mir eine Zeit meines Lebens alles. Aber dann gewann die Ratio über die Fantasie, und ich tat doch wieder, was vernünftig, was für mein Umfeld richtig war, und begann ein Studium der Computerlinguistik und künstlichen Intelligenz. Vernünftig, zukunftsorientiert und so außergewöhnlich, dass ich schon durch Erwähnung meiner Studiengangsbezeichnung Blicke zwischen Ver- und Bewunderung erheischen konnte. Ob ich damit meiner Seele einen Gefallen getan habe? Aber mit einem Selbstvertrauen von der Größe eines Sandkorns sind so unsichere Studien wie Kunst nicht unbedingt das Richtige.

Wir haben bestes Wetter, die Sonne scheint so warm, dass man keine Jacke benötigt, und die Sonnenstrahlen tun uns allen gut. In der Zwischenzeit habe ich eine ordentliche Bräune von den vielen Aufenthalten draußen und den Spaziergängen. Auch heute zieht es mich wieder auf die Terrasse, ich habe sowieso kaum noch Therapien, da kann ich auch noch ein wenig die Sonne genießen. Ohne es wirklich zu realisieren, verbringe ich den gesamten Nachmittag auf einer unserer Sonnenliegen. Früher wäre ich nicht einmal auf die Idee gekommen, mich einen ganzen Nachmittag nur in die Sonne zu legen. Schon seltsam, jetzt bald entlassen zu werden. Irgendwie ist alles noch so unfertig. Ich habe meine Medikation, aber überhaupt nicht das Gefühl, mit meiner Depression besser fertig werden zu können. Hoffen wir mal auf die Tagesklinik. Wie war das? Man wird hier stabilisiert entlassen? Okay, also immer noch depressiv, aber ich reg mich nicht mehr darüber auf.

Der 10. April: Freitag und Entlassungstag. Da ich schon am kommenden Montag in der Tagesklinik erwartet werde, hält man es für praktischer, mich bereits am 10. zu entlassen, wobei der Aufenthalt daheim wie eine Belastungsprobe gehandhabt wird. Ich bekomme also auch mein kleines Päckchen mit den Medikamenten für die nächsten zwei Tage. Nach dem Frühstück habe ich für mich einen möglichst frühen Zeitpunkt bei Dr. Meier reserviert, damit ich baldmöglichst von Sibylle abgeholt werden kann. Ich bin froh, wenn es endlich weitergeht. Froh, wieder zu Hause zu sein. Froh, ein Stück Normalität zurückzubekommen.

Dr. Meier begrüßt mich mit den Worten: »So, jetzt haben Sie es geschafft. Wie fühlen Sie sich?«

»Nervös, weil ich nicht weiß, was auf mich in der Tagesklinik zukommt, und froh, diese Etappe geschafft zu haben«, antworte ich wahrheitsgemäß.

Dr. Meier nickt, sichtet ein letztes Mal meine Akten. »Die Tabletten fürs Wochenende haben Sie bereits?«

»Ja«, erwidere ich.

»Gut. Sollten Sie irgendwelche schwerwiegenden Probleme oder gar suizidale Gedanken haben, können Sie immer in der Klinik anrufen, es wird jemand für Sie da sein, der zuhört und hilft, wenn er kann.«

»Danke, aber das werde ich hoffentlich nicht brauchen.«

»Das wünsche ich Ihnen. Sie werden von Ihrer Frau abgeholt?«

»Ja, in etwa einer Stunde.«

»Dann wäre das so weit alles, die Unterlagen für die Tagesklinik und Ihren Hausarzt bekommen Sie unten im Pflegerzimmer. Ich wünsche Ihnen alles Gute, Herr Hauck, und auch wenn es seltsam klingt: Ich hoffe, dass wir uns hier nicht mehr begegnen.«

Ich lächle. »So seltsam klingt das nicht, genau das wünsche ich mir auch.« Damit steht er auf; auch ich erhebe mich, und nachdem er mir die Hand geschüttelt hat, entlässt er mich und bittet den nächsten Patienten herein.

Es ist geschafft. Ich bin formell aus der Klinik entlassen. Was für ein Gefühl! Eine Mischung aus Aufregung, Freude, einer Prise Angst und einem Hauch Panik. Schließlich bin ich nicht als geheilt entlassen, sondern nur als stabilisiert.

Ich gehe ins Zimmer, packe letzte Dinge ein und gehe dann mit dem gesamten Gepäck nach unten in unseren Aufenthaltsraum. Susanne, Elke und Frank sind da, Simone sitzt am Tisch und strickt, und Rüdiger thront auf seinem Platz in der Ecke der Sitzgruppe.

»So, Leute, ich verabschiede mich schon mal. Es war eine sehr lehrreiche Zeit mit euch, und die Gespräche haben mir sehr geholfen.«

Simone steht als Erste auf. »Dir auch danke. Unsere Gespräche haben mir auch viel gegeben.«

Frank drückt mich und meint: »Bist ein netter Kerl, ich wünsch dir alles Gute, pass auf dich auf.«

Selbst Rüdiger umarmt mich, etwas, das ich nun gar nicht erwartet hätte. »Viel Glück, und auf dass wir uns hier nicht mehr treffen.«

»Mach es gut, pass auf dich und deine Familie auf, die ist mehr wert als alles andere zusammen«, sagte Elke.

Ich gehe ins Pflegerzimmer, wo heute Johann und Klaus Dienst haben. Auf der Theke sehe ich bereits meine Unterlagen.

Johann sieht mich an und fragt: »Wurde Zeit, nicht wahr?«

»Es war zwar schön hier, aber es muss weitergehen«, stimme ich zu.

»Das wird schon, geht es jetzt in die Tagesklinik?«

»Ja, aber zuerst freue ich mich aufs Wochenende.«

»Alles Gute«, wünscht mir Klaus, »und nicht vergessen: Zuerst an sich und seine Lieben denken, alles andere kommt später.«

»Werde ich mir merken«, verspreche ich.

@bicyclist Es ist Zeit, allen von Station T37 in meiner Klapse zu danken, die mir wieder zurück ins Leben und aus der Depression geholfen haben. #ausderklapse

Dann schnappe ich mir die Unterlagen, verstaue sie in meinem Rucksack und setze mich an den großen Tisch, um auf Sibylle zu warten. Ein Rucksack und eine Tasche konnten in den letzten neun Wochen alles beherbergen, was für mich wichtig war. Es gibt mir zu denken, wie vieles ich in der Vergangenheit an Verpflichtendem angehäuft habe, das ich gar nicht brauche.

Keine zehn Minuten später steht Sibylle in der Tür, lächelt mich an und meint: »Auf geht's, worauf wartest du noch?« Sie nimmt meine Nordic-Walking-Stöcke und die Tasche mit meinen Arbeiten aus der Klapse. Gemeinsam laufen wir zum Bus, verstauen die Sachen im Kofferraum, und nach einem Kuss und einer Umarmung geht es tatsächlich nach Hause. Ich kann es kaum realisieren, dass diese Fahrt keine Wochenend-Erprobung ist, sondern tatsächlich das Ende meiner Zeit in der stationären Psychiatrie, das Ende des Getrenntseins von der Familie. Ich lehne mich im Beifahrersitz zurück. Wir fahren nach Hause. Endlich. In diesem Moment bin ich von der T37, von meiner Station, wirklich entlassen worden. Für mich wird sie immer ein großer Teil meiner Geschichte, meiner Wiederkehr ins Leben sein.

Und ich habe die Diagnose Depression. Darüber bin ich froh. Das klingt sicher völlig verrückt. Aber seitdem ich diese Diagnose habe, erklärt sich mir vieles, was ich über Jahre hinweg nicht verstanden habe. Ich begreife endlich die dunklen, traurigen Phasen, die zwar manchmal zu kreativen Ausbrüchen führten, aber meist auch tiefschwarze Tage mit sich brachten.

TAGE IN DER KLINIK

@bicyclist Endlich ist er da, der Moment, an dem ich aufhöre zu existieren und beginne zu leben. #ausderklapse

Im eigenen Bett zu Hause aufwachen. Zu Hause. Augen auf, ja, tatsächlich, ich bin wieder zu Hause. Ich höre, wie die Kinder die Treppe runtertrampeln, wie im Esszimmer Geschirr klappert. Aufstehen, sich im eigenen Bad frischmachen, mit der Familie beim Frühstück sitzen an einem Montag. An einem Montag!

Ich drehe mich noch mal um, Klinik ist erst in zwei Stunden. Die Kissen hier sind einfach viel angenehmer, das Orange der Wände lässt den Raum in einem warmen Licht leuchten. Neben meinem Bett hängen die Bilder, die unsere Kinder mir im Laufe der Zeit gemalt haben. »Papa, hab dich lieb« oder »Dein Essen ist lecker« steht da zu lesen. Hier ist es viel gemütlicher. Will nicht raus.

Dann stehe ich doch auf, mache mich im eigenen Bad mit Dusche und Badewanne frisch.

Nach dem Frühstück richte ich meine Sachen und begebe mich auf den Weg zur Tagesklinik, bei der ich mich heute anmelden soll. Ich kann mit dem Fahrrad hinfahren, einer der ersten Unterschiede zur stationären Klinik und für mich ein großer Vorteil. Da wir nur ein Auto besitzen, wäre es logistisch sehr aufwendig geworden, hätte meine Frau mich dorthin fahren müssen. Aber so wird die Fahrt in die Klinik gleichzeitig zu meiner ersten (und einzigen) Fitnessaktion des Tages.

Bis zur Klinik sind es knapp fünfzehn Minuten, die ich angenehmerweise auf dem Hinweg bergab zurücklegen kann. Mit dem Fahrrad zu fahren war für mich schon zuvor ein Stück Autonomie, ein Stück Widerstand gegen die tradierten Vorstellungen meiner Umwelt. Aber diese Vorstellungen haben mir letztlich in ihrer Sturheit und Intoleranz das psychische Genick gebrochen. Wie war das in der Feuerzangenbowle? Er denkt ja schon wieder, er soll doch nicht denken. Ja, Denken ist schon noch ganz schön gefährlich. Eigenständig sowieso.

Das Gebäude sieht überhaupt nicht nach Klinik aus. Ein vierstöckiger Flachdachbau, weiß gestrichen, steht direkt an der Hauptstraße. Daneben befindet sich ein Park, und etwas weiter unterhalb, auf der gegenüberliegenden Straßenseite, entdecke ich einen Supermarkt, der für einige von uns Patienten die Grundversorgung mit Süßigkeiten sichert. Vor dem Gebäude befindet sich ein kleines Grundstück, das genug Platz für eine Sitzgruppe bietet und ein paar Abstellmöglichkeiten für Fahrräder. Dort schließe ich mein Rad an und betrete das Gebäude. Die untere und die erste Etage sind Wohneinheiten, die zweite und dritte Etage gehören zur Tagesklinik, noch eine Etage darüber befinden sich Büroräume, die im Moment aber leer zu stehen scheinen.

Als ich im zweiten Stock ankomme, fällt mein Blick in einen großen Raum, der weitestgehend leer zu sein scheint. An den Fenstern stehen eine Reihe von Stühlen und drei Tische, auf ihnen Miniaturvasen mit Blumen. Ich zähle drei Personen, wie ich vermute Patienten, eine ältere Frau mit Strickzeug, einen jungen Mann, der auf seinem Smartphone tippt, und eine junge Frau, die mit Bleistift an einer Zeichnung arbeitet.

Noch bevor ich etwas sagen kann, tritt eine Frau von geschätzten 55 Jahren auf mich zu, streckt mir die Hand entgegen und fragt: »Und Sie sind der Herr …?«

»Hauck«, antworte ich. »Ich soll in die Tagesklinik aufgenommen werden. Bin von der Psychiatrischen angeblich schon angemeldet worden.«

»Gut, Herr Hauck, dann kommen Sie am besten mit mir mit. Ich bin Frau Morlach und werde Ihre betreuende Pflegerin sein, wenn es also irgendwelche Fragen gibt, können Sie jederzeit zu mir kommen. Aber bevor wir irgendetwas anderes beginnen, werde ich Ihren Puls und Blutdruck messen.« Sie führt mich in einen sehr schmalen Raum. Ein Schreibtisch steht an der einen Wand, gegenüber hängen eine ganze Reihe von Schränken. Auf einem Tischchen liegt ein Stethoskop, das Frau Morlach sich jetzt um den Hals hängt. Sie bittet mich, mich zu setzen. Dann legt sie mir die Blutdruckmanschette an und beginnt, sie aufzupumpen. Nachdem sie die Luft wieder abgelassen hat, notiert sie: »150 zu 90« auf einen Zettel. »Der Wert ist zwar ganz schön hoch, aber ich denke, das ist auch der Aufregung des ersten Tages in der Klinik geschuldet«, meint sie. Dann misst sie noch meinen Puls, der auch etwas höher ist als normal.

»So, Herr Hauck, ich zeige Ihnen jetzt noch ein wenig von der Klinik. Eine ausführlichere Einführung werden Sie von einer Mitpatientin bekommen, die Ihre Patin ist.«

Gemeinsam verlassen wir das Zimmer und gehen in den großen Raum, den ich zu Anfang gesehen habe. »Das hier«, bedeutet sie mit einer Handbewegung, »ist der Aufenthaltsraum für die Patienten.« Jetzt, da ich mitten im Zimmer stehe, sehe ich rechter Hand einen wunderschönen alten Schrank mit Glasfenstern, hinter denen Tassen Teller und Gläser zu erkennen sind. »Unsere Infowand …« Frau Morlach gestikuliert in Richtung einer riesigen Pinnwand, auf der von Terminplänen über Prospekte und Notrufnummern bis hin zu Zeitungsausschnitten ein buntes Potpourri an Informationen versammelt ist. »Hier drüben«, erklärt sie mir und deutet auf einen kleinen Schrank, der im Eck unter der Pinnwand steht, »finden Sie etwas zu trinken. Der Sprudel ist kostenlos, unten im Schrank sind volle Flaschen. Wenn Sie eine Flasche herausnehmen, am besten mit Edding Ihren Namen draufschreiben, damit jeder weiß, wem welche Flasche gehört.«

Ich nicke, damit sie merkt, dass ich noch zuhöre. Offensichtlich zufrieden verlässt sie den Raum, und ich folge ihr den rechten Flur entlang. »Der Raum, in dem wir zum Blutdruckmessen waren, das ist unsere Medikamentenausgabe. Hier direkt daneben«, sie deutet auf eine etwas nach hinten versetzte Tür, »ist mein Büro, und dort die Toilette für die Herren. Die Türen weiter hinten führen zur Ergotherapie, aber das werden Sie noch direkt kennenlernen.«

Wir drehen um und steigen eine Etage höher. Wieder blicke ich auf einen Raum, dessen gläserne Tür aber geschlossen ist und in dem man einen Kreis von Menschen auf Stühlen sitzen sehen kann. Offensichtlich findet hier gerade irgendeine Therapie statt.

»Das ist unser Gemeinschaftsraum für verschiedene Therapien wie den offenen Gesprächskreis, die Depressionsgruppe und einiges andere.« Den Flur entlang deutet sie auf eine Tür auf der linken Seite. »Hier ist unser Sekretariat, da können Sie nachher gleich vorbeischauen, dann werden die Formalitäten erledigt.« Wieder ein kleiner Raum von ähnlicher Größe wie die Medikamentenausgabe. Ein Schreibtisch, ein Bürostuhl von der ergonomisch geprüften und daher meist entsetzlich unbequemen, weil gesunden Sorte, Aktenschränke. Das Wichtigste ist da. Auf dem Tisch stehen ein Computer und ein Köcher für Stifte, daneben ein paar Dekofiguren. Das kleine Fenster am Ende des Raums ist offen, die Geräusche des Straßenverkehrs dröhnen in voller Lautstärke hinein.

Wir drehen uns um, und Frau Morlach deutet in einer weiten Geste in die andere Flurrichtung. »Dort sind die Therapeuten. Soweit ich weiß, werden Sie von Herrn Platt betreut. Wenn Sie mich jetzt entschuldigen, ich muss noch etwas im Sekretariat klären. Warten Sie einfach im großen Aufenthaltsraum, ich werde mich melden, sobald wir uns wegen der Therapien zusammensetzen können.«

Wie mir befohlen, gehe ich eine Etage tiefer und setze mich auf einen Stuhl, der möglichst weit von allen anderen Personen steht. Mich distanzieren kann ich, vor allem auf unbekanntem Terrain.

Es vergeht etwa eine Viertelstunde, dann strömen Patienten in den Raum, teils in Diskussionen vertieft, teils alleine. Sie verteilen sich im Raum, meine abseits gewählte Position ist plötzlich mitten unter ihnen. Eine junge zierliche Frau tritt auf mich zu und streckt mir die Hand entgegen: »Hallo, ich bin die Beate.«

»Ich heiße Uwe«, sage ich, während ich aufstehe und dabei feststelle, dass sie nicht nur zierlich, sondern im Vergleich zu mir auch deutlich kleiner ist.

»Ich bin deine Patin, ich erklär dir mal die Abläufe. Die Räume kennst du ja wahrscheinlich schon von Frau Morlach.«

»Ja, sie hat mich schon rumgeführt.«

»Gut, also das hier«, sie tippt auf drei auf dem großen Unterschrank liegende Blätter, die in Spalten aufgeteilt wurden und auf denen untereinander verschiedene Namen stehen, »ist die Anwesenheitsliste. Hier trägt man sich jeden Morgen ein, wenn man ankommt. Das ist wichtig für die Morgenrunde.«

»Morgenrunde?«

»Ja, es gibt hier eine Morgen- und eine Abendrunde. Morgens soll man berichten, wie es einem geht, gegebenenfalls mit …«

»… einem Stimmungswert zwischen eins und zehn«, unterbreche ich sie.

Beate lacht. »Genau, und abends noch mal das Gleiche, damit das Personal einen ungefähren Eindruck davon hat, wie wir uns fühlen und ob irgendwer einer intensiveren Behandlung bedarf.« Ihr Finger wandert auf das nächste Blatt Papier. »Das hier ist die Liste für die Außenaktivitäten. Jeden Mittwoch dürfen wir den Nachmittag außerhalb der Tagesklinik verbringen und zum Beispiel in die Eisdiele gehen, Minigolfen oder ins Museum. Bei der Vollversammlung werden Vorschläge gesammelt, und dann kann man sich eintragen. Es müssen mindestens drei Personen an einer Aktivität teilnehmen, damit sie stattfinden darf.« Ihr Finger wandert noch ein Blatt weiter. »Und die Liste hier ist für den Gesprächskreis mit dem Klinikpfarrer, keine Sorge, ist nichts Religiöses, im Prinzip wie eine Therapiestunde, nur mit jemandem, der einen anderen Blickwinkel hat als die Therapeuten hier.« Sie wendet sich zur Tür. »Komm mit, dann zeig ich dir noch die Kaffeeküche.« Wir überqueren den Flur und betreten einen fast noch schmaleren Raum als die Medikamentenausgabe. Rechts eine Ablage mit Kühlschrank darunter und weißer Kaffeemaschine mit zwei Kannen obenauf. Im Moment gurgelt in beide frischer Kaffee. Der Duft verteilt sich im ganzen Raum. Diverse Tees, Tassen, Milch, Zucker. »Hier kann man Kaffee holen, eine Tasse kostet 20 Cent. Wer morgens als Erster da ist, setzt Kaffee in beiden Kannen auf, wer eine Kanne leer macht, setzt neuen auf. Tassen sind hier«, damit öffnet sie die Schranktür unter der Kaffeemaschine. »Wenn du deine nicht mehr brauchst, gleich am Waschbecken abspülen und wieder hier reinstellen.«

Als Nächstes deutet sie auf eine Art Schrankwand. »Hier hinten ist die Garderobe, und das hier sind die Patientenschließfächer. Wenn du Wertsachen sicher verwahren willst, kannst du dir bei Frau Morlach oder im Sekretariat gegen fünf Euro Pfand einen Schlüssel geben lassen.« Die Fächer sehen aus, wie man sie von Turnhallen oder Schwimmbädern kennt. »Damit wäre ich fürs Erste durch. Ach nein, halt. Hier vorne sind die Abfallbehälter. Wir trennen den Müll, also bitte achte drauf, was du wo reinwirfst.«

Ach ja, spätestens jetzt merkt man, dass wir in Deutschland und ganz besonders in Schwaben sind. Das muss alles seine Ordnung haben.

Wir gehen zurück in den Aufenthaltsraum, und ich setze mich wieder auf meinen Platz, beobachte die anderen Anwesenden. Mittlerweile ist es halb elf, und der Raum wird zusehends voller. Neben mir hat ein Mann von ungefähr Mitte dreißig Platz genommen, der meine Unsicherheit zu bemerken scheint. »Keine Sorge, man gewöhnt sich schnell ein. Ach, ich Schussel hab mich gar nicht vorgestellt, ich bin Markus, bin schon seit drei Wochen hier.« Er reicht mir die Hand.

»Ich heiße Uwe, komme frisch aus der stationären Klinik.«

»Du warst in der stationären Klinik? Welche Station?«

»Die T37«, antworte ich, »seit Anfang Februar.«

Markus strahlt mich an. »Auf der T37 war ich auch, ist 'ne klasse Station.«

Frau Morlach betritt den Raum. »Herr Hauck, gut, dass ich Sie hier treffe. Herr Platt möchte Sie heute um dreizehn Uhr zur Aufnahmevisite sehen. Dritter Stock, den Flur runter, es ist die dritte Tür links. Den Rest machen wir dann morgen.« Damit lässt sie uns wieder allein.

»Ich bin bei Herrn Engel«, informiert mich mein Stuhlkreisnachbar ungefragt. »Wirst ihn gleich kennenlernen und deinen Herrn Platt auch, ist nämlich Vollversammlung. Das ist so in etwa wie die Patientenhausversammlung. Aktuelle Themen, etwas Gelaber von wegen ›Tun Sie dies nicht, machen Sie das‹, und dann zum Schluss die Verteilung der Aufgaben an die ›Freiwilligen‹. Hast du schon einen Plan bekommen mit deinen Therapien?«

Ich schüttle den Kopf. »Noch nicht. Heute steht für mich nur die Visite an.«

»Die TÜV-Prüfung für Beknackte.« Markus grinst. »Da wirst du komplett durchgecheckt, das kann dauern.«

Der Gong ertönt, und wenige Momente später hört man aus dem Raum über uns Stühlerücken. Auf der Treppe tauchen jetzt Pfleger und Therapeuten auf. Sie nehmen zum Teil am Eingang, zum Teil auf leeren Stühlen zwischen den Patienten Platz. Eine blonde Frau mit Zopf und einem markanten Gesicht ergreift das Wort.

»Guten Morgen zusammen. Da ich sehe, dass wir zwei neue Patienten haben«, sie blickt dabei zu mir und einer Frau, die an der Wand gegenüber sitzt, »lese ich heute erst einmal die ganzen Regelungen vor. Es gilt: Jeden Morgen pünktliches Erscheinen, wer zu spät kommt, meldet das telefonisch. Das Gebäude darf ohne vorherige Genehmigung durch jemanden vom Personal nicht verlassen werden, Ausnahme ist der Weg zum Supermarkt. Im Patientenraum hängt ein Briefkasten. Wer eine Beschwerde hat, die er weder den Pflegern noch sonst jemandem offen sagen will, kann dort einen Zettel einwerfen.« Sie macht eine kurze Pause, sortiert die Blätter neu. »Kommen wir jetzt zu den Hausdiensten. Es fehlt bei einigen noch die zweite Person, oder sie sind ganz unbesetzt. Bitte tragen Sie sich für die nächste Woche ein.« Wieder eine kurze Pause, wieder Papier umblättern. »Gibt es noch Anmerkungen vom Personal oder den Patienten?« Niemand meldet sich. »Kommen wir zum Abschluss. Frau Morlach, Sie haben die Therapieliste?«

Frau Morlach nickt und beginnt, die einzelnen Therapien vorzulesen und deren Teilnehmer sowie Zeitpunkte. Vieles kenne ich schon von der stationären Klinik, aber immerhin gibt es eine Depressions- und eine Angstgruppe, und aus meiner Beschäftigungstherapie ist Ergotherapie geworden. Neuer Name, gleiche Geschichte. Interessant klingt der offene Gesprächskreis, außerdem gibt es Filzen und Tanztherapie als Entweder-oder. Beides überhaupt nicht mein Ding. Mittagessen, so lerne ich zudem, ist immer von 12:15 bis 13:15 Uhr.

»Gibt es noch Fragen dazu?« Frau Morlach blickt in die Runde. »Wenn dem nicht so ist, habe ich hier noch die Essensmarken für diese Woche.«

Die Tagesklinik liegt in direkter Nähe zu einem Krankenhaus. Wir Durchgeknallten dürfen dort essen gehen, wenngleich das einen Fußmarsch von zehn Minuten bedeutet. Vermutlich hat man keine Sorgen, weil wir ja Bekloppte unter Bekloppten sind. Jeder von uns bekommt fünf ausgeschnittene Zettel mit dem Namen der Tagesklinik und dem Vermerk »Essensmarke«.

Ein Blick auf mein Smartphone, es ist Essenszeit. Meine Patin kommt auf mich zu. »Magst du mit Essen gehen? Wir würden jetzt losmarschieren.«

Der Termin bei Herrn Platt ist erst um dreizehn Uhr, also gehe ich mit den anderen. Wir sind eine Truppe von neun Patienten, die jetzt Richtung Klinik pilgern. Der Weg führt durch ein Industriegebiet. Eine Waschstraße, ein weiterer Discounter, dann die Garagen für die Krankenwagen und Notarztfahrzeuge der Klinik. Mich schaudert kurz, als ich unter den Fahrzeugen auch meinen Transporter in die Stationäre wiedererkenne. Wir überqueren einen großen Parkplatz, der wohl zum Klinikgelände gehört. Autos kreiseln suchend auf dem völlig überfüllten Parkplatz.

Auf dem Weg entspinnen sich erste Gespräche. Die Frau, die zuvor die Vollversammlung geleitet hat, kommt auf mich zu.

»Alles noch etwas verwirrend, was? Keine Sorge, eine Woche, und du hast dich eingelebt. Wir sind alle sehr nett, nur angeschlagen.«

»Das hoffe ich. Eigentlich bin ich auch ein netter Kaputter.«

Sie grinst. »Daran habe ich keinen Zweifel. Oh, hab mich noch gar nicht vorgestellt, ich bin die Juliane.«

»Uwe, freut mich. Ich bin wegen schwerer Depressionen und Angstzuständen hier.«

Juliane nickt. »Bei mir isses Borderline.« Dabei zieht sie das Hosenbein ihrer Jeans etwas hoch. Der Unterschenkel ist über und über mit Schnittwunden übersät. »Lange Geschichte, erzähl ich dir mal bei Gelegenheit. So, jetzt sind wir schon fast da.«

Durch einen Tunnel, der unter der Hauptstraße hindurchführt, betreten wir das Klinikum. Menschen mit Verbänden kommen uns entgegen, mit Tropf, welche, die im Bett in ihre Station geschoben werden. Ihnen müssen wir kerngesund erscheinen. Die Narben und Wunden auf unseren Seelen sieht ja keiner. Deshalb sollen wir uns ja auch immer zusammenreißen, wenn es uns innerlich fast zerreißt.

Wieder wünsche ich mir, ich hätte mir ein Bein gebrochen. Keine langwierigen Erklärungen, keine bescheuerten Ratschläge. Es wäre klar, wie mit mir umzugehen ist. Aber ich habe eine gebrochene Seele. Unsichtbar, unverstehbar, unentschuldbar. Zumindest für den sogenannten normalen Rest. Ich ertappe mich dabei, dass ich immer noch bereue, es im Turm nicht richtig gemacht zu haben. Nur einen Augenblick existiert dieser Gedanke in meinem Kopf, aber das Gefühl, das dabei in mir aufsteigt, entsetzt mich. Andererseits bin ich der Erklärungen und Rücksichtslosigkeiten, des Unverständnisses und der Intoleranz schlichtweg müde.

Wir betreten die Kantine, die wie viele Klinikkantinen aussieht. Alles ein wenig alt, ein wenig hässlich und abgrundtief funktional entworfen. Es gibt wie so häufig zwei Gerichte zur Auswahl und für die Vegetarier eine Sonderlösung.

Also Tablett nehmen, Besteck aus engen Aluschalen wühlen, Essen zusammenstellen, an der Kasse anstellen, Marke abgeben.

Die Tische, lang, mit Platz für acht Personen, sind mit ein paar Blumen und dem üblichen Set aus Pfeffer, Salz und Würzsauce dekoriert. Ein Tisch ist schon von Mitpatienten besetzt, ein Platz für mich noch frei. Wir sind umgeben von Ärzten und Patienten, Weißkitteln und Krankenwagenbesatzungen. Man geht auf in der Menge, so wie man im Alltag in der Menge verschwindet, zu einem von vielen wird.

Das Essen ist halbwegs passabel. Wir essen weitestgehend schweigend, die Geräuschkulisse im Saal ist zu hoch für eine vernünftige Unterhaltung. Auf dem Rückweg biegen einige zum Supermarkt ab. Ich schließe mich der Truppe an, die sich in der Raucher-Sitzgruppe ausbreitet. Sonne, halbwegs frische Luft. Ich mag plötzlich Dinge, die mich früher nicht einmal am Rande interessiert haben. Der Verkehr hat sich etwas beruhigt, man versteht sein eigenes Wort wieder. Schüler mit Ranzen oder Rucksäcken kommen aus dem Park, der Postbote hält an und bringt Päckchen und Briefe in unsere Klapse. Über uns kreist knatternd der Notfallhubschrauber des nahen Krankenhauses.

»Ich bin noch zwei Wochen hier«, sagt ein Mann mit Tätowierungen auf beiden Armen und wohl auch auf dem Rücken, das verrät seine Nackenpartie. Ich schätze ihn auf grob fünfzig. Sein Dreitagebart und die markanten Gesichtszüge lassen ihn wild aussehen. »Das reicht dann auch. Werde hier schon ganz irre. Wobei das ja eigentlich gar nicht sein darf.«

Die Runde lacht. Eine junge Frau um die fünfundzwanzig antwortet: »Irrer als draußen wirst du hier nicht, keine Sorge.

Ob du normaler wirst, ich weiß es nicht, ich bin schon das zweite Mal hier, und jedes Mal war das Draußensein genauso scheiße.«

»Wie lang ist man denn normalerweise in der Tagesklinik?«, frage ich in die Runde.

»Kommt darauf an, ob du dich gut führst und das sagst, was die Therapeuten von dir hören wollen. Wenn du brav bist und ein einfacher Patient, hast du das hier in sechs Wochen geschafft, es können jedoch auch acht oder gar zwölf Wochen werden. Da hört es dann aber, glaub ich, auf«, erklärt mir eine Frau mittleren Alters, während sie sich beständig ihre vom Wind zerzausten Haare aus dem Gesicht wischt.

»Übrigens, ich heiße Uwe.«

»Lara«, sagt die haarzerzauste Frau.

»Bernd«, der bebilderte Mann.

»Ich bin Lea«, ergänzt die junge Frau.

Juliane grinst. »Mich kennste ja schon.«

»Wegen was hat man dich denn in die Klapse gepackt?«, will Bernd wissen.

Ich hebe meinen rechten Arm, die Narbe ist noch immer deutlich sichtbar. »Und bevor jetzt einer anfängt mit ›blöde Idee‹ oder so was: Ist mir alles klar, aber damals war es das einzig Logische für mich.«

Lea schüttelt den Kopf. »Warum sollte das jemand von uns sagen?« Sie hebt den Arm hoch, auch bei ihr sieht man eine senkrechte Narbe. Gleichzeitig gehen die Arme von Bernd und Lara nach oben.

»Wir sind hier eine Gemeinschaft von Gleichgesinnten, die je nach Standpunkt Pech oder Glück hatten.«

Ich weiß nicht, zu welcher Seite ich mich schlagen soll. Aber dass hier ähnliche Schicksale versammelt sind, dass sich hier Leute begegnen, wie ich sie auch schon in der stationären

Behandlung kennengelernt habe, beruhigt. Es gibt mehr Menschen, als ich dachte, die an der schieren Ohnmacht gegenüber ihrer Krankheit verzweifeln. Niemand von uns möchte traurig sein, dunkle Gedanken haben. Sie kommen einfach, entziehen sich unserer Kontrolle, fressen sich fest, bohren tief, bleiben in uns brutalst möglich verankert.

»Gleich ist Bewegungstherapie, muss mich noch schnell umziehen«, entschuldigt sich Bernd und verschwindet nach oben.

Lea lehnt sich zurück, seufzt, blinzelt in die Sonne und erklärt: »Da müsst ich eigentlich auch hin, hab aber absolut keinen Bock.«

»Muss man denn da nicht verpflichtend hin?«

Lea schüttelt den Kopf. »Nicht wirklich. Die zicken zwar dann ein bisschen rum, wenn du fehlst, aber ich zum Beispiel bin bei Bewegungstherapie schon seit vier Wochen angemeldet. Besucht hab ich sie exakt null Mal.« Damit grinst sie mich breit an und verschränkt die Arme hinterm Kopf. »Ich beweg mich schon genug, da wüsste ich es, wenn mir das irgendwas bringen würde.«

Juliane ergänzt: »Eins hab ich hier gelernt. Du musst selbst herausfinden, was dir guttut und was dir auf der Seele brennt. Wie viel Zeit hat es gebraucht, bis die begriffen haben, dass ich sehr viel mit Ängsten zu kämpfen habe! Die haben dauernd drauf bestanden, mein Hauptproblem wäre eine Depression. Jetzt, wo sie es eingesehen haben, soll ich in eine Spezialklinik überwiesen werden. Hätt ich mich nicht gewehrt, wer weiß, wo ich gelandet wäre. Aber das wirst du sicher auch noch zu spüren bekommen.«

Lea nickt. »Als ich das erste Mal zu dieser Kennenlernaktivität mit sollte, wollten die unbedingt auf eine Wiese. Da musste man aber an ein paar Bäumen und Hecken vorbei. Mein Horrorszenario. Ich hab dermaßen Panik bekommen. Hat mir aber niemand abgekauft, bis ich wieder und wieder von meiner Geschichte erzählt hab.«

»Ich ahne, was dir passiert ist. Hat man das Arschloch erwischt?«

Sie schüttelt den Kopf. »Nein, aber siehste, du bist weiter als alle Betreuer in dem Laden hier. Versteh mich nicht falsch, die machen 'nen tollen Job. Aber die haben nun mal bloß ein paar Wochen, um das zu verstehen, was unser Leben über Jahre oder Jahrzehnte hinweg zur Hölle gemacht hat. Wir sind ja nicht krank, weil wir uns das so ausgesucht haben. Da sind meist ziemlich dramatische Geschichten gelaufen, die uns so schmerzhaft verbogen haben.«

»Na, dann bin ich ja mal gespannt, was Herr Platt aus mir herausliest. In fünf Minuten hab ich Eingangsvisite. Bin schon gespannt, wie lange es wohl dauert, meine Seele wieder geradezubiegen.«

Lea lacht. »Viel Erfolg, und mach ihn nicht zu fertig. Schlimm genug, dass wir alle kaputt sind.«

Ich gehe in den dritten Stock. Am Ende des Flurs steht eine Couch, weit entfernt von den Türen der Therapeuten. Vielleicht so etwas wie eine akustische Barriere, damit niemand mithören kann, was besprochen wird. Die Couch ist bequem, aber tief, man versinkt darin, liegt fast. Fühlt sich an wie Kunstleder. Am gegenüberliegenden Ende des Flurs mache ich einen Klapplehnstuhl aus, wie man ihn normalerweise auf einer Terrasse verwendet. Sonst ist der Flur sehr kahl.

Keine fünf Minuten vergehen, dann öffnet sich die Tür, und einer der Patienten, die ich in der Vollversammlung gesehen habe, tritt auf den Flur. Er winkt mir, ich könne jetzt kommen, und wendet sich dann zur Treppe.

Ich kämpfe mich aus der Couch hoch und marschiere Richtung offener Tür. Auf halber Strecke blickt Herr Platt mir entgegen, nickt und verschwindet wieder im Innern des Raumes. Das Büro ist klein, es reicht gerade für einen Schreibtisch mit Computer und einen Besucherstuhl. Einige Bücher stehen auf einem halb hohen weißen Schrank hinter ihm, meist Fachbücher. An der Wand ein paar teilabstrakte Gemälde, die Sorte, die man sich bei Ikea mal so eben mitnimmt, weil geschmacksneutral. Könnte genauso gut auch das Büro eines Verwaltungsbeamten oder eines Buchhalters sein.

Nur das Stethoskop um Herrn Platts Hals passt da nicht so ganz.

»So, Herr Hauck, wie geht es Ihnen?«

»Gut soweit. Alles noch recht ungewohnt.«

Er nickt. »Das legt sich schnell. Aber jetzt erzählen Sie mir erst mal Ihre Geschichte.«

Oha, meine Geschichte, wo fange ich da an?

Die Antwort nimmt mir Herr Platt ab. »Beginnen Sie so früh, wie Sie es für richtig halten.« Nun gut, wenn er sich das antun will.

»Also, begonnen hat das Ganze wohl schon in meiner Kindheit.« Er wollte, dass ich aushole, das soll er gerne haben. »Insbesondere mit meiner Mutter habe ich mich nie gut verstanden, sie hat nichts, was ich sagte, gelten lassen. Selbst wenn ich im Recht war, lag ich nach ihrer Meinung falsch.« Herr Platt macht sich intensiv Notizen. So viel Interesse an mir hätte ich nicht erwartet. »Als ich dann älter wurde, ist es immer mehr in lautstarke, teilweise aggressive Streitereien ausgeartet. Das hat dazu geführt, dass ich bereits mit siebzehn Jahren in eine andere Wohnung ziehen durfte, die meinen Eltern gehörte.«

Jetzt interveniert Platt: »Und Sie durften da ganz alleine wohnen, ohne Ihre Eltern in der Nähe?«

»Ja, sie hatten ja einen Schlüssel zur Wohnung und fuhren

auch regelmäßig zu mir. Eigentlich war es ein weiter entferntes Kinderzimmer. Wirklich selbstständig war ich dort nicht und bin es eigentlich nie gewesen, bis ich meine Frau kennengelernt habe.«

»Moment«, er unterbricht mich. »Das geht jetzt zu schnell. Noch mal zurück zur Kindheit, hatten Sie Freunde, wie war Ihre Schulzeit?«

Ich atme durch. Der will ja wirklich alles wissen. »Freunde hatte ich so gut wie gar keine, erst recht nicht mehr nach der Krankheit meines Vaters. Er hatte ein Nervenleiden und wäre daran fast gestorben. In der Zeit, als er im Krankenhaus war und meine Mutter ihn oft besuchte, habe ich mich um meine damals bereits demente Großmutter gekümmert.«

»Und in der Schule?«, fragt Herr Platt, ohne von seinen Notizen aufzublicken.

»Nicht wirklich. Ich war in einer Klasse mit vielen Schülern aus weiter entfernten Orten, womit Freundschaften schon räumlich nicht machbar waren. Und wenn man als Zwölf-, Dreizehnjähriger klassische Musik mag, intensiv Bücher liest, gerne Geschichten schreibt und dann auch noch mit dem Computer beginnt, dann ist das Außenseiterdasein quasi vorbestimmt.« Herr Platt nickt und notiert. »Und irgendwann war mir das dann ganz recht, allein zu sein. Niemand, der einen ärgert oder enttäuscht. Ich glaube, damals hat meine Welt begonnen, grau zu werden. Damals hat sich die Lebenslust von mir verabschiedet.«

Platt greift wieder ein. »Wie war das mit dem Studium?«

»Nun ja, zunächst habe ich mich den Vorstellungen meiner Eltern gebeugt und an einer Berufsakademie Betriebswirtschaft mit Spezialisierung Computer studiert. Das habe ich aber nach drei Semestern auf Anraten meiner Studienbetreuerin abgebrochen. Da hatte ich zum ersten Mal den Mut, mich zu widersetzen, und habe ein Studium der Computerlinguistik und künstlichen Intelligenz in Osnabrück begonnen und erfolgreich abgeschlossen.«

»Ihre Frau haben Sie während des Studiums kennengelernt?« Herr Platt sieht mich fragend an.

»Nein, danach, bei meiner ersten Anstellung als Gastwissenschaftler bei IBM. Damals habe ich aus Kostengründen wieder in meinem Heimatort gewohnt, und da traf ich sie in einer Kneipe. Als ich dann eine Stelle bei einer Bank angeboten bekam, die weiter entfernt lag, haben wir vereinbart, dass sie nachkommt, da sie bei ihrem damaligen Arbeitgeber noch vertraglich für ein Jahr gebunden war. Das war das schlimmste Jahr meines Lebens, bei meiner ausgesprochenen Verlustangst.«

»Gut.« Jetzt wird wohl selbst Platt etwas ungeduldig. »Und wann haben die Probleme mit der Psyche begonnen?«

»Das war 2003 bei einem Entwicklungsgespräch bei meinem damaligen Arbeitgeber.« Ich erzähle ihm die ganze Geschichte bis zum Selbstmordversuch.

Als ich fertig bin, sagt Herr Platt: »Nun, das ist ja in der Tat eine Geschichte mit vielen Hürden und Umwegen. Da werden wir auf jeden Fall dran arbeiten, und da gibt es Möglichkeiten, Wege.«

Ich nicke. »Das hoffe ich, und das will ich. So kann es nicht weitergehen.«

»Das muss es auch nicht. Sehen Sie mal nicht so schwarz. Die meisten Patienten, die wir hier aufnehmen, sind zu 95 Prozent psychisch kerngesund. Der kleine Anteil von fünf Prozent ist es, den wir therapieren müssen. Aber der lässt sich in den allermeisten Fällen eingrenzen, definieren, und man kann geeignete Verhaltensmuster lernen, um diese schädlichen fünf Prozent im Zaum zu halten.«

Ich nicke, versuche, mir vorzustellen, was wohl meine fünf

kaputten Prozent sind. Eigentlich glaube ich aber nicht, dass fünf Prozent reichen. Ich wollte mich umbringen. Allein das deckt doch schon mehr als fünf Prozent ab.

Herr Platt unterbricht meine Gedanken. »Als Erstes möchte ich Sie physisch durchchecken, um körperliche Ursachen auszuschließen. Kommen Sie mal bitte kurz mit.«

Wir wechseln den Raum, gehen auf die andere Seite des Flurs in ein Zimmer, das sichtlich größer ist und in dem man die bekannten Instrumente findet: Waage, Stethoskop, den berühmten Hammer für die Untersuchung der Reflexe. Nun muss ich auf einem Bein stehen, mit geschlossenen Augen eine imaginäre Linie entlanggehen, mit dem Finger bei geschlossenen Augen die Nasenspitze treffen und noch diverse andere Spielchen mitmachen. Schließlich scheint er mit mir zufrieden und entlässt mich aus der Visite.

Was war das denn? So intensiv wollte bislang noch niemand meine Geschichte hören. Sollte man hier etwa wirklich daran interessiert sein, mir zu helfen, jenseits von Medikamenten und Beschäftigungen, um die Langeweile zu vertreiben? Das wäre ja mal etwas, das ich wirklich ernst nehmen könnte.

Gerade will ich die Treppe hinunter in den zweiten Stock nehmen, da kommt Herr Platt noch mal angeschossen und hält mich auf.

»Oh, Herr Hauck, eine Frage noch. Sie trinken nicht wirklich neun Liter Wein am Tag, richtig?«

»Wie bitte? Wie kommen Sie denn da drauf?«

Platt grinst schief. »Die Kurzanamnese aus der stationären Klinik schreibt etwas von neun Litern Wein pro Tag, ach, und Sie haben drei Kinder, nicht zwei, richtig? Und Ihre Frau arbeitet nicht in dem gleichen Softwarehaus wie Sie?«

»Äh, Herr Platt, ich glaube, da ist ja gar nichts richtig. Ja, drei Kinder, nein, meine Frau ist Hausfrau, und was den Wein angeht: wenn überhaupt, dann eine Schorle am Abend. Würde ich mich jeden Tag mit neun Litern ins Koma saufen, wäre ich wohl eher in einer anderen Klinik als hier bei Ihnen.«

»Wollte nur wissen, was die wirklichen Daten sind«, sagt Herr Platt.

Ich nicke und denke bei mir: Wenn die schon so ungenau sind bei der Beschreibung meiner Diagnose, was kommt da noch alles auf mich zu? Ich soll es bald zu spüren bekommen.

Es ist mittlerweile knapp halb vier Uhr, also bald Zeit für die Abendrunde, so viel habe ich bereits gelernt. Ich setze mich noch ein wenig in den großen Aufenthaltsraum und beobachte meine Mitpatienten. Eine Gruppe von dreien sitzt an einem Tisch und spielt ein Kartenspiel, einige lesen ein Buch oder eine Zeitschrift, und es wird auch gestrickt. Immer wieder holt jemand sein Smartphone hervor, tippt kurz darauf herum und steckt es dann wieder weg. Alles wie im großen Aufenthaltsraum auf Station 37.

Schließlich ist es Zeit für die Abendrunde. Einer der Patienten, der nahe beim Gong sitzt, lässt diesen ertönen.

Man hört wieder das Schieben von Stühlen im Stockwerk über uns, und kurze Zeit später erscheinen die Pflegerinnen, Pfleger und Ärzte, die sich zu uns gesellen.

Frau Morlach eröffnet die Runde. »Wer möchte denn beginnen?«

Eine ältere Frau mit weißem Haar meldet sich.

»Frau Hammerstein«, ruft Frau Morlach sie auf.

»Also, mein Tag war in Ordnung, die Entspannungsrunde hat mir sehr geholfen, und ich hoffe, dass ich heute Abend noch ein paar Dinge im Haushalt erledigen kann.«

Als Nächstes kommt Lara dran, die direkt weitergibt, und so geht das Spiel reihum, bis ich an der Reihe bin.

Noch bevor ich meinen Status abgeben kann, sagt Frau Morlach: »Herr Hauck, Sie sind neu hier, möchten Sie sich kurz vorstellen?«

»Gerne«, antworte ich, »mein Name ist Uwe Hauck, ich bin 47 und heute das erste Mal hier. Behandelt werde ich wegen schwerer Depressionen. Und mir geht es soweit gut, bin allerdings etwas nervös wegen der neuen Umgebung.« Da die anderen keinen Stimmungswert genannt haben, spare ich mir diesen. Damit gebe ich an den Nächsten weiter.

Nachdem die Runde durch ist, wünscht man uns noch einen schönen Abend und entlässt uns quasi in den Feierabend.

Auf der Heimfahrt kreisen meine Gedanken um diesen ersten Tag. Man scheint sich wirklich Zeit zu nehmen und Interesse an dem zu haben, was uns bewegt. Bleibt abzuwarten, ob das ein einmaliges Ereignis war oder wirklich auch in den nächsten Tagen und Wochen so bleibt.

Die Strecke, die auf der Hinfahrt so einfach war, strengt mich jetzt richtig an. Ich gerate ins Schwitzen, meine Knie werden weich. Hab wohl doch unterschätzt, wie schwer das Radfahren nach acht stationären Wochen sein würde. Als ich die Anhöhe erreicht habe, muss ich erst mal eine Pause machen. Tabletten oder mangelnde Kondition? Ich schiebe es auf die Tabletten. Das mit dem Schwitzen zumindest hatte ich vorher nicht.

Daheim angekommen, stehen in der Einfahrt bereits die Räder der Kinder. Ein seltsames Gefühl, tatsächlich nach einem Tag voller Therapie und Gespräche nach Hause kommen zu können. Gut, heute waren es nur Gespräche, aber Morgen, hoffe ich, bekomme ich mein Beschäftigungsprogramm.

Als ich die Tür aufschließe, kommen mir bereits die Kinder entgegen, berichten von neuen Spielen, die sie »gezockt« haben, von dem Tag in der Schule und was sie alles mit ihren Freunden unternehmen wollen. Es duftet im ganzen Haus nach frisch Gebackenem. Im Flur, der gleichzeitig Treppenhaus ist, hängen am Schutzgitter diverse Jacken, Kappen und Taschen, und die Schultaschen der Kinder liegen wild auf dem Flur verstreut. Fast normal, fast wie eine Rückkehr von einem gewöhnlichen Arbeitstag. Andererseits, im Moment ist die Tagesklinik mein Arbeitsplatz, wo ich an mir arbeiten muss.

»Hallo, Schatz, wie war's in der Tagesklinik?« Sibylle kommt mir entgegen, gibt mir einen Kuss. Hätte sie »Wie war dein Tag?« gefragt, wären wir gänzlich im Klischee geblieben. In der einen Hand hält sie einen Rührlöffel, an dem noch Sauce klebt, in der anderen ein Tuch. Während wir ins Esszimmer mit dem an meine Größe angepassten Esstisch gehen, beginne ich meinen Bericht.

»Etwas ungewohnt, die haben mich ganz ordentlich ausgefragt«, antworte ich wahrheitsgemäß.

»Ist das denn schlecht?«

»Nein, eigentlich sogar richtig gut. Du weißt doch, dass mir die ganzen Bastelgeschichten nicht wirklich was gebracht haben.«

»Na also, und weißt du auch schon, welche Therapien du bekommst?«

Ich schüttle den Kopf. »Nein, das noch nicht. Morgen, denke ich, werde ich einen Plan haben.«

»Gut, aber jetzt deck mal den Tisch, wir brauchen flache Teller, und dann kannst du die Kinder rufen.«

Ganz normales Familienleben, wie habe ich das die Wochen in der stationären Therapie vermisst.

Nach dem Abendessen schaut Sibylle noch etwas fern. Da mich das Fernsehprogramm selten interessiert, sitze ich zwar mit auf der Couch, bringe aber lieber mein Tagebuch auf den neuesten Stand, lese etwas und übermittle meinen Twitter-Followern den neuesten Status.

@bicyclist Jedes Mal, wenn irgendeine Beerdigungsszene im TV läuft, in Tränen ausbrechen. Ich so. Aus Gründen. #ausderklapse

@bicyclist So ihr Lieben (und das seid ihr). Ich geh ins Bett. Morgen um 8:30 ist Morgenrunde in der Teilzeitklapse. #ausderklapse

Hier zu Hause auf der Couch liegen, das schwarze Klavier in einer Ecke des Wohnzimmers, das Regal mit einem Teil meiner Büchersammlung und den ganzen Kinderbüchern … Alles so vertraut und trotzdem merkwürdig fremd, weil lange nicht gesehen. Habe ich noch vor einem halben Jahr immer wieder Schübe von Dunkelheit gehabt, konnte meine Trauer fast nicht verstecken, fühle ich mich jetzt seltsam ausgeglichen.

Von oben hört man ein gelegentliches Rumpeln, die Kinder sind noch wach, treiben Blödsinn. Es ist schon 23 Uhr, als wir ins Bett gehen. Endlich kann ich wieder nackt schlafen, wie ich es gewohnt bin. Und in dieser Nacht lieben wir uns das erste Mal wieder. Der Sex ist lang und intensiv, wir genießen die Leidenschaft, und als wir erschöpft in die Kissen fallen, halte ich Sibylle im Arm, will sie gar nicht mehr loslassen. Ihre dunkelbraunen Haare zerfließen auf dem Kopfkissen, sie lehnt sich an mich, kein Wort wird gesprochen, allein schon die Nähe, die Intimität ist, was ich so sehr vermisst habe. In der Klinik gibt es keine Privatsphäre, wenn zwei Fremde sich ein Zimmer teilen. Schließlich schalten wir doch das Licht aus. Morgen geht es wieder zur Arbeit.

Am nächsten Morgen brechen wir zu viert mit dem Fahrrad auf, die Kinder Richtung Schule und ich Richtung Psychoarbeitsplatz.

Die Tagesklinik beginnt mit der Morgenrunde. Wieder sitzen wir im Kreis, wieder wird von allen die Stimmung abgefragt, zusätzlich, was am Vortag noch gemacht wurde. Bei den meisten heißt die Antwort nichts oder nur das berühmte Abhängen auf der Couch. Wir sind alle noch nicht so weit, dass wir uns wieder hochmotiviert in wildem Aktionismus um alles Mögliche kümmern wollen.

Heute ist zumindest niemand so schlecht drauf, dass gleich einer der Therapeuten oder Pfleger darauf anspringen würde. Eine ganz normale Runde von psychisch labilen Patienten.

Als ich den Aufenthaltsraum verlassen will, um mir meine morgendliche Dosis Koffein zu holen, fängt mich Frau Morlach ab. »Ah, Herr Hauck, wenn Sie gleich Zeit haben, könnten wir Ihren Therapieplan besprechen.«

»Nur noch 'nen Kaffee«, murmele ich, was Frau Morlach mit einem »In Ordnung, dann in zehn Minuten« quittiert.

Wenig später sitze ich mit einer Tasse Kaffee in der Hand bei Frau Morlach in ihrem Büro. Sie hat die Übersicht möglicher Therapien auf den Tisch gelegt und dazu einen Therapieplan, der dem aus der stationären Psychiatrie sehr ähnlich ist.

»Also, Herr Hauck, wir haben uns besprochen und denken, folgende Therapien dürften für Sie von Nutzen sein.« Damit dreht sie den Plan zu mir und deutet auf Montag. »Nach der Morgenrunde haben Sie um 9:15 Uhr den offenen Gesprächskreis. Um 11:15 Uhr ist die Vollversammlung, aber das haben Sie ja schon mitbekommen.« Ich nicke, Frau Morlach fährt fort: »Am Nachmittag schließt sich die Bewegungstherapie an, und das war dann auch schon der Montag. Am Dienstag ist vormittags Visite, dazu gibt es eine Liste, die wir am Eingang des Aufenthaltsraums aushängen. Von 9:30 bis 11:00 Uhr findet Ergotherapie statt, und am Nachmittag haben wir dann zweimal die Eingangsgruppe um 13:15 Uhr, danach die Gruppe Soziale Kompetenz. Gibt es soweit Fragen?«

Ich schüttle nur stumm den Kopf. Was soll man da schon für

Fragen haben, ein typisches Programm, um Patienten beschäftigt zu halten, damit sie nicht zu viel nachdenken, oder wenn, dann das Richtige.

»Gut, am Mittwoch haben Sie morgens Nordic Walking um 9:00 Uhr, und ab 13:30 findet die Außenaktivität statt. Was es damit auf sich hat, wissen Sie?«

»Ja, das hat mir meine Patin schon erklärt.«

»Sehr schön. Für den Donnerstag ist nur die Psychoedukation Depression vorgesehen, den Rest des Tages können Sie dann gerne für Gespräche mit anderen Patienten nutzen.« Sie blickt fragend zu mir. Ich nicke, um Zustimmung zu signalisieren.

»Und für den Freitag gäbe es Filzen oder Tanztherapie, wobei ich Sie für Tanztherapie vorgesehen habe.« Klingt für mich beides absolut esoterisch. Also was soll's, kann ich mich auch gleich ganz zum Narren machen.

»Tanztherapie kann ich ja mal versuchen.« Ich habe gemerkt, dass das wohl Frau Morlachs Steckenpferd ist, und es ist immer günstig, wenn man das Pflegepersonal wohlgesonnen stimmt. Ich merke, in einem werde ich wieder der Alte: Ich werde verdammt berechnend. Das habe ich aus meiner Hypersensibilität als Gabe gezogen. Ich kann hervorragend Honig um den Bart schmieren und mir Menschen gewogen machen. Wenn ich nicht gerade depressiv bin.

»Am Freitag ist ab 13:30 Uhr auch noch freie Ergo, wenn Sie an etwas weiterarbeiten wollen. Was Sie in der Ergotherapie alles machen können, wird Ihnen Frau Hanser um 9:15 Uhr zeigen, da gibt sie Ihnen eine kleine Einführung.«

Damit bin ich mit ausgefülltem Plan und einem gelben Ordner entlassen. In dem Ordner soll ich das sammeln, was an Papierkram über den Aufenthalt hinweg anfällt. Ich setze mich noch etwas in den Aufenthaltsraum. Lange dauert es nicht, bis Frau Hanser den Raum betritt, schnurstracks auf mich zukommt und mich mit den Worten »Herr Hauck, Sie habe ich gesucht« auffordert, ihr in die Ergotherapieräume zu folgen.

Was so hochtrabend klingt, ist lediglich Maltherapie und die Beschäftigungstherapie aus der stationären Klinik in einem. Die vorgesehenen Räume liegen auf unserem Flur ganz hinten, der Straße zugewandt. Alles ist etwas beengt, man muss sehr genau planen, was man wo mit welchem Material machen möchte. Eine Stichsäge, Werkbänke und Schränke voller Farben, Papier, Speckstein. Es riecht nach Terpentin und Farbe, frisch gesägtem Holz und Ton. Die ganze Materialsammlung der stationären Beschäftigungstherapie, ich finde sie wieder. Auch hier kann ich Körbe flechten, Holzarbeiten basteln, Malen und Speckstein bearbeiten. Also wieder Zeit vertreiben in dem Glauben, man fände dabei zu sich. Für mich reine Ödnis, aber leider Pflicht, also werde ich das kleinste Übel wählen und mich mit Malen beschäftigen.

Ich darf gleich einsteigen ins kreative Werkeln, bereite zumindest ein paar Skizzen für neue Bilder vor. Um mich herum wird mit erschreckendem Enthusiasmus gesägt und gehämmert, geknetet und geschliffen. Wir arbeiten mehr oder minder eifrig, bis es an der Zeit für das Mittagessen ist. Man sammelt sich, so lerne ich jetzt, meist vor dem Gebäude, damit die Raucher noch etwas rauchige und die Nichtraucher frische Luft schnappen können.

Dann pilgern wir alle wieder zu den Futtertrögen der Klinik. Auf dem Rückweg tauscht man sich über den Vortag aus, erzählt von Erfahrungen mit der Therapie oder marschiert stumm und stetig zurück in die Tagesklinik. Ich gehöre meist zu den stumm Marschierenden.

Da ich bereits am Montag Visite hatte, darf ich sie mir für heute sparen. Damit ist nach dem Mittagessen der nächste

Punkt des Unterhaltungsprogramms für Bekloppte die Eingangsgruppe. Eine Frau Reinhold leitet die Gruppe, die eigentlich vor allem dem Kennenlernen dienen soll. Wir machen genau das, was ich hasse wie die Pest. Nette Spielchen, um uns besser kennenzulernen, und das natürlich im Freien, weil ja die Sonne scheint und man dann rausgeht, so will es das Gesetz. Von der Klinik marschieren wir gefühlt einen Kilometer Richtung Fluss. Am Fluss gibt es eine große Wiese, die frisch gemäht wurde. Zwei Tore und die obligatorischen weißen Linien markieren ein Fußballfeld. Wir bleiben am Rand und beginnen mit unseren »Damit wir alle gute Freunde werden«-Spielen. Nachdem wir uns zwei Bälle gegenläufig zuwerfen und dabei versuchen, die Namen der Anwesenden zu memorieren, darf man zwischen Frisbee (na ja), Boccia (oje) und irgendwem irgendwas zuwerfen (mein Gott) wählen. Hach, wie lustig. Als die Runde schließlich vorbei ist und wir auf dem Rückweg von der Wiese zu unserer Tagesklinik sind, hab ich bis auf meinen eigenen alle Namen wieder vergessen.

Danach folgt die Entspannungstherapie. Die wird von Frau Tarsitz geleitet, einer Frau mittleren Alters, die im Auftreten schlagartig von sympathisch auf strenge Gouvernante umschalten kann. Schauplatz ist unser »Baumhaus«, der Raum, durch dessen Fenster man einen schönen Blick auf den Park hat. Mittlerweile ist die Sonne gewandert und scheint direkt durch die Baumkronen herein. Es ist warm hier drinnen, deshalb öffnen wir einige Fenster.

Wir sitzen in einem Kreis, der beliebtesten Form, sobald man irgendwas mit Psychologie macht, wie mir scheint, und als Frau Tarsitz die Runde eröffnet, lautet die erste Frage: »Haben alle ihre Telefone aus?« Zwei Drittel des Kreises nicken, ein Drittel greift sich in Hosen- oder Handtasche, fummelt das Smartphone heraus und stellt es stumm.

»Wobei … Sie wissen ja, dass Smartphones hier eigentlich verboten sind.«

Aus den Augenwinkeln sehe ich bei den meisten diesen typisch genervten Gesichtszug, wenn man zu etwas gezwungen wird, das man für völlig falsch hält. Was dann folgt, kenne ich zur Genüge von meinem stationären Aufenthalt, die übliche Muskelentspannung nach Jacobsen. Aber gut, so geht der Tag etwas schneller vorbei.

Nach der Entspannungsübung verbleiben schlanke fünfzehn Minuten bis zur Abschlussrunde. Die verbringe ich im großen Aufenthaltsraum, wie die meisten anderen Patienten. Wie üblich bin ich froh, meine Ruhe zu haben. Als ich an der Reihe bin, gebe ich ein unverfängliches und geschmacksneutrales »Der Tag war gut, ich fand die Ergotherapie interessant« zum Besten. Ja. Interessant, so wie Alfred Biolek in seiner Kochsendung ein Gericht immer interessant fand, wenn er es eigentlich für grässlich hielt. Es macht ja Spaß, wieder zu malen. Aber mir bringt es nichts im Kampf gegen meine Depression und schon gar nichts gegen die alles beherrschende Angst. Wäre es anders, hätte ich mich zu Hause schon durch Beschäftigung therapieren können. Hab's versucht, klappt nicht. Ich bin ein Sprachenmensch, ich muss mich durch das geschriebene oder zur Not gesprochene Wort mit mir und meinen ungebetenen Gästen Angst und Depression auseinandersetzen.

Die Runde Nordic Walking am Mittwochmorgen gestaltet sich fast genauso wie in der stationären Klinik. Eine Therapeutin marschiert mit uns, wobei hier das Thema Nordic Walking nicht wirklich ernst genommen wird. Meist sind vier oder fünf mit Stöcken unterwegs, der Rest geht einfach etwas flotter spazieren. Dafür sind die Strecken deutlich schöner, führen durch den Wald, an Bachläufen entlang und über Feldwege.

Lara, die auch mitläuft, schließt zu mir auf. »Wie lange warst du stationär?«

»Woher weißt du, dass ich stationär war?«

»War 'ne Fünfzig-fünfzig-Chance. Entweder man wird aus der stationären Psychiatrie überwiesen oder kommt direkt in die Tagesklinik.«

»Psychiatrie, neun Wochen«, antworte ich kurz angebunden.

»Da war ich auch.« Lara nickt, als wolle sie sich selbst zustimmen. »Hab Stimmen gehört, mit den Medikamenten konnten die das einstellen.«

Jetzt bin ich doch neugierig. »Warum Stimmen, und schon immer?«

Zu viel reden kann ich nicht, dank der Medikamente komme ich wieder ganz schön ins Schwitzen.

»Ist 'ne lange Geschichte. Bin von meinem Boss ziemlich fertiggemacht worden, nie konnte ich was richtig machen, hab dann irgendwann schon Panik bekommen, wenn ich nur zur Arbeit sollte. Und irgendwann hab ich Stimmen gehört. Nix Schlimmes, aber sehr störend.«

»Was haben die Stimmen denn gesagt?«

Lara holt Luft. »Sachen wie: ›Du Versager, das Beste wäre, du wärst nicht da. Du kannst doch gar nichts.‹ Alles Mögliche. Ich war irgendwann so mit den Nerven runter, dass ich versucht habe, mich umzubringen.«

Da ist es wieder. Warum muss es bei uns nur immer darauf hinauslaufen.

»Ich weiß, was du denkst. Selbstmord ist doch keine Lösung.«

Ich schüttle den Kopf. »Dass du dich da mal nicht irrst, Lara. Ich hab's auch versucht, also warum sollte ich das nicht verstehen.«

Lara nickt. »Man ist so verdammt einsam, wenn man psychische Probleme hat. Niemand will verstehen, wie schwer das belastet, niemand toleriert das.«

»Ja, das kenne ich nur zu gut. Man verliert das Vertrauen in sich selbst, das Vertrauen in andere, zum Schluss die Lust zu leben.«

»Genau, es macht irgendwann alles keinen Sinn mehr. Man will doch nur normal leben, aber kann es nicht mehr. Und die, die oft daran schuld sind, haben kein Schuldbewusstsein und keine Ahnung.«

»Deshalb tut mir die Klinik so gut. Weil niemand mich verurteilt, jeder versteht, wenn ich mal den ganzen Tag nix sagen will oder traurig aussehe. Wir dürfen wir selbst sein.«

Lara nickt. »Genau. Und auch wenn wir eine üble Kindheit hatten, was wohl bei den meisten von uns der Fall ist, zählt das Heute, wir als Mensch zählen, nicht als Nummer, nicht als Ressource.«

Mittlerweile haben wir die Runde fast geschafft. Die ersten Häuser tauchen auf, weiter hinten kann man die Klinik sehen.

»Schön, dich kennenzulernen. Macht Mut zu merken, dass man hier willkommen ist.«

Lara lächelt. »Das bist du, definitiv. Wir sind hier eine Schicksalsgemeinschaft und halten zusammen. Wirst du bald merken.«

Die brandneuen Therapien sind für mich zum Teil gewöhnungsbedürftig, wie etwa die Psychoedukation Depression. Interessant zwar, aber nichts wirklich Neues. Wie es typisch für mich ist, habe ich seit meiner Einlieferung in die T5 alles an Literatur über Depressionen verschlungen, dessen ich habhaft werden konnte. Eine ganz schöne Menge. All das, was wir in insgesamt fünf Sitzungen besprechen, kenne ich mehr oder minder ausführlich aus den Büchern und dem, was ich im Netz erfahren habe. Das Traurige an der ganzen Sache: Ratschläge für andere, kein Problem. Aber die Erkenntnisse auf mich anzuwenden scheitert in schöner Regelmäßigkeit.

Das Grenzwertigste überhaupt ist aber die Tanztherapie. Geleitet wird sie von einer Frau Seiler. Da wir in unserem Gebäude keinen hinreichend großen Raum dafür haben, findet das Ganze in einer benachbarten Sporthalle statt.

Jeden Freitag marschiert eine stetig wechselnde Gruppe von uns dorthin, vorbei am Supermarkt, auf einem schmalen Bürgersteig, der an mehreren Stellen von hereinhängenden Büschen noch verengt wird. Die Sporthalle ist in die Jahre gekommen, für unsere Zwecke reicht sie aber wohl aus. Schon beim Betreten riecht man den typischen Turnstundenmief. An einer Wand hängen Kletterseile, weiter hinten sind zwei Schwingtore, hinter denen allerlei Turngeräte verborgen sind. Da die Halle wohl auch für Veranstaltungen genutzt wird, hat sie eine eigene Bühne, die mit einem schweren roten Vorhang abgetrennt ist. Erinnert mich alles sehr an die Turnhalle meines Gymnasiums, Erschaudern beim Anblick und der Erinnerung inklusive. Ich und Tanztherapie. Tanzschultanzen hab ich bislang gemieden wie die Pest. Tanzen kann ich zwar, aber nichts, was mit Standardtänzen oder Ähnlichem zu tun hat. Reicht für die Disco, sonst kann man es vergessen.

Meist besteht die Tanztherapie aus recht abgedrehten Übungen, wie auf einem Sandsäckchen stehen und es dann an den Sohlen »fühlen«. Die Anweisung, sich irgendwie rhythmisch zur Musik zu bewegen, lässt mich in schöner Regelmäßigkeit darauf warten, dass wir auch noch unseren Namen tanzen sollen. Gib mir ein U, gib mir ein W, gib mir ein E. Und jetzt, tanzen.

Und erst das »bewusste« Gehen. Sich auf das Gehen konzentrieren, bis man ganz unbewusst gegen einen Pfosten oder eine Wand läuft. Wirklich. Ist mir genau so passiert. Mir hat die Nase noch Tage danach wehgetan. Und dann diese Fragen, ob man eine Veränderung gespürt habe. Ja, habe ich, es hat mich angestrengt (und der Pfosten hat geschmerzt). Manchmal bringt es mich zumindest ein wenig zum Abschalten und innerlich zum Ablachen. Und wie es das Gesetz so will, bin ich die erste Zeit der einzige Mann unter Frauen. Hahn im Korb wäre ja ein sehr nettes Konzept, wenn ich nicht bereits seit Langem glücklich liiert wäre. Keine Ahnung, warum ich die gesamten sechs Sitzungen dabeibleibe. Vielleicht kann ich mit dem Konzept Filzen einfach noch weniger anfangen. Vielleicht bin ich auch nur zu feige, Frau Morlach zu sagen, wie albern ich die leicht esoterisch angehauchten Bewegungsübungen finde.

@bicyclist Ich bekenne, an Tanztherapie werde ich mich nie wirklich gewöhnen. #ausderklapse

Dafür fehlt mir eine Therapiestunde, die ich so gerne hätte. »Smalltalk, leicht gemacht«. Einfach mal positiv gestimmt auf einer Party als lebendes Mobiliar rumstehen können und sich über Mode, die neuesten Fernsehserien und alles Mögliche unterhalten, ohne gleich die Flucht ergreifen zu wollen. Das wär's. Sollte ich vielleicht mal als Verbesserungsvorschlag anbringen.

Regelmäßig am Freitagnachmittag findet ein Abschlussritual für die Woche statt. Dann werden Tische und Stühle im großen Aufenthaltsraum zusammengestellt. Die Freitagsnachmittagsbeauftragten haben alldieweil entweder Kuchen besorgt, oder Patienten haben welchen gebacken. Nun wird Kaffee und Kuchen gereicht. Ein wahrlich bekloptes Kaffeekränzchen in der Klapse. Wir sitzen beisammen, diskutieren, treiben Blödsinn und spielen die gutbürgerliche Idylle. Gelegentlich besuchen uns ehemalige Patienten, meist aber nur so lange, bis alle ihre damaligen Mitpatienten die Klinik verlassen haben. Auch das Stationspersonal kommt dazu, und nach einer Stunde wird die heitere Versammlung wieder aufgelöst, die diensthabenden Patienten räumen auf, während der Rest endlich ins Wochenende verschwinden darf. Das Ganze ist in seiner Putzigkeit und seinem gutbürgerlichen Flair von einer ausgesprochenen Rührigkeit.

Nur so gar nicht etwas, das ich mir als Abschluss einer Therapiewoche vorstellen würde. Aber auch hier gilt: Ich bin nun mal da, ich bin selbst schuld, dass ich in der Klapse gelandet bin, also mache ich eben gute Miene zum bürgerlichen Spiel.

WO BIN EIGENTLICH ICH?

@bicyclist *Werde mich in der Kunst üben, nicht perfekt sein zu wollen. Hab gerade meinen Arztbrief gelesen. Schluck.*

Der Auftakt am Montag nach absolvierter Morgenrunde ist stets der offene Gesprächskreis. Dabei sitzen wir sortiert nach behandelnden Therapeuten zusammen und dürfen uns Themen wünschen, über die dann gesprochen werden soll. Egal was dabei vorgeschlagen wird, zu allem kann ich eine Verbindung herstellen. Für mich ist es der erste Gesprächskreis, bei meiner Aufnahme war ich zu spät dran, um noch teilzunehmen.

Wir treffen uns wieder im »Baumhaus«. Die Stühle werden in der klassischen »Wir wollen gemeinsam reden«-Anordnung im Kreis aufgestellt. (Ich glaube, ich erwähnte schon die Vorliebe der Tagesklinik für alles Kreisförmige. Denn wir wollen doch alle beisammen sein.)

Nach und nach treffen die Patienten ein, belegen Platz um Platz. Man erkennt das Schema, das überall universell ist, wenn nicht wirklich vertraute Menschen sich zusammensetzen sollen. Jeder wählt einen Platz mit größtmöglicher Distanz zum Rest des Packs. Der Gesprächskreis wird von Herrn Engel und Herrn Platt geleitet.

Unsere beiden Therapeuten betreten mit leichter Verspätung den Raum, setzen sich zwischen ihre Patienten.

»Guten Morgen zusammen.« Herr Engel taxiert die Anwesenden. »Wie ich sehe, haben wir einige neue Gesichter in der

Runde. Also kurz die Spielregeln für diese Therapiestunde: Wir hören uns gegenseitig zu, wir versuchen nicht, schulmeisterlich einen guten Rat zu geben, sondern tragen aus unserer Sicht zu dem gewählten Thema bei.« Um die Aufmerksamkeit der versammelten Mannschaft zu testen, fragt Engel: »Was habe ich noch vergessen?«

Lara, die direkt neben mir sitzt, springt ein und ergänzt: »Was hier besprochen wird, bleibt hier und wird nicht außerhalb dieses Kreises besprochen.«

»Richtig.« Herr Engel nickt. »Und nun, hat jemand ein Thema mitgebracht?« Er lehnt sich zurück, wartet ab. Wie gewohnt traut sich niemand auch nur zu bewegen, aus Angst, man könne das als Wortmeldung interpretieren. Schließlich reicht's mir.

»Wut als Thema würde ich vorschlagen.«

Herr Engel blickt etwas verblüfft. »Wie meinen Sie das, Wut? Wut auf sich oder andere?«

»Beides. Die Wut auf diejenigen, die einen mit in diese Situation gebracht haben, und die Wut auf sich selbst, dass man sich hat in die Enge treiben lassen.«

»Gut, gibt es noch andere Vorschläge?«

»Bindungsangst«, schlägt eine Frau links von mir vor, die ich noch nicht kenne.

»Danke, Frau Reinhardt.« Herr Engel nickt. »Noch jemand mit einem Vorschlag?«

Lara erwähnt noch »Gefühle«, dann lässt sich niemand mehr zu einem weiteren Vorschlag bewegen.

»Gut«, wieder nickt Herr Engel. »Also stimmen wir ab, wer ist für Gefühle als Thema?« Es heben sich zwei Hände. »Bindungsangst?« Drei Hände gehen nach oben. »Und als Drittes Wut?« Jetzt strecken mit mir zusammen drei weitere Patienten die Hand in die Luft.

»Also ist das Thema für heute Wut. Dann erklären Sie mal etwas genauer, Herr Hauck, was Sie damit meinen.«

Alle Blicke auf mir, wie ich das hasse. Aber da muss ich jetzt durch.

»Also, zum einen merke ich immer noch, dass ich auf all die wütend bin, die mich zu dem Suizidversuch getrieben haben. Und da ist es mir völlig egal, ob die es bewusst gemacht haben oder es nur ein dummer Zufall war. Ich habe einfach diese unbändige Wut in mir und den Wunsch, es ihnen heimzuzahlen. Und andererseits ist da die Wut auf mich selbst. Weil ich so scheiße drauf bin, weil ich diese bescheuerten Ängste habe, weil ich solche Gefühle wie diesen Hass auf die anderen habe, die meine Lage nicht verstehen.«

Jetzt nickt Herr Platt, der sich bislang zurückgehalten hat. »Glauben Sie, das macht den anderen etwas aus, wenn Sie wütend sind?«

»Bestimmt nicht, aber das trägt dann noch zur Wut bei. Weil mich auch diese Ignoranz der Krankheit, meiner Krankheit, meiner Depression gegenüber auf die Palme bringt. Und außerdem, mittlerweile ist es mir scheißegal, ob es was bringt oder nicht. Aber es ist wenigstens ein Ventil.« Stelle fest, Fäkalsprache habe ich mittlerweile auch häufiger drauf.

Nun springt mir eine Patientin zur Seite. »Also, ich bin vor allem wütend darüber, wie wenig auf meine Krankheit Rücksicht genommen wird. Selbst wenn die davon wissen, wird das meist schnell wieder vergessen, und ich bekomme Ärger, wenn ich mal nicht so gut drauf oder nicht ganz so schnell bin wie gewünscht.«

»Oh, und ich bin wütend auf meine Mutter«, ergänze ich. Meine Fantasie spielt mir die Szene aus Pretty Woman vor, in der Richard Geere zu Julia Roberts sagt: »Ich war furchtbar wütend auf ihn. Für den Satz ›Ich war furchtbar wütend auf ihn‹ hat mir mein Therapeut zehntausend Dollar abgeknöpft.« Meine Therapie war Gott sei Dank nicht ganz so teuer.

»Warum?«, will Herr Engel jetzt wissen.

Ich frage mich insgeheim, wie viel Zeit er wohl hat. »Weil sie nie gelten ließ, was ich sagte, ich hatte nie recht und wurde ihrer Meinung nach immer ausgenutzt. Außerdem hat sie mich im Beisein anderer Leute schlecht gemacht. Es war einfach beschissen.«

»Und wie ist das Verhältnis zu Ihrer Mutter heute?«, fragt Herr Platt.

»Gut, sie ist tot.«

Ich meine, beide schlucken zu sehen, ist mir aber egal, ist ja die Wahrheit. Selbst meine Mitpatienten wirken etwas geschockt. Um das Ganze nicht im Raum stehen zu lassen, ergänze ich: »Als wir sie beerdigt haben, habe ich nichts gespürt, keine Trauer, rein gar nichts. Beim Tod meiner Tante hatte ich einen Weinkrampf, bei meiner Mutter war da völlige Emotionslosigkeit.«

Ich erinnere mich noch gut an die Beerdigung. Ich hatte meine Halbschwester gebeten zu kommen, weil ich mir sicher war, dass mein Vater das wollte. Meine Mutter stand mit meiner Halbschwester auf Kriegsfuß, hat dauernd gegen sie intrigiert. Vielleicht wollte ich ihr ein letztes Mal eins auswischen, als ich dafür sorgte, dass auch meine Halbschwester anwesend war.

In der kleinen Kapelle saßen wir in der ersten Reihe, mein Jüngster hatte sich zwischen mich und meinen Vater gequetscht mit der Begründung, der Opa brauche jetzt jemand, der ihm die Hand hielte. Keine Ahnung, was der Pfarrer damals salbadert hat. Sinnvolles kann es nicht gewesen sein, zumindest wäre mir nichts eingefallen, was man hätte an Positivem erzählen können. Am Grab waren es meine Kinder, die in Tränen ausbrachen, als die Urne meiner Mutter hinabgelassen wurde.

Ich empfand nichts, gar nichts, völlige Leere. Aber nicht

nur das. Ich hatte und habe keine Erinnerungen oder Bilder vor dem Alter von zwölf Jahren, in denen meine Eltern vorkommen. Ja, es gibt Ereignisse, an die ich mich erinnere, aber es ist, als habe man meine Eltern nachträglich aus all meinen Erinnerungen ausradiert.

Dankenswerterweise kümmerten sich meine Schwiegermutter und meine Halbschwester um die Kinder, sodass wir die Zeremonie zu Ende führen konnten. Ich warf mit einer Schaufel Erde ins Grab und eine Blume, weil man das eben so macht. Dann noch das Händeschütteln der Trauergemeinde, und endlich konnten wir den Friedhof wieder verlassen. Die Kinder hatten sich beruhigt und beim Leichenschmaus (welch ein perverser Begriff, ich hatte und habe da immer das Bild vor Augen, dass eine Leiche auf einem Tisch liegt und von den Anwesenden verspeist wird) traf zum ersten Mal mein Vater wieder auf meine Schwiegereltern, jetzt ohne meine Mutter und damit frei, sich ihnen anzunähern. Sie war weg, meine Mutter war tot. Und das einzige Gefühl, das ich spürte, war unendliche Befreiung. Ich wusste, das war nicht okay. Aber was wollte ich machen. Was nicht da war, war nicht da.

Herr Platt versucht zu erklären: »Ja, das kann manchmal passieren, wenn ein erschütterndes Ereignis eintritt, dann trauert man später, weil man zuerst funktionieren muss.«

»Nein, so war das nicht.« Er hat es nicht begriffen. »Da war auch danach nichts. Seit der Beerdigung bis heute nichts, rein gar nichts, wenn ich an meine Mutter denke.«

»Und wie ist das Verhältnis zu Ihrem Vater? Ich gehe mal davon aus, er lebt noch.«

Ich nicke. »Gut, nachdem er wieder selbst entscheiden kann, was er will und was nicht. Sibylle und ich haben ohne meine Eltern geheiratet, weil meine Mutter dagegen war. Damals war es das Beste, was passieren konnte. So konnte meine

Halbschwester dazukommen, und es gab keinen Krach während der Feier.«

Jetzt interveniert Sarah, sie ist auch neu in die Tagesklinik aufgenommen worden, eine zierliche Person mit einem sehr schönen Lächeln. Wenn sie mal lächelt – denn auch Sarah leidet ähnlich wie ich unter schweren episodischen Depressionen.

»Ich habe vor allem Wut auf meinen Freund, der überhaupt keine Zeit für mich hat, und wenn ich sie einfordere, mir gleich Vorwürfe macht.«

»Warum hat er keine Zeit?«, kommt von Herrn Platt die klassische psychologische Gegenfrage.

»Er arbeitet in Norddeutschland und ist nur an den Wochenenden da.«

»Nun, dann können Sie doch diese Zeit mit ihm verbringen.«

Sarah schüttelt den Kopf. »Schön wär's, aber dann hat er nur Zeit für seine Freunde und seine Vereine.«

Jetzt greift Herr Engel ein. »Nun, dann sollten Sie ihm klarmachen, dass auch Sie ein Anrecht auf Zeit für Sie beide als Paar haben.«

Man merkt, dass Sarah langsam den Tränen nah ist, was ich gut verstehen kann. »Wenn das so einfach wäre.« Sie stockt, wischt sich mit der Hand über die Augen, macht eine Pause und sagt schließlich: »Aber dann gibt es nur Streit und böse Worte. Wenn ich ganz ehrlich bin, weiß ich nicht mal mehr, ob er mich überhaupt noch liebt.«

Man merkt dem Kreis an, dass alle mitfühlen können, aber jedem gerade die guten Ratschläge ausgehen. Auch Sarah scheint das zu spüren. »Ich weiß ja, was ich tun sollte, aber das ist halt nicht so einfach. Ich denke, ich brauche nachher ein Gespräch, Herr Engel.«

Engel nickt. »Gut, sonst hätte ich das vorgeschlagen.«

Die Runde schließt mit einem halblebigen Konsens, dass Wut schon berechtigt sei, man aber immer darauf achten müsse, sie richtig zu dosieren. Erzählt mir was Neues, das kann man auf so gut wie alles anwenden. Wieder mal ein Thema, das angesprochen, aber nicht abgeschlossen wurde. Und ich weiß, was unsere Therapeuten uns jetzt dazu sagen würden: Setzen Sie sich zusammen, diskutieren Sie weiter. Das machen wir ja auch, aber wir haben andere Themen, meist weniger gewichtig, aber dafür oft zum Lachen.

Wir, die wir hier verletzt an unseren Seelen versammelt sind, haben erkannt, dass diese schönen, einfachen Regeln meist nur auf schöne, einfache Situationen anwendbar sind. Unsere Geschichten sind komplexer, komplizierter, nicht mit Regelwerken kontrollierbar. Wir müssen uns jeden verdammten weiteren Tag Strategien überlegen, dem Wahnsinn zu begegnen, der uns traktiert, der uns manchmal die Luft zum Atmen oder den Willen zum Leben raubt. Einfache Regeln und klare Strukturen sind nette Ideen, über die unsere Dämonen aber nur lachen, um uns gleich darauf wieder zu quälen und uns das Leben zur Hölle zu machen. So viele Alltagsrituale, die man durchschaut und bei denen man dennoch gezwungen ist, den Wahnsinn mitzumachen.

Als ich mit den anderen nach draußen zu unserem Pavillon gehe, entdecke ich beim Abfragen meines Twitter-Kanals, dass DRadio Wissen etwas zu mir gepostet hat.

@DRadioWissen Wie ergeht es Patienten in der Psychatrie? Uwe H. hat von dort getwittert:dradiowissen.de/beitrag/ausder… #ausderklapse @bicyclist pic.twitter.com/6nqWt4n9SP

Neugierig klicke ich auf den beigefügten Link und stelle zu meiner großen Überraschung fest, dass es da nicht nur ein paar Zeilen über meine Twitteraktion #ausderklapse, sondern ein ganzes Radiofeature gibt. Man hat sich wirklich Mühe gegeben, meine Postings verfolgt und das Ganze in eine zeitliche Struktur gebracht. Auch eine Audiodatei ist beigefügt, die ich mir über Kopfhörer anhöre. Mit solchem Feedback hätte ich nicht gerechnet. Es freut mich, erfüllt meine Aktion damit doch ihren Zweck, Lobby für Psychiatrie und Therapie zu sein. Dabei hatte ich anfangs nicht mal zu hoffen gewagt, es würde auch nur irgendjemanden interessieren, wie ich mich fühle oder wo ich bin.

Eine Woche später stehen wir wieder in unserem Pavillon zusammen, der mittlerweile zum Treffpunkt unserer Clique von gleichgesinnten Bekloppten geworden ist, als Lea in die Runde fragt: »Sagt mal, was ist eigentlich mit Sarah, die hab ich schon seit ein paar Tagen nur noch schweigend im Aufenthaltsraum gesehen. Nach der Abschlussrunde ist sie auch gleich verschwunden.«

»Ihr geht es nicht so gut, hat sich von ihrem Freund getrennt, obwohl sie ein gemeinsames Haus hatten und wohl auch die Hochzeit in Planung war«, erklärt Rainer. Mit seiner sonoren Stimme und seiner Körpergröße hat er eine unglaubliche Präsenz. Er ist Handwerker, was ihm zu einem recht beeindruckenden Körperbau und einem Handgriff verholfen hat, bei dem ich immer auf knackende Knochen warte. Alle, die wir hier versammelt sind, sind schlagartig still, um ihm zuzuhören.

»Na ja, gestern war sie wohl bei Engel wegen Notfallmedikation. Ist momentan ziemlich heftig auf Tavor. Vorhin hab ich kurz mit ihr gesprochen, aber sie will eigentlich nur ihre Ruhe.«

»Das klingt nicht gut«, meint Lea ernst.

»Ja.« Rainer nickt. »Aber lasst sie im Moment besser in

Ruhe. Die Therapeuten kümmern sich um Sarah, sie braucht erst mal Zeit zum Nachdenken, damit sie sich sortieren kann. Wäre aber klasse, wenn ihr alle heimlich ein Auge auf sie werfen könntet, ich hab ehrlich gesagt Angst, sie begeht 'ne Dummheit.«

Alle Anwesenden versprechen Rainer, sich im Stillen um Sarah zu kümmern. Wir mögen sie sehr und können gut nachvollziehen, wie es ihr gehen mag. Gerade in Krisen heißt es bei uns zusammenhalten. Deshalb steht Sarah in den nächsten Tagen unter heimlicher Beobachtung.

Bei all der Unterstützung unter uns Patienten stört mich eins jedoch sehr. Ich merke, wie schwer es ist, hier drin alles richtig zu machen. Schnell wird einem eine Marotte, eine Eigenart als Teil der Erkrankung ausgelegt. »Sie mögen nicht gerne unter Leute gehen? Herr Hauck, das müssen Sie üben.« – »Sie bleiben lieber zu Hause und lesen? Sie müssen raus in die Natur, sich viel bewegen.« Wieso macht sich eigentlich keiner Sorgen über die, die den ganzen Tag nur draußen sind, im Gemüsegarten arbeiten oder Rosen schneiden? Was ist bitte daran so viel normaler?

Und Technik hat auch hier in der Tagesklinik dein Feind zu sein. Anders als in der stationären Klinik sind Computer oder Smartphone nicht erlaubt, und wer auch nur einmal zu häufig online geht, ist verdächtig. Es herrscht eine ziemlich merkwürdige esoterische Grundstimmung, was das Verhältnis zur Realität da draußen angeht. Manchmal habe ich das Gefühl, man hilft nicht uns, um in der Welt zu bestehen, sondern man verbiegt uns, damit das Draußen uns sinnvoll (aus-)nutzen kann. Ressource Hauck steht wieder in vollem Umfang zur Verfügung. Leider bekomme ich dieses technophobe realitätsfremde Grundverhältnis nach einer gewissen Zeit zu spüren, denn auch in der Tagesklinik haben wir ein Paargespräch. Böser Fehler, ganz böser Fehler. Das Gespräch läuft aber mal so richtig vor die Wand.

In dem Moment, als Sibylle berichtet, ich würde mich in schlimmen Phasen ablenken, indem ich online gehe, springt mein Therapeut auf das Stichwort an, so schnell kann Sibylle gar nicht reagieren. Sie relativiert zwar noch, ich würde das auch mit Büchern tun, das wäre ein Phänomen, wenn es mir nicht gut geht, aber ich bin längst in eine therapeutische Schublade gepresst. Von da an komme ich dort nicht mehr raus, und es wird sich auch nicht mehr primär um meine Probleme Angst und Depression, sondern um das Trendthema Internetsucht gekümmert. Man hätte meinen können, Dr. Obertor aus der Stationären säße vor mir. Im Nachhinein weiß ich, wie man auf diese bescheuerte Idee gekommen ist. Ich habe den Fehler gemacht und erlaubt, dass mein Betriebsarzt erfährt, wie ich mich in der Therapie schlage. Und der hat bei mir von Anfang an auf der Diagnose Internetsucht herumgeritten. Dabei merkte man seine Ignoranz mit jedem Wort. »Herr Hauck, ich hab Sie in diesem Internet gefunden, löschen Sie sich da bloß so schnell wie möglich.« Kein Quatsch, hat er wirklich gesagt.

Weil selbst Sibylle bei der Geschichte ein ungutes Gefühl hat, ruft sie nachmittags noch mal in der Klinik an und versucht etwaige Missverständnisse zu klären. Da ist aber das depressive Kind bereits in den therapeutischen Brunnen gefallen.

Rückblickend kann ich sagen: Ab dem Zeitpunkt hatte ich das Vertrauen in eine objektive Diagnose meiner Probleme verloren. Vielleicht eine überspitzte Reaktion, aber vergessen wir nicht, ich bin immer noch offiziell depressiv, da ist man sehr viel empfindlicher, in jeder Beziehung. Natürlich kann man das dem Therapeuten als Patient nicht sagen, weil es gleich als Teil der Krankheit ausgelegt wird, sich zu verweigern. Also ein Teufelskreis, dem man ausgeliefert ist.

Wieder Visite bei Herrn Platt und wieder das leidige Thema.

»Herr Hauck, Sie sitzen zu häufig mit Ihrem Smartphone rum, außerdem ist das hier doch nach Hausregel sowieso nicht erlaubt.«

»Aber alle nutzen es und ich auch nicht mehr als die anderen.« Wie ich solche Regeln hasse. Zumal ich es auf den Tod nicht ausstehen kann, Vorschriften zu folgen, die ich für falsch und/oder dumm halte. Und wie ich es erwartet habe, gilt für mich offensichtlich ein anderes Maß als für »die anderen«.

»Herr Hauck, ich gehe ja fast davon aus, dass hier eine gewisse Abhängigkeit besteht und Sie onlinesüchtig sind.«

»Nein, das denke ich nicht, warum?«

Was soll der Quatsch, das hatte ich doch alles schon mal, geht das jetzt wieder los?

»Könnten Sie sich vorstellen, vier Wochen ohne Internet auszukommen?« Wieder richtet ein Tribunal über mich. Betriebsarzt, Stationsarzt und der Therapeut. Im Geiste sitzen sie alle drei plötzlich vor mir wie mittelalterliche Scharfrichter, von ihrer Meinung überzeugt und erpicht darauf, den Delinquenten ans Kreuz zu nageln für diese moderne Frevelei.

»Ja«, antworte ich, und das ist noch nicht mal gelogen. »Nur unsere Familie wird es dann schwer haben.« Eigentlich möchte ich ja sagen, für wie unsinnig ich das Ganze halte, bin aber doch klar genug, dass mir bewusst ist, wie viel tiefer ich mich damit in den Suchtverdacht hineinreiten würde.

»Wieso das?«, fragt er stirnrunzelnd.

»Weil wir ein digitaler Haushalt sind und vieles nur über Internet läuft – die Beleuchtung, die Alarmanlage, der Fernseher, Radio, Telefon, alles Mögliche, alles digital. Aber damit muss die Familie dann halt leben.« An Platts Gesichtsausdruck merke ich, dass er wohl nichts verstanden hat. Nun gut, dann lassen wir uns eben auf den Tanz ein.

Ich bin wütend, als ich das Büro verlasse. Statt sich um meine Ängste und die Depression zu kümmern, wird ein Nebenkriegsschauplatz aufgemacht. Und ich habe mich wieder nicht gewehrt, habe mich in die Ecke drängen und mit einem Klischee belegen lassen. Aber ich hätte es wissen müssen nach dem Paargespräch. Na ja, werd ich's ihm halt beweisen, wenn er meint, mit solchen Spielereien sei mir mehr geholfen als mit dem Aufdecken der wirklichen Ursachen meiner Ängste. Schmollmodus an.

Aber ich soll ja entspannt und gelassen bleiben. Kann ich an der Geschichte perfekt üben.

@bicyclist Ich rege mich nicht auf. Ich bin emotional überversorgt.

Ich vermisse nicht viel in den nächsten Wochen. Aber das Leben wird deutlich komplizierter und stressiger. Viele Dinge tue ich gar nicht mehr, weil ich in meiner depressiven Dickköpfigkeit dann lieber verzichte. Treffen mit Freunden finden kaum noch statt, da ich es ja nicht mehr mitbekomme, wann man sich auf Facebook oder via WhatsApp verabredet, und telefonieren hasse ich wie die Pest.

Fast verpassen wir den Besuch eines befreundeten Ehepaars aus England, die wir bei einem Urlaub in Sussex im Vorjahr kennengelernt haben. Sie machen eine Tour mit einem Kreuzfahrtschiff den Rhein entlang. Eigentlich haben wir vereinbart, uns in Speyer zu treffen. Die ganze Korrespondenz lief aber einzig über E-Mail, und somit hätten wir beinahe den Termin und die zeitliche Abstimmung verpasst.

Sibylle erteilt mir Absolution, sodass ich am Wochenende vor dem Besuch ins Internet gehen darf und das Treffen dann doch noch klappt. Am Tag des Besuchs schenke ich mir die bescheuerte Vereinbarung und nehme mein Smartphone mit, gehe sogar damit online. Hui, wie böse. Ob ich dafür wohl ein Extra-Medikament bekomme oder eine Straftherapie, wenn ich es in der Klinik beichte? »Herr Hauck, Sie waren ungezogen, dafür gibt es eine Extra-Runde Tanztherapie.« Aber ich bin ja nicht verrückt … obwohl – normal? Na ja. Offiziell bin ich die ganzen vier Wochen offline. Der Rest geht niemanden was an.

Was mir in der Tagesklinik weiterhin guttut, ist der Austausch mit den anderen Patienten. Der Rest ist längst Routine, die Dinge laufen ähnlich ab, und nach zehn Ergotherapien bin ich auch nicht weiter als nach fünf. Dass selbst eine Therapie gegen Depressionen zur Routine werden kann – verblüffend.

Als ich an einem schönen und für die Jahreszeit viel zu warmen Dienstag wieder in unserer Raucherecke mit Nichtraucherasyl sitze und immer noch verärgert von meiner Begegnung der analogen Art mit Herrn Platt erzähle, lacht Lea laut auf.

»Oh Mann, Uwe, das überrascht dich?« Ich nicke verblüfft. »Die meckern deswegen bei allen rum, ich hab auch schon meine Abreibung gekriegt wegen meines Smartphones, du bist da nicht der Einzige. Nur hast du halt zwei Zusatzprobleme, du begeisterst dich dafür, und du bist zu alt.«

»Halt mal«, interveniere ich. »So alt bin ich nun auch wieder nicht.«

Lea grinst. »So mein ich das nicht. Aber dass wir Jüngeren an den Geräten hängen, damit haben die sich abgefunden. Andere Generation und so. Du aber bist im gleichen Alter wie die und beherrschst das alles völlig locker. Das darfst du doch nicht.«

»Oh, verzeiht, dass ich dieses Teufelszeug gut finde und die Technik beherrsche, werte Scharfrichterin«, spiele ich den reuigen Sünder.

»Die sind halt von gestern, da kommst du nicht gegen an.

Das Beste, was du tun kannst, ist, dir deinen Teil zu denken und nach außen hin den Sonnenschein zu geben, der sich brav allen Regeln unterwirft. Das ist doch generell das Prinzip unserer Gesellschaft. Wer die Regeln aufstellt, gewinnt. Dass das manchmal weltfremde Regeln sind, merkt man spätestens, wenn man sie ernst zu nehmen versucht. Weißt du, woran man einen Deutschen im Ausland erkennt?« Schulterzucken meinerseits. »Na, daran, dass er an einer unbefahrenen Straße nachts um zwölf zehn Minuten an einer roten Ampel stehen bleibt, statt über die Straße zu gehen.«

Ich breche in schallendes Gelächter aus. Als ich mich wieder einigermaßen beruhigt habe, interveniere ich erneut: »Jetzt mal langsam. Sind wir nicht hier, weil wir von Fachleuten behandelt werden sollen, um unsere Erkrankungen in den Griff zu kriegen? Die sollten doch wissen, was uns guttut.«

»Jau, mein Lieber, denk das mal ruhig. Aber Fachleute für ihren Fachbereich. Und Themen wie Internet, modernes Leben oder Realität da draußen, das wird hier drin ausgeblendet. Schön auf die Krankheit konzentrieren, dann läuft das Leben da draußen hinterher wie geschmiert. Einen Scheiß tut es. Ich war schon draußen, wieder drinnen, wieder draußen, und jetzt sitz ich aufs Neue hier. Alle Ratschläge, die ich bisher bekommen habe, waren fürn Arsch. Wenn du wirklich willst, dass es anders wird, musst du viel ignorieren und selbst rausfinden, was dir guttut.«

»Genau«, mischt sich Stefan ein. Er ist ein neuer Patient und begeisterter Skateboarder. Eigentlich hätte er dieses Jahr sein Abitur gemacht, aber die Krankheit kam dazwischen. Seine blonden Strubbelhaare stehen in alle Richtungen ab, und er zieht nervös an einer Zigarette. »Du wirst hier nach dem Weltbild behandelt, das dein Therapeut für ›das richtige‹ hält. Wenn du ein anderes hast, na dann viel Spaß. Da musst du dich entweder dauernd gegen die Ansichten deines Therapeuten wehren, oder du hältst die Fresse und machst gute Miene zum bösen Spiel. Die wollen schon helfen. Aber so manche modernen Gegebenheiten werden da ausgeblendet.«

Jetzt ist es an mir, zuzugeben: »Ihr habt recht. Ist ja schon peinlich, dass ihr mich da aufklären müsst.«

Lea lacht. »Immerhin haben die es geschafft, dass ich dich mal so richtig sauer erleben darf. Sonst warst du immer der nette, unauffällige Typ, und jetzt biste gerade im Rachemodus. Gefällt mir viel besser, ehrlich. Sieh es halt so: Dein Herr Platt will dir wirklich helfen, aber irgendwann hört das mit dem Verstehen deiner speziellen Situation halt doch auf. Dass du was mit Computern machst und dein Smartphone für dich ein Werkzeug wie für andere ein Hammer oder ein Feuerzeug ist, das versteht er halt nicht. Muss er vielleicht auch gar nicht, gehört nämlich nicht zum Thema. Und außerdem: Wir wohnen auf dem Land. Was erwartest du da?«

Stimmt, denke ich bei mir, warum bin ich Idiot nur aufs Land gezogen. Dass ich hier unter all den Technophobikern anecke, hätte mir von Anfang an klar sein müssen. Eigentlich gehöre nicht ich in die Klapse, sondern … Aber lassen wir das. Provinz, das heißt, man ist sich selbst genug, Computer sind böse, modernes Leben ist böse, dieses ganze neumodische Zeug ist böse. Provinz heißt, dem, was die Nachbarin erzählt, mehr zu glauben als dem, was in der Zeitung steht. Provinz heißt, dort, wo man geboren wird, aufzuwachsen, zu arbeiten, zu heiraten, sich selten scheiden zu lassen und zu sterben. Provinz ist, mit seinem Leben gescheitert zu sein und es nicht in die Welt geschafft zu haben. Provinz ist all das, was ich eigentlich zutiefst verabscheue und was mir indirekt das Genick gebrochen hat.

Stefan ergänzt grinsend: »Oh, und Lea, wo du es sagst, pass

du bloß mit deinem Feuerzeug auf, das ist offenes Feuer, das ist doch auch so gefährlich.« Jetzt brechen wir unisono in schallendes Gelächter aus. Die Arbeiter auf der benachbarten Baustelle schauen zu uns rüber. Sicher fragen die sich, was man uns Bekloppten wohl verabreicht hat. Aber wir lachen weiter und fühlen uns wieder ein Stück verbundener und verstandener.

Wir lachen immer noch, als Sarah zu uns stößt. Zum ersten Mal seit fast einer Woche trägt sie wieder bunte Sachen. Die letzten Tage war ihre bevorzugte Klamottenfarbe schwarz.

»Na ihr seid heute aber gut drauf, gibt es was, bei dem ich mitlachen darf?«

Stefan grinst. »Klar, setz dich zu uns, wie geht's dir denn so? Du warst in letzter Zeit so still.«

Lea und ich versuchen, ihn mit wilden Handzeichen zum Schweigen zu bringen, aber noch bevor er unsere Winkerei bemerkt, antwortet Sarah: »Ja, ging mir absolut beschissen die letzten Tage. Aber jetzt geht es langsam aufwärts. Ich hab mich von meinem Freund getrennt, es ging einfach nicht mehr.«

»Du hast dich von ihm getrennt, ernsthaft?«, frage ich jetzt und versuche dabei so überrascht wie möglich zu klingen.

»Ja, wieso?«

»Mensch, weil das toll ist, genial, super. Du hast da einen echt großen Schritt gewagt und kannst verdammt stolz drauf sein. Ich sag wohl besser nicht, was ich in dem Gesprächskreis zum Thema Wut über ihn gedacht habe, als du von ihm und dir erzählt hast.«

Lea nickt. »Da hat Uwe recht. Auch wenn es wehtut, ist es für dich das Allerbeste. Du brauchst jemanden, der zu dir hält, der dich unterstützt. Und nach allem, was du erzählt hast, war dein Freund, verzeih mir, wenn ich da so ehrlich bin, ein echtes Arschloch.«

Jetzt lacht sogar Sarah. »Wisst ihr, ich hab schon gemerkt, dass ihr alle auf mich aufgepasst habt in den letzten Tagen. Wollte aber nix sagen, ich fand das eigentlich echt nett von euch.«

Lea, Stefan und ich schauen uns an. »War das so offensichtlich?«, fragen wir fast unisono.

»Na hört mal, immer war irgendwer von euch in meiner Nähe, ihr habt mich zu allen freiwilligen Aktivitäten mitgeschleift oder es zumindest versucht. Ganz blöd bin ich auch nicht. Irgendwer hat immer meinen Schatten gespielt.«

»Und ich dachte, wir waren unauffällig.« Als Privatdetektive sind wir gnadenlos durchgefallen.

»Na klar, ihr Porzellanladenelefanten. Aber keine Sorge, war irgendwie ein gutes Gefühl zu wissen, dass da 'ne Menge Menschen sind, denen was an mir liegt.«

Lea funkelt Sarah verschmitzt an. »Aber hallo, da kannst du drauf wetten. Falls du es noch nicht gemerkt haben solltest: Wir mögen dich sehr und haben uns verdammt viele Sorgen um dich gemacht.«

»Die Therapeuten auch«, erwidert Sarah. »Aber jetzt geht es mir wieder so weit gut, dass ich allein zu Hause sein kann, ohne mich mit Tavor zuzudröhnen. Gebt mir noch ein paar Tage, dann bin ich wieder auf dem Damm. Und außerdem …«, sie macht eine kleine Pause, mustert uns drei. »Es war ein verdammt geiles Gefühl, dem Kerl den Marsch zu blasen.«

Wir strahlen sie an, dann sagt Stefan: »Aber sei dir sicher, du bist weiterhin unter Beobachtung durch deinen wohlwollenden Geheimdienst.«

Jetzt lacht auch Sarah wieder. »Und wisst ihr, was der Oberhammer ist? Die wollten mir doch glatt 'ne Magersucht anhängen, nur weil ich so dünn bin. Ich würde Essen verweigern und so ein Quatsch.«

Ich nicke. »Die hätten ja auch mal uns fragen können, wir haben dich beim Essengehen begleitet, und du hast ganz normal Mittag gegessen, wie sonst auch. Aber beruhig dich, Sarah. Mir wollten sie Internetsucht anhängen. Manchmal ist das Ganze halt nicht Diagnose, sondern fröhliches Rätselraten, du Bulimikerin.«

»Das ist nett von dir, du Internet-Junkie.«

Gemeinsam gehen wir zurück in die Klinik. Man kann förmlich spüren, dass hier mindestens drei Menschen ein ganz großer Stein vom Herzen gefallen ist.

@bicyclist Klapse ist auch, wenn dir kluge Mitpatienten offen und ehrlich antworten und so aus einer persönlichen Krise helfen. #ausderklapse #awesome

NICHT SCHON WIEDER

@bicyclist Erst wenn man versteht, dass die ganze Welt verrückt ist, versteht man, warum man Probleme mit ihr hat. #ausderklapse

Es geht mir nicht gut. Nein, falsch, es geht mir abgrundtief schlecht an diesem Samstagmorgen. Ich liege im Bett, als habe man mir Bleigewichte auf die Brust gelegt. Jeder Gedanke in meinem Kopf ist schwarz. Warum ich mich so fühle? Ich habe nicht die leiseste Ahnung, das ist das Gemeine an einer Depression. Von einem Tag auf den anderen kann die Stimmung abstürzen, können aus Zuversicht und Mut Zukunftsangst und Furcht werden. Vielleicht, weil mir der Betriebsarzt wieder eingefallen ist, sein Wunsch, ich solle mich aus dem Internet löschen, er habe mich da drin gefunden, und dazu der Abstinenzschwachsinn. Das hat Emotionen nach oben gespült. Gleichzeitige Gefühle von Angst, Wut und Hass. Kein guter Cocktail, um seine Depression im Zaum zu halten.

Mein Gedankenkarussell dreht sich auf Hochtouren. Ich bin schon fast ein halbes Jahr krankgeschrieben. In einer Woche soll ich entlassen werden, dann startet die Wiedereingliederung in meinen Arbeitsplatz. Was wird man wohl in der Firma davon halten? Welche Gerüchte werden über mich gestreut werden? Schon sehe ich bildhaft vor mir, wie ich ohne Job unser Haus nicht mehr abbezahlen und die Familie nicht mehr ernähren kann und letztlich von allen verlassen werde. Drama kann ich, das weiß ich. Und in diesem Gedankenkreislauf braucht mir auch niemand mit irgendwelchen Fragen nach Realität, Wahrscheinlichkeit oder möglicher Übertreibung zu kommen. Solche Argumente gelten nicht. In mir herrscht pure, blanke, entsetzliche Angst. Existenzielle Angst. Ich kann sie nicht aufhalten, sie überrollt mich, macht mich wehr- und hilflos.

Ich ziehe mich zurück, zunächst, indem ich mich mit Lesen ablenke, was aber eigentlich nur Tarnung ist, wirklich konzentriert lesen ist unmöglich. Schließlich verschwinde ich ins Büro, schotte mich ab, will nichts mehr wissen von der Welt, der Realität, meiner Familie. Ich gebe vor, etwas zu recherchieren, starre in Wirklichkeit seelenlos nach draußen, fühle nur noch Schwärze, Panik, Angst. Na toll. Ein Totalabsturz. Jetzt. Die dunklen Gedanken sind zurück, schlimmer als je zuvor. Man hatte mich vor Rückfällen gewarnt. Aber derart massiv?

Ich bekomme das Ganze zwar einigermaßen in den Griff, bevor meine Frau und die Kinder etwas merken, aber abends, als wir alle im Bett sind, begrüße ich erneut das Gedankenkarussell auf einer Freifahrt ins Drama. Weil ich nicht schlafen kann, stehe ich wieder auf und verziehe mich ins Wohnzimmer. Wir haben Lampen, deren Farbe man verändern kann (eine der typischen Spielereien, die ich so liebe), also dreh ich alle auf Blutrot und schnappe mir die halb volle Flasche Wein, die seit meiner Einlieferung in die Klinik unangetastet im Weinregal steht. Irgendwie muss ich diese schwarzen Gedanken doch abschalten können.

Auf Spotify suche ich nach »Suicide is painless«, dem Song aus »M.A.S.H.«, einem meiner Lieblingsfilme. Drei Gläser Rotwein und unzählige Songwiederholungen später stelle ich fest, nein, so geht es nicht, meine Stimmung ist noch tiefer, nicht mehr am Boden, sondern unter den Boden gesunken. Und betrunken bin ich jetzt auch noch, da ich seit einem halben Jahr keinen Alkohol mehr angerührt habe und es vermutlich auch keine gute Idee ist, drei Gläser Wein auf diverse Medikamente zu schütten. Ich schaffe es halb schwankend ins Bett, wo ich augenblicklich einschlafe.

Am nächsten Morgen rächt sich der Wein, sowohl im Kopf als auch im Gespräch. Sibylle bleibt das Weinglas nicht verborgen, und ich bekomme eine Standpauke.

»Sag mal, bist du wahnsinnig?« Sie ist außer sich vor Wut. »Du weißt ganz genau, wie gefährlich Alkohol bei Psychopharmaka ist. Red mit mir, verdammt noch mal, wie lange dauert es denn noch, bis du begreifst, dass ich für dich da bin.«

Kleinlaut kommt von mir ein »'tschuldigung, hab's ja selbst gemerkt, dass es scheiße war«.

»Ach? Prima. Und? Was draus gelernt?« Sibylles Augen blitzen zornig. Jetzt nicke ich lieber nur noch und mache mich kleinlaut auf den Weg in meine Halbtagsklapse.

@bicyclist Was mich am meisten an meiner Krankheit nervt: Ich verzeihe mir immer noch keinen Fehler. Da ist mein Kopf noch stur. #ausderklapse

Dieses Wochenende hat mich so geschockt, dass ich beschließe, das Ganze offen und ausführlich anzusprechen. Die Morgenrunde ist dazu die beste Gelegenheit. Als ich an der Reihe bin, vermelde ich: »Mir geht es heute überhaupt nicht gut, ich hatte ein furchtbares Wochenende mit extremen Angstgefühlen und Panik. Gut geschlafen habe ich auch nicht. Meine Stimmung liegt bei einer Zwei.«

Nahezu gleichzeitig blicken mich mein Therapeut und meine betreuende Pflegerin an, ihr Blick sagt: »Herr Hauck, wir müssen reden.« Nachdem die restlichen Patienten ihren Statusbericht abgegeben haben und die nötigen Anmerkungen für den Tag gemacht wurden, wird die Runde aufgelöst.

Um wenigstens ein bisschen wacher zu werden, hole ich mir

einen Kaffee. Als ich mich umdrehe, verschütte ich ihn beinahe vor Schreck. Frau Morlach steht wie aus dem Nichts vor mir.

»Herr Hauck, haben Sie nachher mal für mich Zeit?« Klingt nicht nach einer Frage, eher nach einer Aufforderung.

Noch bevor ich antworten kann, kommt Herr Platt um die Ecke und flötet: »Und danach bitte gleich auch für mich.« Ich nicke beiden zu und vereinbare zwei Termine für den frühen Nachmittag.

Zuerst ist meine Pflegerin, Frau Morlach, dran. Sie bittet mich direkt nach dem Mittagessen zu sich. Wir setzen uns an das kleine Tischchen in ihrem Büro, ich wähle den Platz mit dem Rücken zur Wand, etwas, das ich häufig mache, wenn ich in einer für mich beängstigenden Situation bin. Frau Morlach hat meine Akte vor sich liegen, blättert kurz darin.

»Herr Hauck, was ist denn passiert, Sie sind doch schon so weit, haben so viel für sich erarbeitet.«

Ja, denke ich bei mir, einen Scheiß hab ich mir erarbeitet, ich hab immer noch vor jedem Blödsinn panische Angst, und nach so langer Krankheit kommt noch Existenzangst dazu.

»Ich weiß es auch nicht.« Fette Lüge, ganz fette Lüge. Wenn ich jetzt etwas Falsches sage, droht mir eine Verlängerung. Und an eine objektive Behandlung glaube ich zu dieser Zeit nicht mehr. Da wurde durch Vorurteile und falsche Einschätzungen zu viel verdorben. Hatte ich zu Beginn noch den Eindruck, ich könnte alles von mir offenlegen, habe ich im Laufe meiner Therapien doch gemerkt, dass selbst in diesem Umfeld das eine odere andere besser nicht zur Sprache kommt. Das Gefühl, »anders« zu sein, hat sich in mir noch verstärkt.

»Natürlich gibt es auch immer Rückschritte, aber bei allem, was Sie bereits erreicht haben, bei Ihrer tollen Ehe und den Kindern, da haben Sie doch einiges, worauf Sie stolz sein können.«

Das hab ich jetzt gebraucht. Jemand, der auch noch Salz in

die Wunden streut. Genau darüber mache ich mir ja Gedanken. Wie lange ich diese Idylle noch haben darf, wenn erst das Haus, dann die Ehe und schließlich die Existenz am Arsch sind.

»Das ist mir schon bewusst, aber ich merke immer wieder, dass ich dem Ganzen nicht vertraue.« Na, da haben wir aber ganz schön untertrieben.

»Seien Sie da mal nicht so kritisch«, beschwichtigt mich Frau Morlach. »Es gibt noch viele Möglichkeiten, wenn es mal hart auf hart kommt. Und Sie sind noch weit davon entfernt. Selbst Ihr Arbeitgeber wartet ja auf Sie und gibt Ihnen alle Zeit der Welt.«

Ja, denke ich insgeheim, aber wie lange noch. Die sind ja kein Sozialverein, sondern ein profitorientiertes, wenn auch kleines Unternehmen. Die werden mich schneller rauskicken, als Frau Morlach »Herr Hauck« sagen kann.

Jetzt muss ich doch noch was dagegenhalten.

»Wissen Sie, mir ist eigentlich klar, dass alles nicht so schlimm ist, aber mein Körper übernimmt derart schnell die Kontrolle, dass ich in Panik gerate, noch bevor ich bewusst merke, dass ich anfange, mir Sorgen darüber zu machen.«

»Dann kann ich nur raten, auf die Anzeichen zu achten und eventuell auch Ihre Frau mit einzubeziehen, damit sie gegebenenfalls mit darauf achtet.« Keine Lust mehr, hier noch weiter zu diskutieren, also stimme ich zu, und auch Frau Morlach scheint zufrieden zu sein. »So, ich entlasse Sie jetzt, damit Sie Ihre Visite bei Herrn Platt nicht versäumen.«

@bicyclist Eine Angst bleibt. Noch mal dieses alles verschlingende Gefühl erleben zu müssen, das einen am Leben selbst zweifeln lässt. #ausderklapse

Bevor ich zu Herrn Platt gehe, hole ich mir einen neuen Sprudel und geselle mich kurz zu den anderen, um mich etwas abzulenken. Tom, ein Neuer in der Klinik, und Juliane sitzen draußen. Tom sieht mich scharf an.

»Was ist dir denn passiert? Du sahst heute aus wie der Tod persönlich, und du weißt ja, der Tod hat bei uns in der Teilzeitklapse Hausverbot.«

Ich grinse schief. »Frag nicht, am Wochenende ein Totalabsturz aus heiterem Himmel. Warum genau das passiert ist, keine Ahnung, aber ich hab wieder die totale Drama Queen gegeben.«

»Und? Was überrascht dich da jetzt so sehr? Glaub mir, haben viele von uns, solche Abstürze. Hauptsache du fängst dich wieder und schlägst nicht ganz unten auf.«

»Na ja, meine Stimmung war schon weit unter der Grasnabe.«

Tom nickt. »Aber immerhin warst du so schlau, das heute Morgen anzusprechen. Hättest du bestimmt vor der Tagesklinik noch verschwiegen.«

Mist, er hat recht. Es tut sich ja doch mehr, als ich mir bisher eingestehen wollte. »Wahrscheinlich«, stimme ich ihm zu. »Aber trotzdem hab ich keinen Bock mehr auf diese Berg-und-Tal-Fahrt.«

»Na dann, auf zu deinem Therapeuten, vielleicht gibt's ja ein paar Fallschirm-Pillen für dich.«

@bicyclist Selten habe ich so wertvolle, besondere, empfindsame Menschen kennengelernt wie in meiner Klapsenzeit. #ausderklapse

Dann mal los in den dritten Stock, wo ich wie gewohnt auf der Couch am Ende des Flurs warte, bis Herr Platt mich hereinbittet.

»So, Herr Hauck, erzählen Sie mal, was am Wochenende passiert ist.«

Ich berichte in Kurzfassung vom Absturz, den Panikgefühlen und der Existenzangst, die meinen Verstand komplett besetzt hat. Das mit dem Alkohol verschweige ich lieber. Nicht noch ein Suchtverdacht mehr.

»Das klingt gar nicht gut. Sie scheinen zwar intellektuell begriffen zu haben, wo Ihre Probleme sind und was dagegen zu tun ist. Aber Ihre Emotionen, Ihr Herz gerät noch viel zu schnell in die alten Bahnen. Und das ist nach wie vor sehr gefährlich.«

Ich scheine für meinen Therapeuten immer noch suizidgefährdet zu sein. Also verordnet er mir neben meinem Venlafaxin noch Lithium, ein Salz, dessen psychische Wirkung ich spätestens seit meinem Mitpatienten Harald aus der stationären Klinik kenne.

»Lithium«, erklärt er mir, »ist eines der am besten erforschten Psychopharmaka überhaupt. Und es hilft als eines der wenigen Mittel gegen den Drang zu Selbstmordversuchen.«

Wenn das mal kein dezenter Hinweis ist. Aber er hat ja recht, meine Suche nach hohen Gebäuden betreibe ich tatsächlich noch.

»Nach Ihrem Statement habe ich mich vorhin mit unserem Chefarzt zusammengesetzt, und wir sind einfach beide der Meinung, Sie sind noch nicht so weit.«

Herr Platt schaut mich direkt an, ich antworte geradezu reflexartig: »Das kann schon sein.«

Jetzt grinst er. »Sehen Sie, genau das meine ich, Sie sind so auf Konsens fixiert, dass Sie auch Aussagen zustimmen, die Sie gar nicht richtig finden. Damit werden Sie aber, wenn Sie wieder ins Büro gehen, relativ schnell die gleichen Probleme haben, die Sie hierherbrachten. Wir sollten das Ganze langsamer angehen, deshalb werden wir Sie noch mindestens zwei weitere Wochen hierbehalten. Zudem, wenn Sie damit einverstanden sind, würde ich Sie gerne zu einer berufsbezogenen Reha-Maßnahme anmelden.«

Was soll ich jetzt tun, was sagen, damit mir nicht wieder eine Konsensneurose vorgeworfen wird? Wortkargheit wird vielleicht die beste Strategie sein. »Einverstanden.« Insgeheim denke ich: Hätte ich Vollidiot doch bloß die Schnauze gehalten.

»Gut.« Herr Platt macht sich Notizen. »Gibt es sonst noch etwas, das wir besprechen sollten?«

Ich schüttle den Kopf. »Im Moment nichts.«

»Sehr schön.« Er nickt. »Heute Nachmittag können Sie sich Ihr Lithium bei der Medikamentenausgabe abholen, und Ende der Woche machen wir den ersten Lithiumspiegel, um zu sehen, ob die Lithiumkonzentration in Ihrem Blut im Wirkbereich ist.« Er meint, ob es anschlägt, denke ich mir insgeheim, die Arztsprache in klares Deutsch übersetzend. Soll mir recht sein, wenn es mir weiter aus den dunklen Gedanken hilft. »Und, wie kommen Sie mit dem Offline-Sein zurecht?«

Fast bin ich versucht, eine schnippische Bemerkung über den ganzen Schwachsinn zu machen, schenke es mir dann aber, da ich nicht noch weitere therapeutische Zeitstrafen riskieren will.

»Sehr gut«, sage ich nur. Das ist schließlich die einzig brave Antwort vom wohlerzogenen Patienten Hauck.

Herr Platt nickt. »Dann habe ich noch zwei Aufgaben für Sie.«

Oje, was kommt denn jetzt noch? Abstinenztagebuch, Stromverzicht, Pferdekutsche?

»Zum einen sollten Sie Ihren Kindern die ganze Wahrheit sagen. Schließlich wird sich Ihr Selbstmordversuch trotz aller Bemühungen, ihn geheim zu halten, früher oder später herumsprechen. Und es wäre gar nicht gut, würden Ihre Kinder das von ihren Klassenkameraden erfahren.«

Da hat er allerdings recht, das würde ihr Vertrauen in mich nachhaltig untergraben.

»Und außerdem«, Platt blickt mich prüfend an, »wäre es an der Zeit, wieder Kontakt mit Ihrem Arbeitgeber aufzunehmen. Nicht mit der Personalabteilung, sondern mit Ihrem Chef und Ihrem Team.«

»Ich dachte, ich solle mich ganz auf meine Genesung konzentrieren«, erwidere ich leicht irritiert.

»Richtig.« Herr Platt nickt. »Aber es ist nun bereits einige Zeit vergangen, und irgendwann müssen Sie sich mit dem Gedanken anfreunden, wieder zur Arbeit zu gehen. Da ist es besser, Sie haben etwaige Unsicherheiten oder Ängste bezüglich Ihrer Rückkehr schon im Vorfeld geklärt, bevor Sie als Nervenbündel zum ersten Arbeitstag nach der Krankheit erscheinen.«

Schlecht finde ich die Idee ja nicht, auch wenn ich innerlich schon wieder nervös werde. »In Ordnung, ich werde einen Termin mit meinem Chef vereinbaren.«

»Sehr schön. Informieren Sie mich danach, wie es war. Wenn Sie keine Fragen mehr haben, war es das dann.«

Ich schüttle den Kopf. Jetzt nur raus aus dem Sprechzimmer, runter in den Aufenthaltsraum. Sprudel, ich brauche was zu trinken, okay, etwas Hochprozentiges wär mir jetzt lieber, würde meine Gedankenlawine aufhalten. Meine Kehle ist trocken, ich spüre, dass ich wieder kurz vor einem panikbedingten Schweißausbruch stehe. Noch länger in der Tagesklinik und danach Reha. Verdammt, das halte ich nicht aus, so lange weg sein, so lange abhängig sein von der Gnade jener, die mir Geld geben, obwohl ich nutzlos, krank, am Boden bin. Und dann noch ein drittes Mal durch all die Therapien geschleust werden.

»Alles okay bei dir?«, fragt Juliane. Ich hatte gar nicht bemerkt, dass sie anwesend ist.

»Ja, äh, nein, ach, ich weiß auch nicht«, stammle ich.

»Jetzt komm mal wieder runter, was ist denn passiert?«

»Mindestens zwei Wochen länger bleibe ich wohl hier, und

ich soll auch noch in die Reha. Dabei wollte ich nächste Woche wieder mit Arbeiten anfangen. Und jetzt soll ich laut Herrn Platt besser mal mit Herbst rechnen.«

Juliane ist verblüfft. »Nächste Woche? Ernsthaft? Du bist doch noch komplett durch den Wind!«

»Bitte? Mir geht es gut, ich bin schon viel stabiler als in der Klinik.«

»Ja klar, sicher.« Juliane kichert. »Stabiler vielleicht, aber noch nicht stabil. Du rennst hier zwar rum wie der Strahlemann persönlich, aber wenn du denkst, du bist für einen Moment alleine, dann solltest du dich mal sehen.«

»Ach, und woran machst du das fest?« Was weiß die überhaupt von mir.

»Na hör mal, du warst die ganze letzte Zeit total abwesend. Geredet hast du auch nicht mehr viel. Und wie du dich in das Thema Internetabstinenz reingesteigert hast. Du warst doch kurz vorm Explodieren. Und überhaupt, glaubst du wirklich, dass 'ne Depression etwas ist, das du so nebenher in den Griff kriegst?«

»Ich glaub ehrlich gesagt überhaupt nicht mehr, dass ich meine Depressionen jemals losbekomme«, erwidere ich trotzig.

»Davon ist doch auch gar nicht die Rede, sie losbekommen wäre reines Wunschdenken. Es geht darum, die Depression zu kontrollieren, sie nicht dein Leben komplett beherrschen zu lassen. Du wirst deine Krankheit nicht ändern, aber deine Krankheit ändert dich. Und wie das passiert, ist deine Entscheidung.«

»Na, dann hab ich ja noch einiges vor mir, schätze ich.«

Juliane nickt. »Darauf kannst du wetten, so schnell geht das nicht. Außerdem, glaubst du wirklich, man kann dich hier kurieren?«

»Na ja, wofür mach ich den Scheiß hier sonst mit?«

Juliane lächelt. »Zum einen, weil du als braver Patient bislang gemacht hast, was deine Ärzte dir sagen. Zum anderen, weil du für dich selbst Zeit brauchst, um auf den Trichter zu kommen, was bei dir falschläuft. Glaubst du ernsthaft, bei der Ergotherapie kommt dir die große Erleuchtung? Ich genieße vor allem die Pausen, wo ich meine Ruhe vor Mitpatienten und Therapeuten hab und drüber nachdenken kann, was wirklich mit mir los ist. Und Gespräche so wie mit dir, wo es um mehr geht als nur das neueste Kleid oder was in dieser oder jener Schnulzenserie gerade wieder passiert ist.«

»Vielen Dank für die Blumen.« Jetzt lächle ich wieder.

»Gern geschehen, kriegt man sonst eh viel zu selten, vernünftige Gesprächspartner.« Juliane ist jetzt richtig in Fahrt. »Bei mir haben sie bislang drei Diagnosen versucht, alles war Blödsinn. Neueste Masche: Ich hätte eine Anpassungsstörung. Pah, dass ich nicht lache. Ich bin halt nur nicht so, wie die mich gerne hätten. Also nimm mal etwas Druck raus, sieh es als Gelegenheit, mit Gleichgesinnten zu reden und Zeit zum Nachdenken zu haben, und nimm dir von den klugen Sprüchen das, was du brauchen kannst, und den Rest vergiss schnell wieder.«

»Das sagst du so einfach, aber die sollen doch rausfinden, woran es bei mir hapert.«

Juliane schlägt sich spielerisch mit der Hand gegen die Stirn. »Oh Mann, bist du schwer von Begriff. Die haben alle was studiert und ihre Fortbildungen gemacht, aber die allerwenigsten dürften jemals die Krankheiten gehabt haben, wegen derer wir hier sind. Glaubst du allen Ernstes, die könnten sich wirklich vorstellen, wie es uns geht? Die versuchen doch nur, das anzuwenden, was sie gelernt haben. Davon mag vieles richtig sein, aber das sind alles Allgemeinplätze. Jeder Depressive, jeder Borderliner ist anders. Und um dahinterzusteigen, braucht es weit mehr als eine Visite wöchentlich.«

»Du meinst, das alles hier soll mich eher zum Nachdenken anregen? Dann kann ich nur sagen: Mission erfüllt.«

»Siehste!« Juliane grinst. »Endlich fällt der Groschen. Genau darum geht es – aus der Rolle des ertragenden und leidenden Kranken rauszukommen und wieder was mit dem Leben anzufangen. Ach, und wenn du herausgefunden hast, wie das geht, sag mir bitte Bescheid, ich such da immer noch.«

Es ist kurz vor Ende unseres Therapietages. Ich sitze im Aufenthaltsraum, als Lars hereinkommt, die versammelte Truppe mustert und verkündet: »Ich hätte da einen Vorschlag.« Lars sticht wie ich durch seine Körpergröße, aber auch durch seine schwarzgrauen Haare hervor, die er zu einem Pferdeschwanz zusammengebunden hat. Außerdem ist er für mich insgeheim unser »Denker«, weil er sich mit so besonderen Themen wie Astronomie, Quantenphysik und Philosophie befasst. Und er diskutiert leidenschaftlich gerne. Ganz meine Kragenweite.

»Wisst ihr, das mit der Außenaktivität ist ja gut und schön, aber was machen wir nach unserer gemeinsamen Zeit hier drin? Wie wäre es, wir würden so etwas wie einen Stammtisch einrichten, einmal die Woche, abends und in einer festen Kneipe?«

»Du meinst so was wie den Club der beknackten Dichter?«, frotzelt Harald.

Lars grinst breit. »Genau, Zeit haben fürs Rumdiskutieren und niemand, der uns irgendwas vorschreibt.«

Juliane und Harald, Lea, Stefan und ich, alle finden wir die Idee klasse. Keiner von uns möchte den Kontakt zu den anderen Bekloppten abbrechen lassen. Wir haben zum ersten Mal Gleichgesinnte um uns, die so denken und ticken wie wir, die unsere Macken und Probleme einfach als Teil von uns akzeptieren und uns nicht dauernd verbiegen wollen. Schnell ist eine geheime Facebook-Gruppe »Psychofrühling« eingerichtet, und der erste Termin soll bereits am Mittwoch stattfinden. Gleichzeitig setzt Lars noch eine WhatsApp-Gruppe namens »Die Verhaltensoriginellen« auf, über die wir fortan jenseits der Vorschriften unserer Tagesklinik kommunizieren, diskutieren, Treffen vereinbaren oder einfach Spaß haben. Meine Mitpatienten informieren mich dankenswerterweise, wenn eines der Treffen ansteht, damit ich meine Internetabstinenz nicht brechen muss. Dass unsere Therapeuten und Pfleger davon erst mal keinen blassen Schimmer haben, macht die Sache für mich noch viel besser. Nun hoffe ich, dass wir unter uns bleiben, dass bloß niemand aus der Tagesklinik technisch aufrüstet und uns auf unseren Kanälen stört. Das Desinteresse und die Vorurteile bekommen schlagartig eine ganz andere Qualität. Warum war ich so dumm, alle immer bekehren zu wollen. Wenn ich ehrlich bin, will ich von den meisten ja gar nicht, dass sie mir begegnen könnten, ob offline oder online. Dann würden sie sowieso nur alles kaputtmachen.

@bicyclist Moderne Klapse ist auch, wenn die Patienten einer Station einen eigenen WhatsApp-Chat haben. #ausderklapse

Lars ist für mich eine besondere Bereicherung unserer Tagesklinik-Truppe. Er ist hypersensibel und hochbegabt, zwei Eigenschaften, die ich mit ihm teile. Und nein, das ist nicht toll. Das ist die einfachste Methode, zum unglücklichen, todessehnsüchtigen Außenseiter zu werden. Aber jetzt habe ich zumindest einen Gleichgesinnten. Quantenphysik und Philosophie, künstliche Intelligenz und Astronomie – kein Thema ist zu schwer, zu tiefgehend, zu abgedreht, als dass wir es nicht fortan an unseren mittwöchlichen Stammtischabenden diskutieren würden. Außerhalb unseres Kreises von Bekloppten würde man uns wahrscheinlich für arrogant, überheblich oder für Besserwisser halten. Aber unter uns Klapsenschwestern und -brüdern gilt nur eine Regel: Kein Thema ist tabu. Und das ist so erfrischend, dass unsere Stammtische oft bis spät in den Abend ausufern und wir uns von Woche zu Woche vor allem auf den Mittwochabend freuen.

Mittlerweile sind auch die Abende angenehm warm. Es ist Mittwoch, und die Bekloppten versammeln sich. Vor unserer Stammkneipe hat man Bierbänke aufgebaut. Auf den Tischen stehen kleine Vasen mit Blumen, Becher mit Kerzen. Getränke- und Speisekarten sind auf den Tischen verteilt. Als ich eintreffe, ist schon die halbe Mannschaft anwesend und hat eine Bierbank reserviert. Ich werde mit vielen Hallos und Umarmungen begrüßt und geselle mich zur Runde dazu. Schnell laufen wir wieder zur Hochform auf, lästern über unsere Therapien, diskutieren über Philosophie, Psychologie, die neuesten spannenden Bücher. Alles Themen, die mich wirklich interessieren. Kein Kneipen-Blabla.

Ich erfahre, dass Harald in seiner Kindheit unter seinen Alkoholikereltern gelitten hat und immer der Beschützer seiner Geschwister war. Juliane erzählt uns ganz offen von ihrem Drang, sich selbst zu verletzen, und dass es begonnen hat, seitdem sie sich von ihrem Kontrollwahn verabschiedet hat, unter dem sie zuvor litt. Und auch bei ihr hat alles in der Kindheit begonnen.

»Wenn ich nur die Zeit zurückdrehen oder meine Kindheit gegen eine andere tauschen könnte«, meint Juliane. »Ich hätte so gerne einfach jemanden gehabt, der für mich da ist, bei dem ich Schutz suchen kann, der zu mir steht.«

Ich spüre einen Kloß im Hals, das könnten auch meine Wünsche sein. Mein Vater war ja da. Wenn wir alleine waren. Sonst hieß es zwei gegen eins, und ich war der Eine. Als ich schon erwachsen war, hat er mir mal gesagt, er habe sich gewünscht, er wäre so etwas wie mein Freund gewesen. Hätte er sein können. Wenn er sich mal auf meine Seite geschlagen hätte. Heute verstehe ich, warum er es nicht tat. Aber damals war ich so sehr in meiner eigenen Traurigkeit und Wut gefangen, dass an Freundschaft einfach nicht zu denken war.

Da stupst mich plötzlich Juliane an und fragt: »Na, haste jetzt kapiert, was ich neulich sagen wollte?«

»Was meinst du?«

»Na, von wegen zum Denken anregen.«

»Ach so, ja, du hattest recht, ich geb's zu.«

Juliane grinst. »Glaub mir, die Therapeuten und Ärzte haben mehr drauf, als wir alle denken. Aber das läuft unter unserem Radar, da kriegen wir gar nix davon mit.«

Ich nicke. »Langsam durchschaue ich das. Ist ja auch richtig, denn letztlich kann unser Denken keiner verändern außer wir selbst.«

»Eben. Die können uns maximal den Weg ebnen, indem sie uns wieder etwas realistischer denken lassen oder solche Typen wie dich lange genug reizen, bis sie platzen.«

»Pass auf du, sonst …«, sage ich im Scherz, und wir brechen beide in befreiendes Gelächter aus, während wir einen vorgetäuschten Boxkampf führen.

Langsam versöhne ich mich wieder mit den Therapeuten und Pflegern, aber ein Quäntchen Misstrauen bleibt.

@bicyclist Stelle wieder fest, wie intelligent, freundlich, belesen, einfach klasse meine Mitverrückten sind. Was für ein toller Abend. #ausderklapse

Der Termin mit meinem Chef und meinem Team. Ich habe ihn brav noch am Tag der Visite vereinbart. Und heute ist es soweit. An einem Mittwochnachmittag mache ich mich mit ordentlich

Muffensausen auf den Weg ins Büro. Es ist sehr warm, und als ich mit dem Fahrrad am Haupteingang unseres Büroturms ankomme, klebt mir das T-Shirt am Rücken. Ich blicke an der Fassade nach oben; je näher mein Blick diesem bestimmten Stockwerk kommt, umso mehr spüre ich ein Kribbeln in mir. Die Nachmittagssonne spiegelt sich in den Fenstern, ich muss die Augen zusammenkneifen.

Ich betrete den Turm durch die sich automatisch öffnenden Türen, die fast lautlos zur Seite gleiten. Man kennt mich noch, die Empfangsdame nickt mir zu, lächelt.

Da ich wie üblich etwas zu früh zum Gespräch mit meinem Chef erscheine, nutze ich die Gelegenheit, zuvor bei meinem Team vorbeizuschauen. Wie am Tag des Suizidversuchs sind auch heute fast alle da.

Wenngleich ich Zurückhaltung, Vorwürfe oder Beschuldigungen erwartet habe, ist man einfach nur froh, mich wiederzusehen. Barbara umarmt mich, wie sie es damals in der stationären Klinik getan hatte. Peter, einer meiner engsten Kollegen, nimmt sich eine Viertelstunde Zeit, mir erstaunlich kluge Fragen zu meiner Krankheit zu stellen. Und wieder erfahre ich von einigen, dass sie Freunde, Familienmitglieder oder Bekannte haben, die ebenfalls mit Depressionen zu kämpfen haben. Immer das gleiche Muster. Im Alltag schweigt man das Ganze tot, erst wenn eine Geschichte heraussticht, tauchen die versteckten Leidensgeschichten aus der Versenkung auf. Was man aber auch spürt: Selbst heute noch hört die Akzeptanz beim Suizidversuch auf. Das ist so etwas wie ein Tabu, das nur indirekt besprochen wird. »Das Ereignis damals«, »der große Knall«, »dein Zusammenbruch«. Ich kann es ihnen aber nicht verdenken. Ich habe selbst immer noch Probleme damit, den Suizidversuch als Teil meiner Geschichte zu akzeptieren, und betrachte ihn oft wie eine Szene aus einem sehr schlechten Traum.

Das Treffen mit meinem Chef ist eher grenzwertig. Er hat für unser Gespräch einen Besprechungsraum reserviert, was bei mir sofort ungute Assoziationen auslöst. Mist, ich dachte, darüber wäre ich hinweg.

Der Raum ist klein, hat aber ein großes Panoramafenster, das einen Blick auf die Umgebung freigibt. Viele Bürogebäude, dazwischen kann man ab und zu einen Blick auf die weit entfernten Wälder erhaschen. Selbst die Aussicht ist geschäftig, seriös. Und langweilig, wie die Einrichtung. Graue Bürostühle, kahle Wände. Alles funktional, wie man selbst bitte auch immer funktional zu sein hat, sobald man in einem professionellen beruflichen Umfeld operiert. Da ich noch nicht wirklich so gefestigt bin, ihm Paroli bieten zu können, lasse ich einen Schwall kluger Ratschläge von »Nimm dir mehr Zeit für die Familie« bis zu »Mach halt nach der Arbeit nichts mehr mit dem Computer« über mich ergehen.

Auch meine nebenberufliche Tätigkeit, die eigentlich nur noch auf dem Papier existiert, rät er zu beenden. Dabei habe ich das nur begonnen, falls ich mal einen bezahlten Vortrag halte. So war und bin ich abgesichert bei meinem Arbeitgeber und dem Finanzamt.

»Sieh mal, ich kümmere mich in meiner Freizeit um meinen Garten.«

Schön für ihn. Ich kümmere mich aber in meiner Freizeit lieber um meinen Blog und meine Computer. Ja, ich hätte es ihm sagen sollen, hätte Position beziehen und meine Interessen vertreten müssen. Aber ich merke schon, Herr Platt wollte mir wohl auch vor Augen führen, dass es da noch einiges an mir zu arbeiten gilt, bevor ich wirklich meinen Standpunkt vertreten kann, ohne gleich wieder in den Drama-Modus zu kippen.

»Eigentlich hätt ich dir ja eine runterhauen sollen für die Dummheit, die du da gemacht hast.«

Ich erzähle ihm von dem Zusammenhang zwischen Depression und Suizid, von der Dunkelheit, die das ganze Denken beherrscht. Dass es wirklich bei ihm ankommt, bezweifle ich aber, und dass er die Krankheit und deren Tragweite versteht, erst recht. Ganz davon abgesehen, dass »eine runterhauen« Körperverletzung gewesen wäre, hätte es mit Sicherheit bei mir das genaue Gegenteil bewirkt.

Langsam beginnt in mir wieder Wut aufzusteigen. Verdammt, genau das wollte ich doch in diesem ersten Gespräch im Februar erklären. Meine Depression, was sie mit mir macht. Hätte man mir mal zugehört, statt mich mit Beschuldigungen und Unverständnis in die Enge zu treiben.

Langsam, Uwe, du fängst wieder an zu eskalieren. Deeskalier dich mal wieder schön auf den Boden der Tatsachen. Das war damals, heute ist heute.

Als wir uns verabschieden, gibt er mir mit auf den Weg: »Mach dir mal keine Gedanken, dein Platz im Team wartet auf dich, nimm dir jetzt alle Zeit, die du brauchst, um gesund zu werden.«

Der erste wirklich hilfreiche Satz. Nun gut, Aufgabe erfüllt.

Als ich bei der nächsten Visite Herrn Platt von meinem Besuch im Büro berichte, nickt er sichtlich zufrieden.

@bicyclist Wenn Menschen aus privatem wie beruflichem Umfeld dir helfen, dann kannst du den Kampf gegen Depression wirklich aufnehmen. #ausderklapse

Es ist immer derselbe Mist. Mich kotzt etwas an, aber ich habe nicht den Mut, es gegenüber Vorgesetzten anzumerken oder zu vertreten. Zumal im Beruf ja immer alles eitel Sonnenschein zu sein hat. Zwar salbadert jeder von »Fehlerkultur« und »offener Kommunikation«, aber wenn man mal genauer hinsieht, sind das nur Worthülsen. In Wirklichkeit bringt man sich immer noch mit seiner ehrlichen Meinung oder mit gemachten Fehlern schneller in Gefahr, seinen Job zu verlieren, als einem lieb sein kann. Denke ich zumindest.

Meine zweite Aufgabe, die ganze Wahrheit meinen Kindern zu erzählen, ist dagegen, so glaube ich jedenfalls, ungemein leichter. Wir rufen sie am Abend zu uns ins Wohnzimmer. Weil ich nicht weiß, wie man den eigenen Kindern so etwas schonend beibringen soll, sage ich: »Passt mal auf, ihr wisst ja, dass ich damals wegen eines Zusammenbruchs in die Klinik musste.« Alle drei nicken.

»Das war nicht die ganze Wahrheit. In Wirklichkeit wollte ich mir …«, Atempause, zusammenreißen, »… das Leben nehmen.«

Keine entgleisenden Gesichter, keine Tränen, einfach nur Stille.

Der Erste, der etwas sagt, ist unser Jüngster: »So was hab ich mir schon gedacht, die Mama holt uns nicht umsonst aus dem Unterricht. Mir war schon klar, dass was Schlimmes passiert sein muss.«

Ich blicke fragend zu meiner Frau, davon hatte sie bislang nichts erzählt. »Nun ja«, sie zuckt mit den Schultern, »als ich sicher war, dass du am Leben bist und bleibst, hab ich die Kinder aus ihren Schulstunden holen lassen und nach Hause gebracht. Weil ich nervlich nicht mehr in der Lage war, Auto zu fahren, hat das dankenswerterweise dein Chef übernommen. Ich wusste ja nicht, was noch alles kommen würde. Hab dann meine Eltern angerufen, die gleich gekommen sind, um nach den Kindern zu schauen, während ich wieder zu dir in die Klinik gefahren bin.«

Meine Tochter lächelt mich an. »Papa, Hauptsache, du bist noch da und das passiert nicht mehr. Deshalb bist du doch so lange in der Klinik.«

»Richtig, genau deshalb.« Jetzt muss ich mich zusammenreißen, um nicht loszuheulen. Die drei stecken das besser weg, als ich dachte.

Und schon am nächsten Tag soll sich bewahrheiten, was Herr Platt über das Geheimhalten meines Suizidversuchs sagte.

Unser Jüngster kommt nach Hause und erzählt: »Du, Papa, heute hat mich einer aus meiner Klasse gefragt, ob ich wüsste, was mein Papa gemacht hat.«

»Und, was hast du ihm gesagt?«

»Klar weiß ich das, hab ich gesagt. Da wusste der gar nicht mehr, was er sagen sollte.« Dazu grinst er stolz und breit. Aufatmen. Endlich mal wieder was richtig gemacht

NENNT MAN DAS LACHEN?

@bicyclist Ich bin so dankbar, dass ich nicht mehr nur tote Schwärze empfinde, sondern wieder echte Gefühle.

Dass an der ganzen Sache mit dem Lithium, meinem neuen Medikament, etwas nicht stimmt, wir quasi ein gestörtes Verhältnis haben, merke ich nach einer Woche, als mir meine eigene Lustlosigkeit auffällt. Genauer, ich habe zwar noch Lust auf Sex (wer hat die nicht?), aber die Erektion bleibt aus. Na super. Ein Thema, das schon »normale« Menschen nur sehr ungern ansprechen. Was mache ich jetzt damit? Zunächst mal aussitzen, abwarten, vielleicht regt sich ja noch was. Und ich fahre die Taktik, die ich schon immer in solchen Situationen genutzt habe: Ich recherchiere darüber, so viel ich kann. Ohne Internet ist das zwar um einiges schwieriger und weniger inhaltsreich als eine Online-Recherche, aber ich hab mich auf den Offline-Blödsinn eingelassen, und dann zieh ich den auch durch. Was ich herausfinde, ist, dass solche Nebenwirkungen wohl häufig vorkommen und es Möglichkeiten dagegen gibt. Davon ist Viagra nur eine – eine unpraktische noch dazu, weil man den Sex dann planen sollte. Verdammt unromantisch, wie ich finde. Ich kann nicht nur Drama, ich kann auch Romantik, allerdings gewinnt beim intellektuellen Schnick-Schnack-Schnuck meist das Drama.

Es wird mir wohl nichts weiter übrig bleiben, als das Thema bei der nächsten Visite anzusprechen. Zu allem Unglück ist es

Freitagabend. Es bleibt also ein ganzes Wochenende, das Raum für Grübeleien, Ängste und meine heißgehasste Depression lässt. Und die schlägt schon am Samstag gnadenlos zu.

Man kann es drehen und wenden, eine gute Sexualität ist mir sehr wichtig. Ich will auch in dieser Beziehung meine Frau glücklich machen, und soeben hat mir meine Krankheit gerade da den Boden unter den Füßen weggerissen. Was bislang nie ein Problem war, wird es jetzt. Und erhöht damit den emotional-psychischen Druck. Ich merke förmlich, wie ich in meiner Stimmung immer tiefer rutsche. Auch meiner Frau bleibt das nicht verborgen. Aber selbst mit ihr kann ich es nicht besprechen, und das macht die ganze Sache noch schwieriger. Was soll ich sagen, warum ich plötzlich in eine kalte Schwärze abrutsche, von der sich ein nicht depressiver Mensch auch nicht die geringste Vorstellung machen kann? Am Samstag kann ich die Depression noch ein wenig im Zaum halten, aber am Sonntag gewinnt sie die Oberhand. Sibylle muss etwas gespürt haben, sie schlägt einen gemeinsamen Spaziergang vor. Warum nicht, vielleicht stoppt das ja die dunklen, wirbelnden Gedanken.

Die Luft ist angenehm mild, und mittlerweile erstrahlt die Natur wieder in sattem Grün. Auch heute am Sonntag sind Traktoren unterwegs, um die Felder zu richten. Vögel suchen nach potenziellen Nistplätzen, und Kühe vertreiben mit ihrem Schwanz Heerscharen von Fliegen, die um ihre Köpfe schwirren. Es begegnet uns ein Auto. Nicht sehr schnell, auf der anderen Straßenseite.

Mein Kommentar: »Der war nicht schnell genug.«

Sibylle bricht in Tränen aus, nein, sie bekommt einen entsetzlichen Heulkrampf, schreit mich mit kollabierender Stimme an: »Genau das will ich nicht hören, ich liebe dich, verdammt noch mal, und ich will dich nicht verlieren, also sag keinen solchen Scheiß.« Sie muss sich an den Straßenrand setzen, beginnt hemmungslos zu schluchzen, verbirgt das Gesicht in den Händen. Zunächst stehe ich konsterniert und hilflos vor ihr. Erst als sie sich etwas beruhigt hat, setze ich mich neben sie und nehme sie in den Arm, worauf das Schluchzen erneut losgeht.

»Du blöder Idiot, merkst du denn nicht, dass ich mit dir leide, wenn es dir so schlecht geht? Weißt du eigentlich, wie es mir damals ging, als du diesen Mist gebaut hast? Das möchte ich nie, nie wieder erleben.«

Wie soll ich mich jetzt erklären. Und überhaupt, hier schon gar nicht. Also versuche ich zunächst, sie zu beruhigen. »Komm, ich werd das sicherlich nicht machen, war nur ein dummer Scherz.«

»Das war überhaupt nicht witzig, überhaupt nicht.« Sibylles Augen funkeln mich wütend an. »Ich hab's dir schon mal gesagt, ich liebe dich, du hirnverbrannter Idiot, und so was ertrage ich nicht noch mal. Also lass es einfach, ja?«

»Ist gut, war dumm von mir, Entschuldigung.« Überzeugt ist Sibylle noch nicht, aber zumindest etwas beruhigt, sodass wir uns auf den Rückweg machen können. Sie trocknet sich die Tränen, läuft neben mir her, aber ein Quäntchen Wut ist noch da, das die ganze Stimmung vergiftet.

Dabei denke ich fast jeden Tag über den Tod nach. Nicht mehr so intensiv wie in der Zeit vor meinem Suizidversuch, aber er ist immer noch allgegenwärtig. Ich habe gelernt, dass es einfacher geht, als ich dachte, schmerzfreier, feiger. Ich kann mich aus diesem bescheuerten Leben stehlen, wenn es drauf ankommt. Wege gibt es genug. Und das ist irgendwie eine beruhigende Option, die mir viel von meinem Schmerz nimmt, die ich aber besser für mich behalte, will ich nicht gleich wieder auf der Geschlossenen landen.

Zu Hause wird auf den »Alles in Ordnung«-Modus geschaltet, den Kindern zuliebe. Ich belaste die Familie schon genug. Sibylle verschwindet im Bad, ich verziehe mich auf die Couch, wo ich meist herumlungere, wenn mir alles zu viel wird. Nach kurzer Zeit kommt Sibylle zurück und bedeutet mir, mit ihr ins Schlafzimmer zu gehen. Meist heißt das Signal, wir müssen reden, so auch dieses Mal. Das Signal für Sex sieht anders aus (verrat ich aber nicht).

Sie setzt sich auf ihre Seite des Betts und bedeutet mir, auf meiner Seite Platz zu nehmen.

»So, also, was ist wirklich los? Irgendwas stimmt doch nicht.« Das habe ich befürchtet. Wie sage ich es jetzt? Am besten direkt. »Ich fürchte, die neue Medikation hat mich impotent gemacht. Es tut sich absolut nichts mehr, und das ängstigt mich.«

»Und das ist das Problem? Ehrlich?«

»Ja, mein Gott, kannst du dir nicht vorstellen, dass das für mich als Mann irgendwie sehr deprimierend ist?«

Jetzt lächelt Sibylle. »Doch, natürlich. Aber du hattest bislang überhaupt keine Probleme, im Gegenteil. Da lässt sich mit Sicherheit was machen.«

Um sie zu beschwichtigen, erwähne ich, dass ich am Montag sowieso geplant habe, mit dem Therapeuten zu reden.

»Na also, dann hast du doch schon das Nötige gemacht.«

»Ja«, stimme ich zu, »aber das heißt nicht, dass ich deshalb nicht Angst habe. Was, wenn der mir sagt, dass da nix mehr zu machen ist, was, wenn es das war, was, wenn du mich deshalb verlässt.«

»Klar, die typische Panikmache. Erstens, wegen so was verlasse ich dich nicht, zweitens, du weißt überhaupt nicht, was dein Therapeut sagen wird, und selbst wenn da nix zu machen wäre, weißt du genauso gut wie ich, dass es Mittel gibt, die nachhelfen können.«

»Schon, aber das ist halt auch Teil meines Problems: Rational ist mir schon klar, dass das noch lange nicht das Ende ist. Aber unter der Oberfläche lebt mein Dämon und flüstert mir dauernd ein: Auch wenn sie es dir sagt, sie wird dennoch verschwinden.«

»Was willst du dagegen tun? Und warum bist du so unfair mir gegenüber? Ich dachte, du würdest mir endlich vertrauen.«

Das ist eine berechtigte Frage. Eigentlich habe ich genau das getan, was meine Befürchtungen bewahrheiten könnte. Ich habe meine Frau verletzt, war unfair, gemein zu ihr. Aber das sind Selbstläufer, die ich nicht bremsen oder verhindern kann. Gedanken, die mich lähmen, die in sich so plausibel wirken, dass sie für den Moment alles überschatten. Es ist, als juble mir mein Verstand im entscheidenden Moment einen völlig anderen Text unter, den ich mir ohne nachzudenken vorlese.

»Es tut mir sehr leid. Was ich vorhin gesagt habe, war falsch, völlig falsch.«

»Darauf können wir uns einigen. Also hör auf, solchen Müll zu erzählen. Ich bin da, ich bleibe da, und wenn ich dir helfen kann, werde ich es tun. Aber lass es auch zu. Und verdammt noch mal, wir brauchen dich, und zwar am Leben. Du machst uns das Leben nicht leichter, wenn du tot bist.«

Okay, Rückzug, Niederlage, nein, zurück auf Anfang. »In Ordnung, ich werde daran arbeiten, aber bitte erlaube mir auch, noch Fehler zu machen. Gut, vielleicht nicht mehr solche wie vorhin, aber es wird noch seine Zeit dauern.«

Montags gehe ich nach der Morgenrunde direkt auf Herrn Platt zu. »Herr Platt, ich hab da ein Problem.«

Er nickt, nimmt mich zur Seite und fragt: »Worum geht es denn?«

Da ich das lieber unter vier Augen besprechen möchte, bitte ich ihn: »Können wir in Ihrem Büro darüber reden? Ist etwas Persönliches.«

»Kein Problem.« Er schlägt mir vor, in einer Viertelstunde bei ihm vorbeizuschauen.

Gesagt, getan. Er erwartet mich schon, fordert mich auf: »Nehmen Sie Platz, worum geht es denn?«

»Na ja.« Ich druckse herum. »Sie wissen ja, ich kriege jetzt Lithium und Venlafaxin, und seitdem«, tief durchatmen, ganz ruhig bleiben, »klappt es nicht mehr mit der Potenz.«

Kein Grinsen, keine Überraschung bei ihm. »Oh ja, das ist nicht selten, Antidepressiva haben oft als eine der Nebenwirkungen Impotenz. Finde ich aber sehr gut, dass Sie sich trauen, das anzusprechen. Ich denke, dem können wir abhelfen.« Na, das ist doch mal 'ne Ansage. »Ich werde das heute noch in unserer Therapiebesprechung anbringen. Wir können sicher einen Weg finden. Kommen Sie morgen einfach in die normale Sprechstunde, bis dahin habe ich sicher eine Lösung.«

Die Entspannungsgruppe lasse ich an diesem Tag ausfallen, und bei der Abschlussrunde gebe ich zum ersten Mal ohne Statusbericht weiter. Der wissende Blick von Frau Morlach sagt mir, dass meine Geschichte offensichtlich schon besprochen wurde.

@bicyclist Ja, Psychopharmaka haben auch Nebenwirkungen. Starkes Schwitzen, Impotenz. Alles möglich: Mut haben, es anzusprechen. #ausderklapse

Dienstag, Visite bei Herrn Platt. »Ich habe das nachgeprüft. Es kann durchaus sein, dass die Kombination aus Lithium und Venlafaxin hier Probleme bereitet. Ich muss das noch mal mit dem Chefarzt besprechen, ich denke, wir kriegen das hin.«

Jetzt geht es um das übliche Blabla, wie geht es mir, bin ich immer noch so depressiv, habe ich sonst Fragen. Nein, raus will ich, und zwar schnell bevor … Zu spät.

»Gut, und im Rückblick, wie waren die vier Wochen ohne Internet?«

@bicyclist Aus längerer Distanz zurückblickend waren die 4 Wochen offline machbar, aber blödsinnig. Oder verzichtet ihr gerne auf Strom? #ausderklapse

Jetzt nur nicht reizen. »Gut, für mich war es einfach, aber sicher war es wichtig, um zu klären, ob eine Sucht vorliegt.« Was übersetzt so viel heißt wie: Völlig überflüssig, aber was macht man nicht alles als braver Patient.

»Na ja, das waren jetzt gerade mal vier Wochen, die Frage ist: Bleibt das so? Sie sollten sich Zeiten fürs Internet festlegen.«

Was geht denn hier ab? Wofür hab ich diesen Dreckstest gemacht, wenn Platt mir immer noch nicht glaubt? Aber was soll's, ich bin in der schwächeren Position.

»Ja, das habe ich schon eingeplant, morgens und abends«, lüge ich, ohne rot zu werden. Geht ja auch einfach, mit Maske auf. Morgens und abends. Sehr amüsant.

Alle, denen ich anschließend den Grund für meine Internetabstinenz genauer erkläre, liegen wahlweise virtuell oder real am Boden vor Lachen. Am schönsten finde ich den Kommentar eines meiner Leser auf Facebook: »Hast ja nicht gelogen mit zwei Mal am Tag: tagsüber, und nachts.« So gesehen …

In dem Moment schwöre ich mir: Nie wieder so tief fallen, um in eine Klinik zu müssen. Dann doch lieber der Ausweg über die Rasierklingen oder den Turm. Ich kann nicht nur Drama, oh nein, Ladies und Gentlemen, ich kann auch Arschloch.

Am Nachmittag fängt Herr Platt mich auf dem Flur ab. »Also, Herr Hauck, wir machen das so. Wir wechseln das Medikament von Venlafaxin zu Elontril, das ist auch ein Antidepressivum, aber ohne die besagten Nebenwirkungen. Wir machen das übers Wochenende, da reduzieren Sie Ihr Venlafaxin, und am Montag wechseln wir auf Elontril. Damit sollten die Nebenwirkungen des Absetzens möglichst gering sein.«

Soll mir recht sein, Hauptsache, meine Potenz kommt zurück, die ist mir dann doch wichtiger, als ich dachte.

Was mich überrascht: Als ich am Montag auf Elontril wechsle, ist auch das unerträgliche Schwitzen weg. Und zwar fast sofort. Zuvor hatte ich schon bei der kleinsten Anstrengung Schweißausbrüche, und wenn es gar noch warm war, war ich manchmal klitschnass. Wirklich klitschnass, als wäre ich ins Wasser gefallen.

Dafür ist mir den ganzen Tag schwindlig. Die Umstellung ist eigentlich viel zu schnell über die Bühne gegangen. Von voller Dosis auf null sollte gerade bei Psychopharmaka über Wochen verlaufen, bei mir waren es wenige Tage. Erst vier Wochen später habe ich keine gelegentlichen Schwindelgefühle mehr.

Was ich aus diesem Zwischenfall gelernt habe: Nie Psychopharmaka gedankenlos akzeptieren. Impotenz ist noch eine vergleichsweise harmlose Nebenwirkung, es kann auch zu Selbstmordgedanken oder Gewaltfantasien kommen. In manchen Fällen kann die Depression gar verschlimmert werden. Man muss beharrlich sein, wenn man Nebenwirkungen erkennt. Wir Patienten sind keine Untertanen oder Befehlsempfänger. Wir sind Menschen, die Hilfe brauchen und Gefahren abwenden müssen, die unser Leben bedrohen. Wenn Antidepressiva, dann unter enger fachärztlicher Kontrolle. Um des eigenen Lebens willen. Auch als depressiver Patient kann man sich nicht aus der Verantwortung für sich selbst stehlen. Wenn mir eine Therapie nicht guttut, dann muss ich den Mund aufmachen. Sonst kann sich mein Zustand verschlimmern, und keiner erkennt, dass die Therapie oder das Medikament dafür verantwortlich sind. Deshalb war für mich die Sache mit der Impotenz etwas, das ich ansprechen musste. Es hätte Schlimmeres auftreten können.

Hat übrigens nichts mit dem »Wenn ihr das wollt, mach ich das halt«-Modus zu tun. Bei manchen Therapien, die einem nur durch tödliche Langeweile schaden, sollte man interessierte Miene zum bösen Spiel machen, vor allem wenn man beim behandelnden Therapeuten einen gewissen Enthusiasmus für die besondere Therapiemethode entdeckt. Wer weiß, was da sonst noch so reininterpretiert wird. »Herr Hauck, Sie verweigern sich, da müssen wir mal drüber reden.« Dann doch lieber gleich mitmachen. Und ganz wichtig: Möglichst viel Bewegung, das ist immer gut. Ehrlich. Warum? Keine Ahnung, ich find's unglaublich lästig. Aber alle Ärzte haben es bislang gesagt. Also mach ich das auch. Offiziell.

@bicyclist Hab mir gerade die Nebenwirkungen von Elontril durchgelesen. Ich freu mich drauf. #ausderklapse

Als wir am Mittwoch unsere Außenaktivität starten, heißt es wegen der immer noch hohen Temperaturen für die meisten von uns: Ab zur Eisdiele. Das ist die Form von Bewegung, auf die wir uns alle gerne einlassen.

Nach dem Mittagessen treffen sich die bekloppten Freigänger vor der Klinik. Zur Innenstadt können wir zu Fuß, quer durch den Park, wo bei strahlender Sonne bereits gepicknickt, gegrillt, gesonnt und geliebt wird. Es geht vorbei an dem einzigen großen Parkplatz unserer Kleinstadt und hinein in die Einkaufspassage. Wobei Passage für die paar Geschäfte etwas sehr euphemistisch ist. Direkt am Eingang liegt die Eisdiele unserer Wahl. Sobald die Bestellungen aufgegeben sind, beginnen recht schnell die üblichen Blödeleien.

Irgendwie kommen wir auch auf das Thema Viagra, und ich sage halb im Scherz, halb im Ernst: »Das würde mich auch mal interessieren, wie das wirkt.«

Darauf grinst Annabell, die Neue in unserem Kreis, mich an und meint: »Komm, du hast doch mit Sicherheit keine Probleme mit der Potenz.« Vielleicht ist meine Pause zu lang, vielleicht mein Blick zu vielsagend. »Wie jetzt, doch?«

Nun, wo es raus ist, kann ich auch gleich die ganze Geschichte erzählen. »Ja, seit ich das Venlafaxin zusammen mit Lithium nehme, ist tote Hose.« Bei dem Wortspiel kichern schon die Ersten. »Aber ich hab jetzt was Neues, Elontril, das soll wohl nicht so wirken, eher im Gegenteil.«

Worauf Annabell erwidert: »Aha, das Antidepressivum mit eingebautem Viagra. Unter uns, das wirkt sogar ganz ordentlich, ich sag mal, anregend. Ich weiß, wovon ich rede.« Dabei grinst sie mich breit und mit blitzenden Augen an.

Jetzt können wir uns alle nicht mehr halten und kichern los. Ein Wortspiel gibt das nächste.

Ich: »Na ja, kommt auf den Stand-Punkt an.«

Annabell: »Komm, lass dich nicht so hängen.«

Lea: »Immerhin war er aufrichtig.«

Ich: »Ich muss ja auch meinen Mann stehen.«

Harald: »Ver-stehe ich jetzt nicht.«

Das geht fast den ganzen Nachmittag so weiter. Noch auf dem Rückweg in die Tagesklinik lachen wir, ja genau, wie die Verrückten.

Annabell meint denn auch: »Wir sind schon ein ganz schön verrückter Haufen!«

»Das merkst du erst jetzt?«, erwidere ich.

Als wir in der Abschlussrunde sitzen, können wir uns fast nicht beherrschen vor Gekicher. Irgendwann merkt Frau Morlach, die die Runde leitet, an: »Ich weiß ja nicht, was Sie unternommen haben, aber ich glaube, da wäre ich auch gern dabei gewesen.«

Wir wären alle fast geplatzt vor Lachen.

Es vergeht knapp eine Woche, dann kann ich beruhigt feststellen, er geht wieder. Ein Leidensdruck weniger, der mir schwerer auf der Seele lag, als ich zugeben wollte. Sexualität ist auch so eins der Themen, das für fast alle Menschen sehr wichtig ist, über das man aber meist schweigt oder unerträgliche Zoten reißt. Auch wenn immer behauptet wird, wir wären eine offene und tolerante Gesellschaft – sobald das Thema diffiziler wird, hört es mit der Toleranz und erst recht mit der Offenheit auf.

Allerdings erklärt mir Herr Platt in meiner nächsten Visite: »Weil wir jetzt einen Medikamentenwechsel durchgeführt haben, werden wir den Aufenthalt um mindestens eine Woche verlängern. Es ist zu riskant, Sie jetzt schon zu entlassen, ohne die Wirkung des neuen Medikaments beobachten zu können. Wir werden Sie aber bereits langsam an den Alltag gewöhnen, indem wir die letzten Wochen auf Halbtagsaufenthalte reduzieren. Da die meisten Ihrer noch laufenden Therapien am Vormittag stattfinden, schlage ich vor, Sie nehmen sich den Nachmittag frei.«

Da meine Kinder vormittags in der Schule sind, habe ich gegen den Vorschlag nichts einzuwenden. Jetzt bin ich also bald »frei« und bis dahin halbtags in der Teilzeitklapse. Ich werde langsam, aber sicher ausgewildert.

Wir haben mittlerweile Ende Juni, ich überschlage kurz und stelle fest, ich werde noch mit in den Neubau unserer Tagesklinik umziehen, denn während ich hier bin, laufen die letzten Arbeiten an einem brandneuen Gebäude, einem schicken Bau in der Form eines Quaders mit einem Innenhof und fünf Etagen. Ganz unten wird die Kinder- und Jugendpsychiatrie sein, darüber soll es einen stationären Bereich geben, im dritten Stock sind wir, darüber der Bereich für die älteren Patienten und ganz oben Büroräume. Bei der Vorstellung kommen gleich wieder ungute Erinnerungen an die Geschlossene mit ihrem Innenhof auf.

Schon verrückt. Als ich aus der stationären Klinik entlassen wurde, bekam meine Station eigenes WLAN, und jetzt, da ich hier entlassen werde, gibt es einen Neubau. Bin mal gespannt, was passiert, wenn ich aus der Reha-Klinik entlassen werde.

Man merkt unserer Station inzwischen an, dass der Umzug kurz bevorsteht. Immer wieder fallen Therapiestunden aus, werden verlegt oder gekürzt. Mich stört das wenig, da ich die meisten Therapien sowieso bereits abgeschlossen habe und bis auf den montäglichen Gesprächskreis und die Ergotherapie eigentlich nichts mehr auf meinem Therapieprogramm steht.

Ein paar Tage vor der Eröffnung ist ein Tag der offenen Tür geplant, um den Einwohnern unserer Stadt die Gelegenheit zu bieten, den Neubau hautnah zu erleben. Wir bekommen eine Sondertour, bevor der Bau für die Öffentlichkeit zur Besichtigung freigegeben wird. Noch während wir durch die Räume wandern und die neue Patientenküche in edlem Weiß mit großem Kühlschrank inspizieren oder den Aufenthaltsraum mit der knallgrünen Couchgarnitur (endlich) Probe sitzen, kann man draußen sehen, wie immer mehr Menschen herbeiströmen.

»Sollen wir dableiben und für die Gäste«, ich deute mit dem Kopf nach draußen, in Richtung der Menschenmassen, »ein paar typische Szenen aus dem Klinikalltag nachstellen?«

Lea, die neben mir steht, schnappt die Idee sofort auf. »Au ja, komm, wir geben Patient und Therapeut. Herr Doktor, mir geht es heute gar nicht gut.«

Ich antworte grinsend und ein wenig überzeichnet: »Gut, wo drückt denn der Schuh? Müssen wir etwas an Ihrer Medikation ändern?« Frau Tarsitz, die unsere Sonderführung leitet, grinst und winkt ab. »Nein, nein, wir wollen denen doch nicht jetzt schon ihre Vorurteile rauben.«

Was mich anfangs wundert: Die Handwerker montieren im Aufenthaltsraum eine Halterung für einen Fernseher. Darauf angesprochen, winkt Frau Tarsitz ab. »Ich hab dafür gesorgt, dass der bei uns nicht montiert wird.« Aha, der Teufelszeugkomplex. Eine prima Vorbereitung auf die völlig andere Realität da draußen. Man könnte ja mal sinnvollen Umgang mit Informationen und Medien als Thema aufnehmen. Da haben nämlich die meisten eher ein Defizit. Aber das ist wahrscheinlich zu kompliziert und zu neumodisch. Wir erinnern uns: Wir sind auf dem Land.

@bicyclist Es ist Besichtigung des Psychiatrie-Neubaus, und man ahnt, dass die meisten sensationsgeil Gitter und Zwangsjacken erwarten. #ausderklapse

Am nächsten Tag fragen wir neugierig: »Und, wie waren die Reaktionen der Besucher? Waren sie enttäuscht, dass es keine Gitterzellen oder Zwangsjacken zu sehen gab?«

Frau Tarsitz lacht. »Ganz so schlimm war es nun auch wieder nicht. Aber ich hab schon einige überraschte Blicke gesehen, als die Küche oder der Aufenthaltsraum gezeigt wurden. Ich glaube, die meisten haben sehr viel mehr Krankenhausatmosphäre erwartet. Ansonsten gab es die üblichen Bedenken, wie: ›Werden die Besucher die Parkplätze der Umgebung belegen?‹, ›Wird es mehr Lärm geben?‹, et cetera, et cetera.«

Dann ist sie endlich da: die letzte Woche Teilzeitklapse. Viel passiert für mich nicht mehr, alle Therapien laufen jetzt aus, langsam sortiere ich meine Bilder aus zwölf Wochen Aufenthalt. Ich komme auf 16 Bilder. Kein schlechter Output. Besonders mein

Triptychon, das Delfine darstellt, hat es der halben Station angetan. Ich find's eigentlich nicht gelungen, aber wer bin ich, dass ich hier Widerstand leiste.

Als der Tag des Umzugs kommt, gibt es eine besondere Aktion für uns Bekloppte: eine gemeinsame Außenaktivität, die von Herrn Platt und Frau Morlach geleitet wird. Wir besuchen ein Kunstmuseum und lassen uns von einem Mitarbeiter des Museums alles erklären. Die Klinik hat für uns alle kleine Essenspakete bereitgestellt, und so wird das Ganze zu einer Art gemeinsamem Schulausflug. Ich fühle mich zurückversetzt in meine Schulzeit, wir blödeln und lästern uns durch den Tag, keiner ist wirklich aufmerksam, und unsere beiden Betreuer haben alle Mühe, uns beisammenzuhalten. Aber es ist eine schöne Abwechslung. Ein quirliger Haufen Verrückter, der ausnahmsweise mal Spaß hat.

Tags darauf im Neubau nutze ich die neue grüne Couchgarnitur ausgiebig. Die Couch, der beste Freund des Depressiven. Nein, hier kriegt mich so schnell keiner runter. In der letzten Woche beteilige ich mich nur noch am offenen Gesprächskreis. Der findet im zweiten großen Raum des Tagesklinikbereichs statt, der allerdings so ungünstig gelegen ist, dass man schon am Morgen darin fast verdampft. Wie üblich hat man auch beim Neubau an den sinnlosesten Stellen gespart. Es gibt keine Klimaanlage, und das ganze Gebäude wurde verkleinert. Nun hat man enge Räume, die sich schon heftig aufheizen, wenn die Sonne nur in ihre Nähe scheint.

Aber dank vieler halb legaler, weil eigentlich nicht offiziell von Verwaltungserbsenzählern genehmigter Standventilatoren bekommt man wenigstens Zugluft und damit potenziell gleich mal eine Erkältung. Vermutlich dachte man sich: Sind ja nur die Psychos, die merken das eh nicht.

Und das ist der eigentliche Skandal: Wo es doch wirklich auf Ansprache, auf Zeit für die Person ankommt, ersäuft das Personal in Formalitäten und ringt um jeden Cent, damit eine vernünftige Therapie stattfinden kann. Wo die meisten den größten Gewinn aus Gesprächen mit Therapeuten ziehen, werden Freiräume gestrichen und die Arbeit durchgetaktet. BWL siegt über Humanität. Wieder mal. Zum Kotzen, ehrlich. Musste ich jetzt mal schreiben, weil es so ist.

Die Atmosphäre unter uns Patienten ist irgendwie merkwürdig. Mit dem Wechsel in das neue Gebäude sind von heute auf morgen viele neue Patienten auf unsere Station gekommen. Es fühlt sich anders an, unser Kreis von Bekloppten, die so gut miteinander konnten, fällt immer mehr auseinander. Nun zeigt sich, dass die Idee von Lars wirklich gut war. Außerhalb trifft sich der alte durchgeknallte Freundeskreis nach wie vor regelmäßig; in der Tagesklinik bin ich mittlerweile einer der Letzten, der noch im Altbau dabei war. Es wird Zeit, abzuschließen.

Im Nachhinein betrachtet, hat mir der Aufenthalt einiges gebracht, auch wenn ich mit so manchem Weltbild immer noch nicht einverstanden bin und mir die Patientengespräche letztlich viel mehr halfen als jede Therapie. Nur eines habe ich immer noch nicht geschafft: Meine geistige Welt ist nach wie vor grau. Die Farben, die Freude sind nicht stabil zurückgekehrt. Es bedarf noch einiger Arbeit, damit ich die tägliche Angst endlich durch tägliche Freude ersetzen kann. Oder wenigstens wöchentlich. Wöchentlich wäre okay. Oder monatlich. Wenigstens das.

@bicyclist Ich habe keine Angst mehr vor dem Tod. Ich habe Angst, weil ich keine Angst mehr vor dem Tod habe. Ein Dreckskreislauf. #ausderklapse

TAGE IN FREIHEIT

@bicyclist Nur weil ich aus der Klinik entlassen bin, heißt das nicht, dass ich keine Depression mehr habe. Die habe ich ein Leben lang.

Endlich frei. Endlich ist die Tagesklinik geschafft, zwei von drei Hürden kann ich abhaken. Ob und wann ich in Reha darf, steht nach wie vor in den Sternen. Würde mich jetzt jemand fragen, wie es mir geht, ich würde sagen, ich weiß es nicht. Ich habe einiges über mich herausgefunden, kenne meine Geschichte besser, und mir ist klar, dass ich nach all den Therapien weiter an mir werde arbeiten müssen. Aber ich weiß jetzt, woran. Ich muss meine Ängste im Zaum halten, mein eigenes Leben wichtiger und die Ansprüche anderer weniger wichtig nehmen. Die Panikattacken, die sind weiterhin da. Aber ich habe das Gefühl, dass der Lebenswille endlich wieder zurückgekehrt ist.

Mein Leben ist in Warteposition. Die Reise ist unterbrochen, der Anschlusszug verspätet sich. Es gibt für mich nichts zu tun, selbst unter Aufbringung aller kreativen Ressourcen fällt weder Sibylle noch mir nach ein paar Wochen etwas ein. Die meiste Zeit verbringe ich auf der Couch, twittere mit meinen Followern, lese Artikel oder ein Buch, schreibe Texte für meinen Blog oder spiele eines meiner Lieblingsspiele, auch wenn ich mich dazu meist zwingen muss, weil es mir immer noch nicht gelingt, wieder echten Spaß zu haben.

Es sind schon knapp eineinhalb Monate, eineinhalb öde Monate ohne auch nur das kleinste Feedback, wie weit mein

Antrag auf Reha denn gediehen ist. Am Anfang wurde mir großspurig angekündigt, man sei nun dabei, ihn zu bearbeiten. Das war Ende Mai. Jetzt haben wir Mitte Juli, und ich weiß null Komma nichts. Auch Anrufe fruchten nicht, der Status ist immer der gleiche. »Ist in Bearbeitung, mehr kann ich dazu nicht sagen.«

Es gibt Tage, da fühle ich mich wie Mobiliar, ich stehe oder sitze herum, bin zu nichts zu gebrauchen und pflege meine depressiven Phasen. Was auch immer die Tagesklinik erzielen wollte, mit dieser zermürbenden Warterei wird es nach und nach zunichtegemacht, die guten Gedanken und nützlichen Tipps erodieren langsam, aber sicher weg. Ja klar, mein Therapeut würde an dieser Stelle mahnend den Finger heben und mich nach draußen schicken, zum Spazieren, zum Joggen, an die frische Luft. Geschenkt, hab's probiert, ist genauso langweilig, nur dass es mich auch noch nervt, weil es einfach keinen Spaß macht. Und Dinge tun müssen, die mir keinen Spaß machen, davon hab ich genug in den beiden Kliniken abbekommen. Reicht für zwei Leben. Genau genommen macht mich der Mist eher aggressiv, und das kann ich gar nicht brauchen. Schon aus der Tagesklinik bin ich ja gereizter raus, als ich rein bin.

Manchmal sitze ich vor dem Kachelofen. Die Tür steht offen, und ich wärme mich am Feuer. Wird jetzt ab und zu schon ganz schön frisch. Aber auch weil ich mich selbst so kalt fühle. Ich möchte das Feuer in die Hand nehmen, mich damit aufwärmen. Vielleicht brennt es ja die schwarzen Gedanken weg, vielleicht reinigt es meinen Verstand. Oder ich lasse es weiterbrennen, bis ich ganz verschwunden bin. Schlimmer als die tiefe Schwärze, in der ich immer wieder versinke, kann das auch nicht sein.

Ja, ich habe meine Sitzungen bei meiner Psychotherapeutin. Einmal die Woche. Fünfzig Minuten. Gerade mal Zeit genug, um Wunden wieder aufzureißen und ein, zwei gute Ratschläge zu bekommen, die dann doch nicht praktikabel sind. Aber ich muss ja dankbar sein, alle meine Ärzte schwärmen von Frau Merz. Immerhin bin ich mit ihrer Hilfe auf die Spur meines eigentlichen Problems, meiner Ängste gekommen. Letztlich muss ich feststellen, dass man die ganze Zeit am völlig falschen Ende therapiert hat und meine Depression nur eine Konsequenz meiner Ängste war und ist. Wenn der Therapeut oder Pfleger etwas selbst nicht versteht, beherrscht oder leiden kann, wird schnell versucht, das auch dem Patienten wegzutherapieren, selbst wenn es gar nichts zur Sache beiträgt.

Man braucht auch heute noch als Patient ein hohes Maß an Selbstbewusstsein, um sich gegen falsche Therapien oder unsinnige Diagnosen zu wehren. Das Problem nur: Wenn man sich in Therapie begibt, fehlt eigentlich genau das: Selbstbewusstsein, Selbstvertrauen.

»Herr Hauck, Sie müssen akzeptieren, dass Sie eine schwere, eine wirklich schwere Kindheit hatten«, klingen die Worte von Frau Merz nach. Welch ein Klischee, immer ist es die Kindheit. »Sie waren lange alleine, auch in der Pubertät, haben wenig Zuneigung und Sicherheit erfahren. Das brennt sich ein, das verändert einen Menschen.« Natürlich tut es das, ich habe es nur bis Anfang des Jahres noch ausreichend bekämpft. Außerdem, wir wissen doch alle, als Mann hat man dem Klischee zu folgen, keine Ängste zu haben und tapfer, erwachsen zu sein. Zum Kotzen, ehrlich.

Dass meine Kindheit hätte besser verlaufen können, ist mir durchaus klar. Aber was bringt mir das für die Gegenwart? Für meine Panik, die jedes Mal aufsteigt, wenn ich in einem wichtigen Gespräch mit jemandem bin, der Macht auf mich ausüben kann. Jedes Mal, wenn ich wieder zu viel über die Zukunft nachdenke und dadurch in eine Existenzangst rutsche, die mich fast umbringt. Die mich fast umgebracht hätte, wenn ich damals nicht eine Überdosis glücklicher Zufälle erlebt hätte. Mir wurde mehr als einmal gesagt, ich wäre einfach zu nett, würde zu selten Nein sagen. Ja, verdammt, aber die Umwelt mag es so. Wer wäre ich da schon, ginge ich nicht den einfachen Weg, der mir Sicherheit und damit weniger Ängste verspricht. Jedes Nein enttäuscht jemanden, jeder Widerspruch kann einen anderen wütend machen. Und mit Feinden leben zu können fällt mir bis auf ganz wenige Ausnahmen unendlich schwer. Wenn man den größten Teil des Lebens mit seinen Ängsten verbracht hat, die einen manchmal an den Rand des Wahnsinns getrieben haben, wie soll man da so einfach von heute auf morgen mutig sein? Die Angst ist mein Freund und verdammt eifersüchtig auf angstfreie Momente. Aber vielleicht ist es an der Zeit, sich Feinde zu schaffen.

Aber was soll ich dagegen tun, dass ich immer noch, nach mittlerweile fünf Monaten in Therapie, darüber nachdenke, wie es am besten geht. Wie ich am besten den Notausgang nehme. Dass ich immer noch Häuser nach ihrer Sprunghöhe beurteile und plötzlich viel weniger Höhenangst habe, als es eigentlich typisch wäre. Dass ich darüber sinniere, wie ich am einfachsten an vernünftige Schlaftabletten komme oder wie ich meine verdammt gut versteckten Adern das nächste Mal besser treffe. Nein, wirklich weiter haben mich die beiden Aufenthalte nicht gebracht. Ich weiß jetzt, dass mein Problem schwere rezidivierende Depression heißt, was es zwar wichtiger klingen lässt, die Sache aber nicht besser macht. Ich weiß auch, dass ich die Depression nur kontrollieren kann, wenn ich mein eigentliches Problem, die tägliche existenzielle Angst, angehe und in den Griff bekomme. Und ich weiß, dass ich in Zukunft noch häufiger den Mund halten sollte, statt mein Herz offenzulegen.

Denn auch diejenigen, die Gutes wollen, stochern in meinem Herzen herum und machen viel kaputt.

»Herr Hauck, Sie brauchen etwas, das den kleinen Uwe repräsentiert«, sagt meine Therapeutin. Und schickt mich los. Ich soll mir irgendein Objekt suchen, das ich immer bei mir tragen kann und das mich in meiner Kindheit repräsentiert. Damit ich mich immer trösten kann. Was ich darüber denke? Esokram. Genau das.

Jetzt stehe ich im Einkaufszentrum und bin auf der Suche. Nach mir. In klein, in tragbar, in ertragbar. Aber was nehmen, das nicht gleichzeitig lächerlich und kindisch wirkt?

Irgendwann lande ich in der »Erster Stock, Schnickschnack«-Abteilung. Schlüsselanhänger mit meinem Anfangsbuchstaben? Albern. Kleine Plastikfigur? Noch schlimmer. Dann entdecke ich einen Satz kleiner Steine, die man hier euphorisch Gedankensteine nennt. Jeder ist gerade mal so groß wie ein kleiner Kiesel. Und jeder ist beschriftet: »Zuversicht«, »Vertrauen«, »Glück«, »Mut«.

Also her damit, kann ich alles brauchen. Zuerst wähle ich Glück. Aber ich lebe ja noch, das muss fürs Erste an Glück reichen. Dann greife ich blind zu einem Stein. Vertrauen. Passt. Den Stein trage ich noch heute mit mir. Und als ich ihn meiner Therapeutin zeige, ist sie sehr stolz auf mich. Ändert aber nix dran, dass ich das albern finde.

Ganz langsam bewegt sich was, und wir graben die eigentlichen Ursachen aus. Meine Angst, meine Furcht vor der Zukunft und mein daraus resultierender Kontrollwahn.

Vor den Psychiatrieaufenthalten, vor dem Suizidversuch habe ich das erfolgreich selbst bei meiner Psychotherapeutin verdrängt. Na also, noch 'ne Nuss geknackt.

Dennoch, wieder reduziere ich die realen Kontakte immer mehr. Nicht, weil ich die Stammtischtreffen mit meinen

Mitbekloppten nicht mag. Es sind die Themen, die mir immer mehr gegen den Strich gehen. Wir waren mal eine Truppe, die sich wundervoll über Philosophie, Psychologie, die neuesten Bücher und Kultur unterhalten konnte. Jetzt rutschen die Gespräche immer mehr ins Seichte bis Unerträgliche ab. Ich finde die Treffen immer öder und schenke mir nach und nach die Stammtischbesuche, wenn nicht bestimmte Personen sich per Facebook ankündigen. Wieder mal bewiesen bekommen, dass du nicht in die normale Welt passt, was, Uwe? Nur Herrn Platt verrate ich davon nix. Sonst bin ich gleich wieder ein Problemfall mit Soziophobie. Was ja genau genommen gar nicht so falsch ist.

@bicyclist Twitter ist die Artistenschule der Wortjongleure.

Dafür hält mich meine Twittergemeinde bei Verstand. Dort kann ich mich immer mit jemandem austauschen, kann meine Sprachspielereien anbringen und mich über spannende Literatur, gute Filme, Philosophie und Psychologie austauschen. Quod erat demonstrandum, Herr Platt. Twitter ist nicht so gefährlich, wie Sie das gerne hätten. Aber ganz ruhig bleiben. Das ist Vergangenheit.

In der Ödnis des Wartens auf den Reha-Termin tut es so gut, sich mit anderen intellektuell auszutauschen. Das kann ich auch mit Sibylle, aber meine Twitter-Follower bringen noch mal ganz andere Sichtweisen, ganz anderes Wissen ins Spiel. Und bei meiner Depression ist Twitter die ideale Distanz zwischen mir und anderen. Denn zu viel Nähe ist für mich unerträglich. Viele Menschen auf einmal ertrage ich nur auf Abstand. Und überhaupt hat mich Twitter mit dazu gebracht, es endlich anzugehen und offen darüber zu reden, dass ich unter zum Teil lebensbedrohlichen Depressionen leide.

@Nivan_Daemmer Oder die Sätze: »Stell dich nicht so an, anderen geht's schlechter« ... Typische Sprüche von Nicht-Wissenden. #ausderklapse

Ja, Herr Platt, ich weiß, ich soll in die VHS (bin ich denn wahnsinnig? Nein, sagt nichts, ich weiß) oder unter Leute. Gerne, wenn mir jemand sagt, wo die Leute sind, die mich interessieren würden und für die ich interessant bin. Introvertiert, hochsensibel, hochbegabt – die allerbesten Voraussetzungen, schrecklich einsam und ohne Anschluss zu sein. Man konnte es in der Tagesklinik immer wieder merken. Wundervolle Malereien, tiefe Gedanken, belesene Menschen. Das waren keine untalentierten Dummköpfe, sondern Menschen, denen irgendwann zu viel Leid zugefügt wurde, sei es durch das Schicksal oder andere Personen. Und allesamt Menschen, die auf der verzweifelten Suche sind nach Verständnis, Toleranz, einem Platz in der Welt, der ohne Demütigungen und Schmerzen ist. Was viele vergessen: Man kann einen Menschen auch lebensgefährlich verletzen, ohne ihn körperlich zu schädigen.

Im Moment bin ich ganz froh, wenn ich nach Jahren des So-tun-als-ob meine Ruhe vor den vielen angeblich normalen Menschen habe, die für mich mittlerweile ganz sicher die wahren Irren sind. Nur halt untherapiert, vielleicht weil untherapierbar. Und das völlig Irrsinnige: Es gibt für uns »Gestörte«, weil zum Beispiel Hochsensible, sogar Kurse, um den Alltag besser »bewältigen« zu können. Die Unsensiblen ertragen, das ist der Knackpunkt.

Zwischendurch muss ich nochmals in die Tagesklinik, um mir neue Medikamente zu holen und meinen Lithiumspiegel oder, wie ich zu sagen pflege, den Batterieladestand prüfen zu lassen. Dazu besuche ich wieder Herrn Platt. Zu meiner Überraschung erfahre ich, dass er in die Abteilung für Suchtpatienten gewechselt ist. Jetzt wird mir einiges klar, ich verstehe besser, wie es zu Diagnosen wie Sarahs Bulimie und meiner Internetsucht kommen konnte. Aber hey, ich habe was gelernt. Beim jetzt folgenden Therapeutengespräch gilt: lächeln, winken und schnell raus hier.

Als endlich die Bestätigung der Rentenversicherung eintrudelt, man genehmige mir eine Rehabilitationsmaßnahme von fünf Wochen, muss ich beim Lesen des Briefs, der mich nach knapp vier Monaten erreicht, schallend lachen. Auf dem Anschreiben steht dick und fett: »Bescheid erteilt im Eilverfahren«. Ich möchte ja nicht wissen, wie lange dann das normale Verfahren gedauert hätte? Drei Jahre? Unglaublich. Ich bin bereits acht Monate krank. Und es droht ein ganzes Jahr zu werden. Ein Jahr. Unproduktiv, nichts wert sein. So fühlt es sich an. So fühle ich mich.

Nur eine Woche später meldet sich die Reha-Klinik bei mir mit einem Anschreiben, Prospekten, Formularen und dem wichtigen Satz: »Wir können Sie Ende Oktober, Anfang November bei uns aufnehmen, den genauen Termin können wir Ihnen aus logistischen Gründen erst zwei Wochen vorher mitteilen.«

Na also. Jetzt weiß ich grob, wie lange ich noch auf Stand by bleibe, bis ich wieder ein völlig normales Leben führen darf. Wobei ... Wenn ich ehrlich bin: völlig normal? Nöööö ... Denn die Einteilung in normal und verrückt, das habe ich gelernt, ist sehr willkürlich, und meist wird sie von Menschen vorgenommen, die potenziell verrückter sind als diejenigen, die sie klassifizieren.

Dann endlich eine wohltuende Unterbrechung der Wartezeit bis zur Reha: Ich bin auf dem Weg nach Stuttgart. Ich gehe zu einem Barcamp, das ich mit schöner Regelmäßigkeit besucht habe, wenn meine Depression es zugelassen hat. Ein Barcamp ist im Grunde eine Unkonferenz, bei der die Teilnehmer das Programm selbst bestreiten, der Veranstalter nur Ort, Technik und Verpflegung bereitstellt. Ganz mein Format. Auf Augenhöhe kommunizieren, niemand hält sich für etwas Besseres oder für mächtiger als jemand anderes. Könnte ich so auch arbeiten, ich wäre im Himmel.

Über Twitter kann ich sehr schön beobachten, wie alte Bekannte und Freunde sich ebenfalls auf den Weg nach Stuttgart machen. Das Hashtag #bcs8 ist der Schirm, unter dem sich die Botschaften derer versammeln, die gerade zum Barcamp pilgern. Noch auf der Anreise twittere ich:

@bicyclist Beschluss steht fest. Wenn Interesse besteht, Session #ausderklapse über meine Erfahrungen mit Suizid, Depression und Psychiatrie. #bcs8

Jan Theofel, der Organisator des Barcamps, ermutigt mich, das auf jeden Fall zu machen. Ich erhoffe mir kein allzu großes Interesse. Ich habe ja keine Ahnung.

Als ich am Veranstaltungsort ankomme, fühlt es sich an wie ein Treffen mit alten Freunden. Endlich wieder Gleichgesinnte. Endlich wieder über den Tellerrand Schauende, Zukunftsbegeisterte, Querdenker. Einfach ein bunter Haufen von Menschen, die ich zum Teil schon seit Jahren ins Herz geschlossen habe. Wir Digitalen leben und kennen uns nur online? Nichts könnte weniger stimmen.

Ich treffe Menschen, denen ich begeistert auf Twitter folge, und Menschen, die mir folgen. »Schön, dass du wieder da bist.« – »Hoffentlich geht es dir gut?« – »Machst du 'ne Session zu deiner Geschichte?« Fragen, Fragen, Fragen.

Als wir mit der Planung beginnen, gehe auch ich mit einem Zettel auf die Bühne, auf dem ich den Titel meiner Session notiert habe. »Suizid, Depression, #ausderklapse« soll sie lauten.

Ich spüre Nervosität, Kribbeln, als ich da vor all den Menschen stehe. Ganz so sicher, wie ich dachte, bin ich dann doch nicht. Augenhöhe, denke ich und beruhige mich wieder. Hier will dir niemand etwas Böses, keiner ist in einer Machtposition. Ich merke, die Trigger funktionieren leider immer noch viel zu gut.

Ich lese den Session-Titel vor und erläutere den Inhalt: »Darin wird es um Suizid, meine Depression und das gehen, was ich in meinen zwanzig Wochen in der Klapse erlebt habe. Jemand Interesse?«

Ich bin geplättet. Gefühlt fünfzig Hände gehen nach oben. Überwältigend! Zum ersten Mal habe ich das Gefühl, mit meiner Offenheit etwas tun zu können für die Akzeptanz von Psychiatrie und Depression als Krankheit. Das gibt mir so viel Auftrieb, dass ich noch vor der Session beschließe, völlig offen zu berichten. Eigentlich wollte ich den Suizidversuch nur am Rande erwähnen.

Aber das Vertrauen, das mir von so vielen Barcampern entgegengebracht wird, verdient es, gnadenlos ehrlich zu sein.

@bicyclist Ich hätte da eine Depression abzugeben, schon häufig genutzt, aber immer noch gut in Schuss #ausderklapse

Die Session findet direkt nach dem Mittagessen statt. Grob überschlagen sind dreißig Teilnehmer anwesend. Bei Barcamps ist es stets eines der Hauptprobleme, dass es so viele parallele Sessions gibt. Insofern scheint das Interesse am Thema tatsächlich groß zu sein.

Dummerweise vergesse ich zu Beginn die Triggerwarnung. Gerade wenn jemand in einer Krise steckt, kann ein zu offenes Erzählen über die Krankheit eine Verstärkung des eigenen Leidens auslösen. Aber Gott sei Dank verlassen diejenigen, denen es zu viel wird, eigeninitiativ den Raum. Der Rest hört mir aufmerksam zu, stellt kluge, zum Teil schwer zu beantwortende Fragen.

»Wann hast du zum ersten Mal realisiert, dass du Depressionen hast und dass das eine Krankheit ist?«

»Eigentlich erst in der Klinik, und da auch erst nach ein paar Wochen.«

»Wieso hast du keinen Ausweg mehr gesehen, wie konnte es überhaupt so schlimm werden, dass du dir das Leben nehmen wolltest?«

»Da war viel Affekt dabei. Und wenn man die Depression vor sich und der Welt jahrelang verheimlicht, wird vieles zum Selbstläufer. Außerdem ist ein Suizidversuch auch ein Symptom einer Depression. Obendrauf kam dann noch viel Unverständnis von meiner Umwelt.«

»Was kann ich tun, wenn in meinem Umfeld jemand von Depressionen betroffen ist?«

»Nicht mit Sprüchen nerven wie: ›Reiß dich zusammen. Du hast doch alles. Anderen geht es noch viel schlechter.‹ Hilfe anbieten, aber nicht aufdrängen. Klarmachen, dass man da ist, falls Hilfe gewünscht wird. Das sind die wichtigsten Grundlagen, die einen depressiven Menschen in einer akuten Krise stützen können.«

Fast vergesse ich den allerwichtigsten Rat: »Oh, und wenn jemand mit Sätzen anfängt wie: ›Besser wäre es, ich wäre nicht mehr da. Ich falle euch allen doch nur zur Last. Ich ertrage das alles nicht mehr. Wenn das so weitergeht, springe ich‹, dann versucht, wenn möglich, ihn irgendwie davon zu überzeugen, zu einem Arzt zu gehen. Muss kein Psychologe sein, selbst ein Hausarzt erkennt bei solchen Sprüchen, was zu tun ist – ich weiß, wovon ich rede. Neben meiner Frau war mein Hausarzt der Einzige, der eine ungefähre Ahnung davon hatte, was mit mir gerade passierte.«

Die fünfundvierzig Minuten, die jeder für seine Session Zeit hat, gehen viel zu schnell vorbei. Auch danach ist das Feedback überwältigend. Ich, der ich wohl dank Medikamenten und Gesamtverfassung immer noch sehr nah am Wasser baue, muss das eine oder andere Mal mit den Tränen kämpfen. »Tolle Session.« – »Ich bewundere deinen Mut.« – »Ich wünsche dir, dass du bald wieder auch die guten Seiten sehen kannst.« Es gibt so viele gute Gespräche, dass ich an diesem Tag fast alle weiteren Sessions verpasse und mich in Gespräche mit Leidensgenossen, mit Menschen, die meine Session scheinbar mehr berührt hat, als ich dachte, und mit Followern auf Twitter versenke.

@HubertMayer 60 Minuten ohne auf das Smartphone zu schauen. Geht auch beim #bcs8, wenn der @bicyclist #ausderklapse berichtet. Sehr bewegend.

@bkastl Ziemlich beeindruckende Session vom @bicyclist über Suizid und Depression. Respekt. #bcs8

@DerExperte Gänsehaut in der Session von @bicyclist . #bcs8 Bin teilweise sprachlos. Echtester Erfahrungsbericht bei einem barcamp »ever«. Danke dafür!

Ich nehme mehr mit, als ich in der Session gegeben habe, und dieses Feedback ist Motivation und Verpflichtung gleichzeitig. Es gibt so viele Anfragen, ob ich die Session nicht noch mal halten könnte, dass ich kurzfristig beschließe, am zweiten Tag des Barcamps dasselbe Thema erneut anzubieten.

Was soll ich sagen. Auch die zweite Session ist so voll, dass einige stehen müssen. Auch diesmal werde ich mit neugierigen, intelligenten und erstaunlich feinfühligen Fragen konfrontiert.

Das ganze Event erschüttert mich im Positiven mehr als alles, was ich je zuvor erlebt habe. Ich kann aus meinem tiefsten

Inneren heraus ich selbst sein, ohne dafür gehasst, angeklagt oder nicht mehr gemocht zu werden. Im Gegenteil, mein echtes Ich, das ich Jahrzehnte versteckt und nun dem Risiko ausgesetzt habe, dass darüber gespottet wird, dass ich in Schubladen gerate, gegen die ich mich immer gewehrt habe, genau dieses echte Ich wurde gemocht. Es wurde akzeptiert, ja sogar – und das ist für mich völlig unfassbar – für den Mut bewundert, völlig offen nicht nur über die Depression, sondern auch den Suizidversuch zu sprechen. Ich habe mich unendlich verletzlich gemacht, und es ist nichts passiert.

Mir ist klar, dass ich hier nicht vor einem Durchschnitt der Bevölkerung stehe, sondern vor Menschen, die allesamt tolerant, neugierig und weltoffen sind. Aber dennoch. Sollten ein paar Betroffene aus meiner Geschichte etwas herausholen können, sollte ich auch nur eine Person dazu bewegt haben, sich Hilfe zu holen, kann ich nur sagen: Mission erfolgreich. Darum soll es auch in Zukunft gehen, beschließe ich. Nicht um Neider oder Menschen, die glauben, ich wolle mich profilieren. Ich will Betroffenen ein Sprachrohr sein und mit dafür sorgen, dass wir alle, die wir an einer psychischen Krankheit leiden, das nicht mehr verschämt verstecken müssen. Je mehr Betroffene an die Öffentlichkeit gehen, umso besser.

Welch ein Motivationsschub, welch eine Therapie dieses Barcamp ist, hätte ich im Vorfeld nie erwartet. Meine alte Motivation kehrt langsam zurück, ich sehe die Zukunft nicht mehr ganz so grau. Natürlich ist mir klar, dass ich immer achtsam sein und die Signale erkennen muss, die eine herannahende depressive Phase kennzeichnen. Los werde ich meine Depression sicher nie mehr. Aber ich kann sie in Schach halten, auch dank der vielen Hilfestellungen meiner Mitpatienten und Therapeuten.

Nach und nach fügen sich die Puzzleteile zusammen, verstehe ich die Fragen der Therapeuten nach meinen Gefühlen, meinen Ängsten, meiner Kindheit wirklich. Es war und ist die Suche nach dem Pfad, der mich damals in meine schreckliche Lage geführt hat, und gleichzeitig der Versuch herauszufinden, wo die Abzweigung meines Lebensweges ist, an der ich falsch abgebogen bin. Wenn ich diesen Punkt meiner Geschichte finde, kann ich den richtigen Weg suchen, kann ich auch in meinem Alter noch Veränderungen auf den Weg bringen. Das Mosaik meines Lebens setzt sich nach und nach neu und besser zusammen, weil ich vieles zu verstehen beginne, das mir meine Therapeuten mit auf den Weg gaben und das ich zunächst für Humbug hielt.

Ich bin nicht verrückt, sondern habe in meinem Leben einige Erfahrungen gemacht, die mir nicht gutgetan und mich zu meinem Nachteil verändert haben. Die muss ich erkennen und ablegen. So viel habe ich jetzt begriffen. Ich muss wieder auf mich hören, statt mir von anderen einreden zu lassen, was wichtig und was unwichtig zu sein hat.

Wir psychisch Kranken haben nur einen Nachteil: Es gibt keine klaren Lösungswege. Ein angeknackstes Bein, einen gebrochenen Arm operiert oder schient man. Eine angeknackste Seele? Da kann man nur Ratschläge geben und hoffen, dass der Patient seine Selbstheilungskräfte aktiviert.

Lange hat es gedauert, aber als ich mich auf den Weg zurück vom Barcamp mache, habe ich zum ersten Mal das Gefühl, mich ein wenig zum Guten geändert zu haben. Und ich habe noch etwas erkannt: Ich muss offen und ehrlich mit meiner Krankheit umgehen, die Vertuscherei muss ein Ende haben. Mein Auftritt auf dem Barcamp war ein erster Schritt, mich von den alten Dämonen zu befreien.

Eine Woche später fällt es mir plötzlich auf: Meine Angstattacken sind weg. Oder wie ein Therapeut sie nannte: meine generalisierte Angststörung. Eine ganze Woche bereits keine einzige mehr, nicht mal eine ganz kleine. Seit Jahrzehnten hatte ich immer wieder Angstattacken, manchmal jeden Tag, manchmal alle paar Tage. Aber jetzt – eine Woche nichts. Kein Panikkribbeln, keine existenzielle Angst, die mich fast nicht einschlafen lässt. Es ist, so klischeehaft es klingen mag, für mich das erste Wunder meiner Therapiezeit. Ob es nun an den Therapien lag oder an meinen Erlebnissen auf dem Barcamp, wo ich quasi seelisch nackt vor meinen Zuhörern stand. Ob es nun die Mitpatienten oder die Medikamente waren. Die Angstgedanken, sie sind weg! Eines meiner schwerwiegendsten Geheimnisse ist einfach verschwunden. Und es fühlt sich unglaublich gut an. Langsam bekomme ich doch das Gefühl, dass es besser werden kann. Dass ich vielleicht irgendwann einfach glücklich sein darf.

Nach langem Warten kommt dann endlich der wichtigste Brief. Mein Termin für die Reha steht. Vorab soll ich einen Anamnesebogen ausfüllen, in dem ich all meine »Gebrechen« beschreiben soll. Das Ding hat satte zwölf doppelseitig bedruckte Seiten. Man stellt mir Fragen, bei denen ich komplett passen muss. Krankheiten meines Großvaters? Hab ihn nie kennengelernt. Krankheiten meiner Eltern. Bei meinem Vater kein Problem, bei meiner Mutter? Ich sag mal nix dazu. Aber ich fülle den Bogen dieses Mal bewusster aus. Ich will ja nicht schon wieder, dass man an mir herumdoktert und von völlig falschen Annahmen ausgeht. Die Reha will ich als Erholung erleben, nicht als weiteren Kampf gegen Ärzte- und Pflegermeinungen.

Eines stelle ich für mich in diesem Moment, beim Ausfüllen meines psychischen Schadensberichts fest. Ich bin zurückgekehrt. Der Tod ist keine Alternative mehr für mich. Ich werde noch gegen die Dunkelheit kämpfen müssen. Aber ich habe meine Familie, sie ist bei mir geblieben, hat zu mir gehalten und mir gezeigt, welche Werte wirklich zählen.

Die Kliniken haben mich nicht geheilt, die Therapeuten bislang sogar einiges kaputt gemacht. Es waren meine Mitpatienten, die Gespräche, die geteilten Gefühle – gemeinsam lachen und traurig sein, ängstlich und mutig, ohne bewertet oder verurteilt zu werden. Und zu einem gewissen Teil war es auch ich selbst. Denn meine Heilung kann nur ich selbst anstoßen, indem ich immer wieder daran arbeite, anders, besser, für mich und nicht zum Wohle anderer zu denken und zu handeln. Und indem ich mutig genug bin, falsche Ärzte, Ratgeber und Mitmenschen so schnell wie möglich zu meiden, statt mich auf unnötige Diskussionen einzulassen.

Schon jetzt, vor der Reha, kann ich zum ersten Mal konstatieren: Ja, ich fühle mich freier, glücklicher, gelassener, weniger ängstlich als all die Jahre vor diesem einen Zwischenfall. Auch wenn die Reha noch ansteht, ich bin wieder da. Die Reha wird für mich ein Rückblick werden.

Ob ich wirklich so viel stärker bin, um mich gegen Anfeindungen, Vorgesetzte, sogenannte Experten zu wehren? Die Zeit wird es zeigen. Aber ich bin wieder am Leben. Ich lebe wieder, statt nur zu existieren. Endlich.

MUSS DAS SEIN?

RT @bicyclist *Vor meiner Depression hatte ich hohe Ziele. Heute ist mein höchstes Ziel, auch in 5 Jahren noch am Leben zu sein.*

Es ist soweit, ich gehe in die Reha. Warum? Ich weiß es nicht wirklich. Nach Tagen der Hochstimmung schlägt mir das Ganze inzwischen mehr aufs Gemüt, als ich gedacht habe. Schon wieder all die Therapien, die man gefälligst toll zu finden hat. Schon wieder die ganze Lebensgeschichte aufrollen und durchkauen. Mir geht es einen Tag vor Abreise richtig schlecht, ich drohe fast wieder abzustürzen.

Meine Sachen sind gepackt, verteilt auf einen Rucksack, einen Trolley und einen großen Koffer. Denn ich werde dreihundert Kilometer von zu Hause entfernt sein, und damit werden Besuche aufwendig.

Meine Frau fährt mich mit dem Auto zur Klinik, die idyllisch in einem Waldstück liegt. Die Gebäude mäandern in den umliegenden Wald wie die Arme einer Spinne. Den Bauch der Spinne bildet dabei das zentrale Gebäude mit dem Empfang und den Räumen für die Therapien, die Spinnenbeine sind die einzelnen Gebäude mit den Patientenzimmern. Vor dem Hauptgebäude befindet sich ein Besucherparkplatz, auf dem Sibylle den Wagen abstellt, um mir mit den Koffern zu helfen.

Direkt neben dem Eingang der Reha-Klinik befindet sich der Empfangsbereich, der sich kaum von der Rezeption eines Hotels unterscheidet. Eine Theke mit Prospekten, die klassische

Rezeptionsklingel, ein paar Blumen und hinter der Theke ein Schreibtisch mit PC. Dahinter öffnet sich der Raum in einen kleinen Saal mit vielen Sitzgruppen und einer großen Couchgarnitur. Überall sieht man Patienten, die stricken, puzzeln oder am Computer oder Tablet arbeiten. Erinnert mich sehr an die offene Station in der stationären Psychiatrie. Die Wände sind in einem hellen Gelb gehalten, Korbstühle mit orangefarbenen Kissen und viele Kübelpflanzen lockern das Ganze auf. Nicht gerade mein Geschmack, aber nett. Zumindest nichts, was an ein Krankenhaus erinnern würde, vergisst man die großen Lettern am Eingang, die einen in der »Reha-Klinik für Psychosomatik« begrüßen. Eine Wand ist mit einem Landschaftsgemälde bedeckt, direkt daneben plätschert ein künstlicher Teich mit Fischen darin.

»Na, was sagst du?«, fragt Sibylle, die angesichts meiner Stimmungsschwankungen der letzten Tage etwas besorgt klingt.

»Ich glaube, das stehe ich durch. Weiß zwar gerade nicht, was das noch an neuen Erkenntnissen bringen soll, aber ich sehe es mal als Erholungsurlaub von den ganzen Klinikaufenthalten.«

Sie nickt. »Hauptsache, es geht dir hier gut. Du weißt, da warten vier Menschen auf dich, die dich sehr lieben.«

»Echt? Wer?«

»Blödmann.« Sibylle boxt mich spielerisch in die Seite. »Du weißt genau, wen ich meine.«

»Klar weiß ich das, und genau für euch vier mache ich das hier auch. Nicht für meinen Therapeuten, nicht für die Ärzte, nicht fürs Büro. Für euch und nur für euch.«

»Na, wenn das so ist«, Sibylle lächelt, »dann streng dich gefälligst an.« Wir stellen das Gepäck am Empfang ab und umarmen uns zum Abschied. Der Abschiedskuss will gar nicht mehr enden, und als wir uns endlich voneinander lösen, winke ich ihr wie ein Frischverliebter nach, bis unser Wagen um die Kurve verschwindet. Da bin ich also. Fünf Wochen vorbereiten auf die endgültige Auswilderung in eine Welt, die ich für verrückter halte als jede Psychiatrie. Ich wende mich zum Empfang, wo eine junge Frau mit ein paar Unterlagen beschäftigt ist. Sie trägt ein hellblaues Oberteil, an dem ein Namenschild befestigt ist, das sie als Frau Mühlhauf ausweist. Die blonden Haare hat sie zu einem Zopf gebunden. Sie blickt auf, lächelt mich an und legt die Papiere zur Seite. »Guten Tag, herzlich willkommen in unserer Klinik. Sie sind Herr …«

»Hauck, Uwe Hauck.« (Nein, nicht im Geheimdienst Ihrer Majestät.)

»Einen kleinen Moment, Herr Hauck.« Sie wendet sich dem Computer neben ihr zu, tippt ein paar Daten ein und nickt dann. Mit einem Griff in einen versteckten Schrank, der unterhalb der Theke platziert sein muss, zaubert sie einen Schlüssel mit riesigem, rundem Schlüsselanhänger hervor, auf dem die Nummer 142 zu lesen ist.

»Ihr Zimmer befindet sich in Haus Grün. Warten Sie einfach kurz hier, einer der für Sie zuständigen Pfleger wird gleich da sein und Sie zu Ihrem Zimmer begleiten.« Sie legt mir noch eine Mappe auf den Tresen und erklärt: »Hier drin befinden sich alle Unterlagen zu Ihren Therapien, die wichtigsten Informationen über unser Haus und andere wissenswerte Punkte. Dort drüben«, sie deutet auf eine Wand, die mit Postfächern übersät ist, »finden Sie auch Ihr Fach für die Post, die Sie sich in die Klinik schicken lassen können, und alle aktuellen Informationen über Ihre Therapien und Terminpläne. Ich empfehle Ihnen, immer nach den Mahlzeiten reinzuschauen. Alles Weitere werden Ihnen die Verantwortlichen im Lauf der Woche erklären. Haben Sie ein Smartphone dabei?«

Ich zucke zusammen. Geht das schon wieder los, denke ich,

als sie mich aufklärt: »Wenn ja, bräuchte ich die Nummer. Das ist für uns ganz praktisch, dann können wir Sie bei sehr kurzfristigen Änderungen direkt erreichen.«

@bicyclist Und auch hier soll man Smartphone dabeihaben, um erreichbar zu sein. Nimm dies, Klinik von gestern. #ausderklapse

So, durchatmen, mein Lieber, hat dir deine Angst mal wieder einen Streich gespielt. Das kenne ich doch noch von der Stationären.

Ich muss erst in das Adressbuch meines Smartphones schauen, da ich meine eigene Nummer nicht auswendig kenne, wann rufe ich mich schon mal selbst an. Zusätzlich erfasst sie noch die Telefonnummer von Sibylle und erklärt: »Nur zur Vorsicht, bislang mussten wir nur sehr selten einen Angehörigen kontaktieren.« Soll mir recht sein, werde ja hier den unauffälligen, braven Patienten geben. »Jetzt wünsche ich Ihnen erst mal ein paar möglichst angenehme Tage.«

»Danke, wird schon«, flunkere ich, wohl wissend, dass ich eigentlich im Moment überall, nur nicht hier sein möchte. Aber wer weiß. Ich konnte mich nach einer gewissen Zeit ja auch mit der stationären Psychiatrie anfreunden.

Ich schnappe mir meine Unterlagen und setze mich auf eines der Kissen, die am Rand des Teichs auf einer Art steinerner Sitzbank platziert sind. Um mich herum herrscht ein geschäftiges Treiben. Menschen in Trainingsanzügen gehen (unverschwitzt) zu ihren Übungseinheiten oder kommen (verschwitzt) zurück. Andere lesen Zeitung oder unterhalten sich. Etwas weiter hinten hört man das typische metallene Geräusch, wenn eine Sprudelflasche aus einem Automaten gelassen wird. Später werde ich erfahren, dass dort neben einem Getränkeautomaten auch noch ein Kaffee- und ein Süßigkeitenautomat steht. Letzterer wird zu meinem liebsten Therapeuten für die kommenden Wochen werden und dafür sorgen, dass meine Geldbörse, prall gefüllt mit Münzen, permanent kurz vorm Bersten steht.

@bicyclist Hier gibt es einen Süßigkeitenautomaten im Foyer. Adieu Kleingeld. Willkommen Waage. #ausderklapse

Als ich gerade aus meinem Rucksack etwas zu lesen holen will, steht plötzlich ein Mann von etwa fünfundfünfzig Jahren vor mir. Sein Gesicht verschwindet hinter einem kräftigen Vollbart. Er strahlt mich an. »Sie müssen der Herr Hauck sein.«

»Ja, richtig.«

»Gut, dann schnappen Sie sich Ihr Gepäck. Ich bringe Sie zu Ihrem Zimmer und erklär Ihnen schon mal ein paar Sachen auf dem Weg. Mein Name ist übrigens Rolf Bork, und ich bin einer Ihrer zuständigen Pfleger.«

Ich folge ihm, Koffer und Trolley hinter mir her ziehend.

»Heute Abend werden Sie von Ihren Paten noch eine gründliche Einführung in die Klinik bekommen«, erklärt mir Rolf. Aha, hier gibt es also auch Paten, das kenne ich schon von der Tagesklinik.

»So, hier ist der Aufzug, den nehmen wir bei den vielen Taschen wohl besser.« Rolf drückt den »Nach oben«-Knopf, die Türen öffnen sich, und ich schiebe mein Gepäck mit einigen Verrenkungen in den engen Fahrstuhl. Nach einer ausgesprochen kurzen Fahrt öffnen sich die Türen wieder, und wir befinden uns in Gebäude »Grün« und im ersten Stock. Ein paar Meter Fußmarsch, und wir stehen vor Zimmer 142. Als ich aufschließe, erwartet mich ein Zimmer, das tatsächlich mehr Ähnlichkeit mit einem Hotel- denn mit einem Krankenhauszimmer hat. Ein Schrank, ein Schreibtisch, dann ein normales Bett mit Nachttisch. Auf dem Kopfkissen, wie man das von Hotels kennt, eine Tüte Gummibärchen. Ich habe ein Zimmer ganz für mich, das ich sogar auf- und abschließen kann. Natürlich bin ich nicht so blauäugig zu glauben, die Pfleger hätten nicht Schlüssel für jedes Zimmer. Aber immerhin kann ich das Zimmer verlassen, ohne immer alles wegschließen zu müssen. Obwohl auch das kein Problem darstellen würde, habe ich doch sogar einen Safe, der in den großen Kleiderschrank integriert ist.

@bicyclist Ein Zimmer ganz für mich alleine … Was ich da so alles machen könnte … Kopfkinoinfiltrationstweet. #ausderklapse

So gar nichts hier macht den Eindruck einer Klinik. Ich habe ein eigenes Badezimmer mit Dusche und sogar einen Balkon mit Lehnstuhl. Wäre jetzt noch eine Minibar in dem Schrank neben dem Schreibtisch, wäre das Bild vom Hotelzimmer perfekt. Lediglich die Notrufknöpfe im Bad und über dem Bett erinnern daran, dass ich in einer Klinik, wenn auch einer psychosomatischen, bin.

»So, ich lasse Sie jetzt erst mal ankommen, heute wird sich im Laufe des Tages noch jemand melden wegen der Führung durchs Haus. Wenn Sie mit Auspacken fertig sind, können Sie sich um 13 Uhr bei Frau Dr. Wefing melden, sie macht mit Ihnen das erste Aufnahmegespräch. Aber bitte kurz vorher beim Pflegedienst vorbeischauen, damit vorab schon Puls und Blutdruck gemessen werden können. Dr. Wefings Büro finden Sie im Eingangsbereich, direkt neben dem Brunnen, an dem ich Sie gefunden habe. Und der Pflegedienst ist eine Tür weiter.«

Ich nicke, will erst mal nur meine Ruhe und mich mit dem Zimmer, der Klinik und den fünf Wochen Psychotherapie reloaded anfreunden. Ich schaue auf meine Armbanduhr, die ich extra für diesen Aufenthalt wieder ausgegraben habe, um nicht immer die Uhr meines Smartphones benutzen zu müssen. Will mich ja nicht verdächtig machen. Es ist erst zwölf Uhr, also noch eine Stunde bis zu meinem allerersten Termin, das sollte reichen, um mich hier mit den Gegebenheiten vertraut zu machen. Weil ich nicht auffallen will, habe ich zum ersten Mal seit Jahren wieder ein Notizbuch und sogar einen echten, nicht ausgetrockneten Füllfederhalter dabei. Ich werde die Nummer »Intellektueller Technikhasser« geben und Notebook und Tablet nur auf dem Zimmer nutzen. Dass ich jede Menge Videos, Musik und Spiele dabeihabe … nun, was der Pfleger nicht weiß, macht den Pfleger nicht heiß und interessiert den Therapeuten einen Scheiß.

Kurz vor 13 Uhr melde ich mich beim Pflegedienst. Ich werde gewogen, Blutdruck und Puls werden gemessen, und alles wird zusammen mit meiner Körpergröße in meinen Unterlagen vermerkt. Erstaunlich, hier beinhaltet meine Patientenkarte sämtliche Untersuchungswerte. Blutdruck, Puls, Medikamente, Therapien, alles wird eingetragen und kann auch von mir eingesehen werden. Deutlich mehr Transparenz als in den anderen Kliniken. Dafür werden mir hier meine persönlichen Medikamente abgenommen, und nur der Bedarf für eine Woche wird wieder ausgehändigt. Soll mir recht sein, dann muss ich mich nicht selbst drum kümmern.

Nachdem ich geklopft habe, bittet mich Frau Dr. Wefing zu sich ins Büro. Ich schätze sie auf Mitte vierzig. Ihre Haare sind verstrubbelt, das Outfit sieht eher nach Feierabend auf der Couch aus als nach Arzt aus. Sie lächelt mich an. »Nehmen Sie Platz, Herr Hauck.« Sie deutet auf einen Stuhl neben ihrem Schreibtisch. »Erzählen Sie mal, warum sind Sie hier, und was für Beschwerden haben Sie?«

»Die Reha habe ich auf Anraten meines Therapeuten in der Tagesklinik beantragt. Ich leide unter schweren wiederkehrenden Depressionen und Angstzuständen.« Dr. Wefing nickt und macht sich nebenbei Notizen. Dass ich die zum Teil fehlerhaften Abschlussberichte der Tagesklinik und der Stationären dabeihabe, verschweige ich wissentlich. Ich will schließlich nicht, dass schon wieder auf falschen Diagnosen herumgeritten wird.

»Und seit wann sind Sie krankgeschrieben?«

»Seit meinem Suizidversuch am 5. Februar.«

Dr. Wefing blickt auf, ich erkenne diese Mischung aus Frage, Besorgnis und Neugier in ihrem Blick.

»Nein, ich habe aktuell keine Selbstmordgedanken mehr.« Mittlerweile kann ich förmlich spüren, wenn jemand diese Frage stellen will.

Dr. Wefing lächelt und ergänzt: »Sollten Sie irgendwelche suizidalen Gedanken haben oder sonstige Probleme, können Sie jederzeit den Pflegedienst rufen. Ich sehe gerade, Sie bekommen auch Lithium? Wieso denn das? Gibt es da einen Grund?«

»Das lag wohl daran, dass ich einen Tiefpunkt in der Tagesklinik hatte, da hat man das Venlafaxin durch Lithium ergänzt.«

Frau Wefing schüttelt den Kopf. »Wundert mich ehrlich gesagt, ich verstehe nicht ganz, was das bewirken sollte. Haben Sie denn eine Änderung nach der Zugabe von Lithium gespürt?«

Ich schüttle den Kopf. »Keine, absolut keine. Nun gut, die Nebenwirkung Impotenz, die sich dann aber durch den Wechsel zu Elontril ausgleichen ließ.« Mittlerweile gehen mir auch heikle Geständnisse locker über die Lippen.

Frau Wefing nickt. »Gut, dann werden wir sehen, dass wir das Lithium möglichst zügig wieder absetzen. Ein Medikament, das für Sie keinen Effekt hat und zudem so kompliziert in der Verabreichung ist wie Lithium, muss wirklich nicht sein.«

»Da habe ich überhaupt nichts dagegen«, stimme ich ihr zu.

Nun geht sie mit mir den Fragebogen durch, den ich vorab

ausgefüllt habe. Bei dem einen oder anderen Eintrag stockt sie sichtlich und fragt nach: »Ihr Vater war lange Zeit krank? Was war das für eine Erkrankung?«

»Weiß man bis heute nicht.«

»Sie hatten wohl kein besonders gutes Verhältnis zu Ihrer Mutter?«

»Das ist stark untertrieben, wir hatten fast dauernd Streitereien.«

»Viele Freunde hatten Sie nicht?«

»Nein, irgendwann war ich mir selbst genug, das hat erst mit dem Erwachsenwerden geendet.«

Schließlich ist sie durch mit meinem Fragebogen des Grauens. »Wenn etwas sein sollte, können Sie jederzeit zu mir in die Sprechstunde kommen. Was die für Sie passenden Therapien angeht, wird das Ihr Therapeut mit Ihnen abklären. Aus meiner Sicht würde ich wegen Ihrer Verspannungen zu Massage und Schwimmen raten. Zusätzlich noch eine Entspannungstechnik wie Tai-Chi.«

»Klingt gut, Tai-Chi wollte ich schon lange mal ausprobieren.«

»Schön, dann gebe ich das so weiter. Jetzt bleibt mir nur noch, Ihnen alles Gute zu wünschen für die Reha, und wenn Sie Fragen haben, wie gesagt einfach bei mir melden. Der Pflegedienst kennt meine Sprechstunden. Und das mit dem Lithium vermerke ich auch für Ihren Therapeuten, damit er weiß, dass wir das absetzen werden.«

@bicyclist Für euch wieder erlebt. Manchmal reicht ein Lächeln und ehrliches Interesse als Therapie. #ausderklapse

Damit bin ich aus der Visite entlassen. Am späteren Nachmittag folgt dann ein ähnlicher Termin beim Pflegedienst. Mich empfängt Frau Holler, eine der für mich zuständigen Pflegerinnen. Ich schätze sie auf etwa 45 Jahre, ihre braunen Augen strahlen mich an. Auch sie fragt grob ab, welche Beschwerden ich habe (»Nein, ich habe aktuell keine Selbstmordgedanken mehr.« Sollte ich mir vielleicht auf ein T-Shirt drucken lassen), und erklärt mir, wie ich an schnelle Hilfe komme, sollte es mir akut schlecht gehen.

»Sie haben sicher schon die Notrufknöpfe gesehen. Wenn Sie den roten Knopf mal versehentlich betätigen, der grüne deaktiviert den Alarm wieder.« Nach diesen letzten Hinweisen entlässt mich Frau Holler nicht ohne die gern gehörte Anmerkung: »Sollten Sie irgendwelche Fragen haben, können sie immer bei uns vorbeischauen.«

In der Reha-Klinik wird das Abendessen um 17:45 Uhr serviert. Für mich immer noch sehr zeitig, aber ich habe mich an die frühen Essenszeiten mittlerweile gewöhnt. Am Eingang zum Speisesaal werde ich von einer Mitarbeiterin empfangen, die mich zu meinem Tisch führt. Hier in der Reha hat man einen fest zugewiesenen Platz. Der Hintergedanke dabei ist, leichter Kontakt knüpfen und andere Patienten kennenlernen zu können. Mit mir am Tisch sitzt eine Frau von etwa 38 Jahren, die sich mir als Tanja vorstellt. Ihre blonden Haare trägt sie schulterlang. Nach eigenem Bekunden hat sie Probleme mit Selbstverletzung, was mich schlagartig an Juliane aus der Tagesklinik denken lässt. Mir gegenüber hat Ralf Platz genommen, der hier wegen eines Trauerfalls und der Trauerverarbeitung ist. Er ist Mitte fünfzig, mit dunkelbraunen Haaren und einem Schnauzbart, der ihn älter wirken lässt. Neben mir sitzt Tamara, Mitte dreißig mit kurzen schwarzen Haaren und braunen Augen, die irgendwie gehetzt und gleichzeitig müde wirken. Bei ihr hat der Arzt einen drohenden Burn-out diagnostiziert. Alle drei heißen mich herzlich willkommen.

Ralf meint: »Wirst schon sehen, mit uns ist ganz gut auskommen.«

»Mit mir auch. Bin eigentlich ganz pflegeleicht. Außer meiner Depression, die ist ziemlich zickig, aber die hab ich im Moment ganz gut an der Leine.«

Das Abendessen ist organisiert wie ein Buffet im Hotel, man kann sich von einer Theke verschiedenste Käse- und Wurstsorten, ein warmes Gericht - heute einen Nudelauflauf –, Salat und Nachtisch aussuchen. Das Hotelgefühl bleibt erhalten, hier wirkt gar nichts wie in einer Klinik. Die medizinischen Bereiche sind so gut versteckt, dass ich mir mehr und mehr wie im Urlaub vorkomme.

Als ich nach dem Abendessen wieder auf mein Zimmer will, finde ich am Türrahmen einen Zettel, der mit einem Magneten befestigt ist. Man lädt mich ein, eine Führung durch die Klinik mitzumachen. Rainer und Elisabeth, bereits erfahrene Patienten hier in der Reha, wollen mir die Räumlichkeiten und Angebote zeigen. Dafür erwarten sie mich um 19 Uhr vor dem Pflegeraum, in dem ich die Einführung durch Frau Holler erhalten hatte.

Meine Paten. Und gleich zwei. Dass man hier schlecht umsorgt würde, kann man nun wirklich nicht behaupten.

Zurück auf dem Zimmer räume ich meine Sachen in den Schrank und sichte die ganzen Infomaterialien der Klinik, bis es Zeit für die Hausführung durch meine Paten ist. Tatsächlich warten die beiden bereits auf mich. Sie führen mich durchs ganze Gebäude, zum Waschraum, in dem man als Patient seine Wäsche waschen kann, zum Speisesaal und zu den physikalischen Anwendungen wie Massagen oder Fango. Auch die Ergotherapiebereiche bekomme ich zu sehen. Gemeinsam schauen wir bei einer Gruppe vorbei, die gerade damit beschäftigt ist, Teddybären zu basteln. Nette Idee, nur bei meinen Kids ungefähr drei Jahre zu spät. Dass es stattdessen eine Ergotherapiegruppe »Spieleprogrammierung« oder »Spielekonsolenbau« gibt, das wage ich dann doch zu bezweifeln. Zum Abschluss besichtigen wir das Bewegungszentrum. Hier versammeln sich alle Sportangebote der Klinik. Man kann schwimmen, in die Sauna, Tai-Chi oder autogenes Training lernen. Es gibt eine große Turnhalle, und zu meiner Verblüffung besitzt die Klinik sogar ein recht großes Fitnessstudio mit entsprechenden Gerätschaften.

Zum Abschluss erläutert Elisabeth: »So, jetzt hast du alles gesehen. Vielleicht eines noch. Rauchen oder offenes Feuer, also zum Beispiel eine Kerze, sind in der Klinik nicht gestattet, ebenso wenig Alkohol. Von Montag bis Freitag ist um 23 Uhr Schluss, dann werden die Lichter im Empfangsbereich gelöscht, und man muss aufs Zimmer. Am Wochenende hast du eine halbe Stunde mehr. Und zu den Mahlzeiten muss man erscheinen oder sich zumindest abmelden. Kann sonst Ärger geben.«

»Wie jetzt, abmelden vom Essen?« Ganz hab ich es nicht verstanden.

»Na, die wollen wissen, ob es dir gut geht, ob du überhaupt noch da bist. Stichwort Aufsichtspflicht. Du musst nicht hier essen, musst aber wenigstens kurz erscheinen und dich abmelden. 'ne reine Spaßveranstaltung ist das hier schließlich nicht. Außerdem, wir alle haben Einzelzimmer, die wir auch abschließen können. Die Pfleger kommen nicht dauernd zu Kontrollbesuchen vorbei. Mithilfe der Essensregelung merken die auch, dass es einem Patienten vielleicht nicht so gut geht.«

Ich nicke. »Okay, jetzt versteh ich es. Sollte machbar sein.«

»Da gewöhnst du dich schnell dran, und ansonsten hast du hier viele Freiheiten und Zeit, was zu unternehmen«, ergänzt Rainer. »Dann viel Erfolg bei deiner Reha, und man sieht sich.«

Die beiden verabschieden sich, und ich beende den ersten Tag ziemlich erschöpft mit einem kurzen WhatsApp-Chat und Statusbericht nach Hause. Nicht nur wegen der ersten Nacht in einem fremden Bett kann ich an diesem Abend sehr schwer einschlafen. Innerlich spüre ich immer noch einen massiven Widerwillen gegen eine weitere Runde Therapien, von deren Sinnhaftigkeit ich nach dem bislang Erlebten nicht wirklich überzeugt bin. Da hat der liebe Herr Platt ganze Arbeit geleistet.

Am nächsten Tag, nach einem weiteren Besuch bei der Pflege in meinem Haus Grün (ich hätte ja nichts gegen Haus Gryffindor gehabt), habe ich endlich den für mich wichtigen Termin bei meiner Aufnahmetherapeutin. Frau Dr. Hilerts Büro liegt auf meinem Stockwerk. Laut meinem aktualisierten Therapieplan ist der Termin für 11 Uhr angesetzt, aber eine Patientin, die wohl akute Probleme hat, verzögert das Ganze um zehn Minuten. Gutes Zeichen, man wird also nicht nach Schema F behandelt, auch wenn das ein Überziehen der geplanten Therapiezeit bedeutet.

Schließlich bittet mich Frau Hilert in ihr Büro und bedeutet mir, an einem kleinen Besprechungstisch Platz zu nehmen. Der Raum ist gemütlich eingerichtet mit Bildern und ein paar Pflanzen, ein Schreibtisch steht schräg im Raum, dahinter ein kleines Bücherregal voller Fachbücher.

»Nun, Herr Hauck, zunächst herzlich willkommen bei uns. Erzählen Sie mir doch mal mit Ihren eigenen Worten, was geschehen ist, warum Sie hier sind.«

Nichts leichter als das, ich spule meine ganze Geschichte inklusive Kindheit, Problemen mit der Mutter und entscheidenden Ereignissen in meiner Biografie ab. Darin bin ich mittlerweile richtig gut.

Als ich zum Suizidversuch komme, blickt Frau Hilert von ihren Unterlagen auf und schaut mich prüfend an. Aha, ich hab den Trigger erwischt. »Nein, Suizidgedanken habe ich keine mehr.« Ich drucke mir hier doch noch ein T-Shirt.

@bicyclist Es gibt ja den Begriff Gesamtkunstwerk. Gibt es auch so was wie ein Gesamtwrack? #ausderklapse

»Gut.« Frau Hilert scheint noch nicht wirklich überzeugt zu sein. »Sollten Sie merken, dass sich Ihre Situation verschlechtert, oder sollten Sie etwas brauchen, eine Bedarfsmedikation zum Beispiel, melden Sie sich bitte sofort bei mir oder beim Pflegepersonal.«

»Das mache ich, versprochen.«

»Sehr gut. Dann sollten wir noch besprechen, welche Therapien Sie sich vorstellen könnten.«

Wie jetzt, ich darf selbst entscheiden, was ich sinnvoll finde? Gut, dann auf keinen Fall Tanztherapie, und das mit dem Basteln brauch ich auch nicht wirklich. Oh, und bitte nicht zu viel Sport. Wenn ich mich bewegen will, dann reicht mir ein selbst organisierter Spaziergang.

»Also, was ich vorschlagen würde, wäre die Angsttherapie, die Männergruppe, und weil sie auch Ihre Verspannungen erwähnten, könnte ich mir für Sie Massagen und autogenes Training vorstellen.«

Männergruppe. Klingt merkwürdig, aber gleichzeitig auch irgendwie interessant. Sollte ich mir zumindest mal ansehen. Hier darf ich ja Therapien, die mir nicht zusagen, auch wieder abbrechen.

»Gut.« Ich nicke zustimmend. »Aus meiner Sicht passen die Therapien.«

»Sehr schön, dann werde ich das so eintragen lassen. Sie sollten spätestens morgen einen aktualisierten Plan bekommen. Dort werden dann auch die Pflichtgruppen verzeichnet sein.

Das sind die Morgenrunden am Dienstag und Donnerstag und die Kerngruppe, die ebenfalls Dienstag und Donnerstag stattfindet.«

Ich stutze. »Kerngruppe? Was darf ich mir darunter vorstellen?«

»Richtig, gute Frage. Also, die Kerngruppe ist quasi ein Gesprächskreis, in dem jeder Teilnehmer Fragen und Probleme anbringen kann.«

»Aha, das kenne ich bereits aus der Tagesklinik, da hieß es offener Gesprächskreis.«

Frau Hilert nickt. »Ja, das trifft es recht gut. Ihre weitere Therapie wird ein Kollege von mir übernehmen, den Sie noch kennenlernen werden. Wenn Sie keine weiteren Fragen haben, dann sind wir für heute fertig. Und denken Sie daran, wenn es Ihnen schlechter geht oder Sie das Gefühl haben, Sie brauchen jemanden für ein Gespräch, die Pflege und auch ich stehen immer zur Verfügung.«

Sie geleitet mich zur Tür, vor der bereits der nächste Patient wartet. Jetzt bin ich gespannt. Autogenes Training kenne ich zwar, aber die Angsttherapie ist neu, und was das mit der Männergruppe auf sich hat, da werde ich mich überraschen lassen. Spontan kommt mir die Männergruppe aus »Der bewegte Mann« in den Sinn. Die »Herren« aus allen Lebenslagen, die versuchen, sich über ihre Gefühle, ihre Sexualität, ihre Ängste auszutauschen. Wenn das hier so funktioniert, dann sollte ich vermutlich üben, mich zu beherrschen, damit ich nicht ständig in Gelächter ausbreche.

Auch wenn ich mich immer noch nicht so ganz mit dem Aufenthalt anfreunden kann, fühle ich mich hier deutlich ernster genommen. Ich wurde weitaus mehr nach meinen Bedürfnissen und auch nach meiner Vergangenheit gefragt. Offensichtlich scheint man der Meinung zu sein, die auch meine

Psychotherapeutin vertritt: Mein Problem ist nicht die Depression, sondern die Angst, die ich irgendwann in der Kindheit kultiviert habe und die mich seitdem immer begleitet hat. Natürlich hat Frau Hilert recht, als sie mir im Gespräch sagt, dass ich die Angst und die Panikattacken nie mehr wirklich zur Gänze loswerden kann. Aber sie stellt mir in Aussicht, dass ich Methoden und Wege erlernen kann, die Angst zumindest in den Griff zu bekommen. Ich werde mich wohl besser darauf einlassen und sehen, was ich von den Therapien mitnehmen kann. Fünf Wochen nur herumzusitzen und die Zeit totzuschlagen, dazu habe ich absolut keine Lust.

In den nächsten Tagen bekomme ich Einführungen in die verschiedenen Angebote der Klinik. Was mir bei allen Therapeuten und Trainern auffällt: Sie haben offensichtlich eine Überdosis Energie getankt, ihre Euphorie für die einzelnen Trainingsangebote ist manchmal schon erschreckend.

Zudem habe ich zwei Oberarztaudienzen, allerdings im Großpaket von über 30 Patienten versus ein Oberarzt, bei denen uns die Abläufe und das Behandlungskonzept erklärt werden und ein kleiner Einblick in die Therapieformen gegeben wird. Als ich am Freitag nach den letzten Infoveranstaltungen zum Abendessen marschiere, brummt mir der Schädel vor Informationen. Immerhin finde ich anschließend einen aktualisierten Plan in meinem Postfach. Für Montag ist gleich die Therapie eingeplant, die mich am meisten interessiert: die Angstschulung, wie die Therapiestunde offiziell heißt. Angstschulung, schon an sich ein merkwürdiger Begriff. Wenn ich in etwas nicht mehr geschult zu werden brauche, dann in Angst. Da bin ich wahrlich ein Meister mit langjähriger Erfahrung. In Angst habe ich quasi den schwarzen Gürtel.

Abends telefoniere ich wie die Abende zuvor mit Sibylle und berichte vom aktuellen Stand sowohl der Therapien als auch meiner Stimmung. Ich erzähle ihr, dass ich auch nach drei Tagen in der Reha immer noch am liebsten gleich wieder abreisen würde.

»Und was soll das bringen?« Selbst durchs Telefon ist zu hören, dass Sibylle aufgebracht ist.

Dennoch erwidere ich: »Was soll es bringen, hierzubleiben, die erzählen mir doch eh wieder alle das Gleiche, was ich schon in der Tagesklinik gehört habe.«

»Ach, hast du also schon ein Einzelgespräch mit deinem Therapeuten gehabt?«

»Ja, das Aufnahmegespräch.«

Sibylle lacht. »Pah, das zählt nicht. Hast du nicht gesagt, das sei viel besser gewesen als in den anderen Kliniken? Jetzt warte mal ab, bis du mit deinem Therapeuten ein richtiges Einzelgespräch geführt hast. Ich glaube nicht, dass das nix bringt. Schließlich haben sie dich, was deine Angstproblematik angeht, aus dem Stand besser eingeschätzt als die in der Tagesklinik.«

Da hat sie recht. »Zugegeben, das war was Positives, aber ich traue dem Frieden nicht, in der Tagesklinik fing es doch auch vielversprechend an, bis sich mein Betriebsarzt …« Noch bevor ich den Satz zu Ende spreche, fällt mir mein Denkfehler auf. »Okay, das ist jetzt blöd, die haben hier ja gar keinen Kontakt zum Betriebsarzt.«

»Merkst du das auch schon? Jetzt beruhig dich, lass die Dinge auf dich zukommen, und vor allem, sei morgen besserer Laune, wenn ich dich besuchen komme. Ich wünsche mir eine Führung durch den Ort, und dein Zimmer will ich auch sehen.«

»Versprochen, ich werde mich in Geduld üben. Wer weiß, vielleicht kann ich mich ja doch noch damit anfreunden.«

Ich meine zu hören, wie Sibylle aufatmet. »Siehste, schon

besser, und denk dran, das machst du nicht fürs Büro, sondern für uns und vor allem für dich. Wir wollen dich gesund wieder bei uns haben, und das länger als nur für ein paar Monate.«

»Versprochen, ich liebe dich.«

»Ich dich auch, du Dickschädel.«

»Selber.«

Ich fühle mich dennoch unwohl und kann einfach nichts dagegen tun. Eine Mischung aus Existenzangst, Vorahnungen und Zweifeln kriecht in mir hoch, die alle guten Gedanken zu verschlingen droht. Ich muss hier raus, unter Leute, auf meinem Zimmer habe ich viel zu viel Zeit, um zu grübeln. Zuerst versuche ich es mit dem Patientenaufenthaltsraum von Haus Grün. Dort sitzen aber nur zwei Frauen und schauen fern. Fernsehen kann ich im Moment gar nicht brauchen, also gehe ich weiter ins Foyer, wo um diese Uhrzeit ordentlich Betrieb ist. An mehreren Tischen wird gepuzzelt oder Karten gespielt. Viele sitzen mit Notebook, Tablet oder Smartphone am Tisch und chatten oder surfen im Netz. Okay, das mit dem Technikhasser kann ich getrost begraben, hier würde ich wohl eher mit Stift und Notizbuch auffallen. Ich setze mich zu einer kleinen Patientengruppe, zu der auch Rainer, mein Pate, gehört.

»Hallo Uwe!« Rainer grinst mich an. »Darf ich dir vorstellen: Michael«, er deutet auf einen Mann Mitte vierzig mit leicht schütterem Haar und einer schlaksigen Figur, »Katharina«, nun weist er auf die Frau links neben Michael, sie ist um die vierzig, hat lange braune Haare und Sommersprossen, »und Gitta«, jetzt zeigt er auf die Frau rechts neben Michael. Gitta dürfte Mitte dreißig sein, hat lange blonde Haare, stahlblaue Augen und ist etwas korpulent.

Alle drei nicken mir zu, setzen dann aber ihr Gespräch fort.

»Kommst du mit, Rainer?«, fragt Michael. »Wir wollen gleich los in die Stadt. Erst was essen gehen und dann ins Kino.«

»Das darf man?«, frage ich ungläubig.

Es ist Gitta, die mir antwortet. »Klar, oder denkst du, die wollen, dass wir abends auf den Zimmern versauern? Ich tippe fast, das ist Teil der Therapie. Mit anderen ins Gespräch kommen. Solange du zur Nachtruhe zurück bist, ist das gar kein Problem.«

»Wann geht ihr los?«, fragt Rainer.

»Wir wollten um halb acht zur Bushaltestelle und dann in die Innenstadt.«

»Einverstanden, ich komme mit.«

»Und was ist mit dir, Uwe?« Rainer wendet sich mir zu.

»Ne, heute nicht, aber bestimmt ein andermal.« Insgeheim geht mir das alles zu schnell, ich will mich hier erst mal akklimatisieren, bevor ich bei irgendwelchen besonderen Aktivitäten mitmache.

»Wie findest du es hier, Uwe?«, fragt Katharina.

»Eigentlich ganz nett. Fühlt sich eher wie ein Wellnesshotel an, nicht wie eine Klinik.«

»Ja, den Eindruck hatte bislang jeder. Abzüglich der Pflicht, beim Essen zu erscheinen oder sich abzumelden, und der Nachtruhe hat es viel von einem Hotel.«

»Wenn da nur nicht die ganzen Therapien wären«, seufzt Michael. »Mein Plan ist pickepacke voll, hab an jedem Tag mindestens drei Anwendungen.«

»Da kann ich nicht mithalten«, sage ich. Bei mir steht außer der Angstschulung bislang lediglich die Morgenrunde im Plan.

»Nur Geduld.« Michael grinst. »Das wird schon noch ordentlich voll werden.« Er richtet sich auf, senkt die Stimme ein wenig und spricht wie ein Arzt: »Sie sind schließlich nicht zum Spaß hier!«

Wir müssen alle lachen, und ich spüre, dass ich mit diesen vieren die ersten zarten Kontakte zu Mitpatienten geknüpft habe.

@bicyclist Das Gute an Samstag und Sonntag in der Reha: Es gibt keine Therapien. Das Schlechte: Es gibt keine Therapien. #ausderklapse

Das Wochenende ist in der Reha-Klinik nur durch die Mahlzeiten strukturiert, darüber hinaus hat man völlig freie Hand in der Freizeitgestaltung. Was aber auch bedeutet, dass man sehr auf sich selbst zurückgeworfen ist. Gott sei Dank kommt mich am Samstag Sibylle besuchen, und wir essen im Nachbarort zu Mittag. Das Lokal, das wir auswählen, bietet gutbürgerliche Küche, und da das Wetter ausgesprochen mild ist, suchen wir uns einen Platz im Freien. Die Stühle haben rote Decken übergeworfen, ein Tribut an die Jahreszeit, und etwa die Hälfte der Tische ist besetzt. Ich vermute, hauptsächlich mit Patienten und ihren Gästen, da ich einige der Gesichter aus der Klinik kenne.

Sibylle bestellt sich eine Apfelsaftschorle und ich mir eine Zitronenlimonade. Sie wählt einen Nudelauflauf, ich einen Rostbraten. Bis das Essen kommt, hält Sibylle mich über die Ereignisse zu Hause auf dem Laufenden und erzählt von den schulischen Erfolgen der Kinder. Derweil serviert die Kellnerin zunächst die Getränke, dann den Salat für Sibylle und mich.

»Und, was denkst du?« Sibylle stochert in ihrem Salat, sieht mich mit ihrem typischen, neugierig fragenden Blick an. »Wie ist es hier in der Klinik?«

»Na ja, an und für sich ganz nett, wirkt wie ein Hotel, aber es sind halt noch mal fünf Wochen weg von zu Hause.«

»Na und? Lieber bist du jetzt ein paar Wochen länger in Therapie und dafür danach stabil.«

»Aber die meisten Therapien kenne ich doch schon, da kommt nichts Neues mehr.«

»Dann sieh es als Entspannung und nimm dir mit, was du brauchen kannst. Du hast doch auch einen Therapeuten und Gesprächskreise? Ich dachte, die bringen dir was.«

Die Bedienung unterbricht unser Gespräch und serviert Sibylle ihren Nudelauflauf und mir den Rostbraten.

Nach ein paar Bissen ergänzt Sibylle: »Außerdem hast du selbst gesagt, das Essen sei gut in der Klinik.«

»Stimmt.« Ich nicke. »Aber das trägt ja nicht unbedingt zu meinem psychischen Heilungsprozess bei.«

Sibylle legt ihr Besteck beiseite und sieht mich lange an.

»Ist was? Hab ich was im Gesicht?«

»So langsam glaube ich, du hast einfach beschlossen, keinen Nutzen aus der Reha zu ziehen, weil es dich ärgert, dass gerade der Therapeut, der das mit der Internetsucht verbockt hat, dir die Reha empfohlen hat.«

Insgeheim muss ich gestehen, da ist was dran. Bin ich etwa immer noch so rachsüchtig? »Ach was«, entgegne ich, »ich glaub halt nicht, dass es was bringt.«

»Wir werden sehen.« Sibylle ist nicht mehr willens zu diskutieren, wie mir scheint. »Lass uns jetzt essen, und dann zeigst du mir noch das Klinikgelände und dein Zimmer.«

Als Sibylle am späten Nachmittag wieder nach Hause fährt, muss ich ihr versprechen, mich zumindest auf alle Therapien, die mir geraten wurden, auch einzulassen. Nun gut, das kann ich versprechen, weiß ich doch, dass ich alles, was mich stört, auch wieder abwählen kann. Und ganz ohne Therapien dürfte die Zeit hier in der Klinik ausgesprochen öde werden.

Den Rest des Wochenendes verbringe ich hauptsächlich in Sauna und Schwimmbad oder auf dem Balkon. Für November ist das Wetter ausgesprochen mild, und ich genieße es, mich im Sessel auf dem Balkon von der Sonne wärmen zu lassen. Etwas, das ich scheinbar nur fern von zu Hause schaffe.

Ich komme nicht wirklich dahinter, was mich an diesem Aufenthalt stört. Die Theorie, dass daran mein Tagesklinik-therapeut eine Mitschuld hat, kann durchaus stimmen. Aber andererseits, was ist hier so schlimm? Schließlich gibt es einige Angebote, die ich schon lange ausprobieren wollte. Massage, Fitnessstudio, Bildhauerei. Ganz so negativ ist der Aufenthalt dann doch nicht.

An diesem Sonntag auf meinem sonnenbeschienenen Balkon des Hotelzimmers Reha-Klapse schließe ich einen Pakt mit mir selbst. Ich werde die fünf Wochen Reha als Erholung von 20 Wochen Intensivklapse sehen und für mich das Angenehmste herausholen. Vielleicht ist es am besten, ich sehe es wirklich als Urlaub vom Bekloppptsein unter Aufsicht.

Der Montag ist mein erster Tag mit einer richtigen Therapieeinheit. Angstschulung steht auf dem Programm. Und das für den Großmeister der Angst. Leider bewahrheitet sich, was ich befürchtet hatte. Es ist wirklich eine Schulung. Genauer gesagt eine Folienpräsentation, die erklären will, was Angst bedeutet und wie sie entsteht. Sorry, Herr Dozent, das kenne ich alles schon zur Genüge. In der Bücherwand daheim dürften mindestens zehn Bücher über das Thema Angst stehen, mehrfach gelesen, ziemlich abgegriffen. Und Powerpoint-Schlachten habe ich schon immer gehasst. Man wird immer müder und merkt sich maximal die Hälfte. Dennoch höre ich es mir bis zum Ende an und nutze die Möglichkeit, eine Frage zu stellen, die mich schon lange beschäftigt: »Kann eine Panikattacke auch zu einer Kurzschlusshandlung wie meinem Suizidversuch führen?«

Der Dozent bestätigt mir: »Das kann in Einzelfällen sicher

möglich sein, es ist zwar nicht die Regel, aber wenn sich eine Situation bereits zugespitzt hat, dann ist so etwas denkbar.«

Also doch, es war meine Panikattacke, die die Lawine ins Rollen brachte. Ich erinnere mich an die existenziellen Angstgefühle und wie sie mir zunehmend jede Hoffnung geraubt haben. Immerhin eine Erkenntnis aus dieser Folienschlacht. Damit habe ich meine Aufgabe für die nächsten Wochen gefunden. Mittel und Wege finden, in für mich bedrohlichen Situationen ruhig zu bleiben, insbesondere mit Menschen, die Macht auf mich ausüben können. Habe zwar noch keinen blassen Schimmer, wie ich das angehen soll, aber dafür habe ich ja schließlich meinen Therapeuten.

Der empfängt mich am Dienstag gleich zweimal. Nach der Morgenrunde, die ganz ähnlich wie in der Tagesklinik abläuft, treffe ich in der Kerngruppe auf andere Patienten aus meinem Haus. Herr Gärtner, so heißt mein Therapeut, begrüßt uns und schlägt uns dann zum »Aufwärmen« eines jener Spielchen vor, die ich schon immer als eher peinlich denn sinnvoll empfunden habe.

Wir sollen durch den Raum gehen und uns zu Gruppen zusammenfinden, wobei das Stichwort für die Gruppe von Herrn Gärtner gegeben wird. Alles minder spaßig, denke ich, aber dennoch wird es für mich ein wertvolles Erlebnis. Als Herr Gärtner uns auffordert: »Gruppieren Sie sich nach dem Grund Ihres Aufenthalts hier in der Klinik«, wähle ich nicht »Depression«, sondern einer Intuition folgend »Suizidversuch«. Prompt stellt sich eine Frau von Mitte vierzig neben mich, die ich zuvor als Anne kennengelernt habe. »Dann passe ich wohl am besten zu dir«, sagt sie mit einem schwachen Lächeln. »Mein Mann hat sich umgebracht.«

Der Gefühlstumult nach diesen zwei Sätzen wirft mich fast aus der Bahn. Hier steht jemand, der das erlitten hat, was ich fast meiner Frau angetan hätte. Und den Kindern. Und den wenigen Menschen, die ich zu meinen Freunden zähle. Und meinen Feinden. Obwohl, die dürften eher enttäuscht sein, dass ich immer noch da bin. Verstohlen beobachte ich Anne. Sie trägt ein Oberteil in Beige und eine Blue Jeans. Nichts Schwarzes, nichts Trauriges. Ihre blauen Augen wirken fröhlich, die braunen Haare trägt sie schulterlang. Die ganze Ausstrahlung ist nicht von Trauer geprägt.

Als wir nach der Gruppentherapie gemeinsam den Raum verlassen, meint sie fast beiläufig: »Wir sollten uns zusammensetzen und reden. Ich glaube, du kannst mir helfen.«

Ohne groß nachzudenken, erwidere ich: »Auf jeden Fall, du mir sicher auch.« Damit verschwindet jeder wieder in sein Zimmer oder zur nächsten therapeutischen Anwendung.

Am Nachmittag folgt für mich die erste Einzeltherapiestunde bei Herrn Gärtner. Wohltrainiert leiere ich meine Leidensgeschichte herunter, von der Mutter und dem gestörten Verhältnis bis zum gestörten Uwe, der meint, der Tod wäre die einzige Lösung.

Mit jedem Satz klappt der Unterkiefer von Herrn Gärtner weiter herunter, und als ich zum Schluss komme, muss selbst er eingestehen: »Da haben Sie aber wirklich eine sehr schwierige Geschichte hinter sich. Das erklärt natürlich Ihre Angstproblematik. Und doch scheinen Sie ein paar Schutzmechanismen zu haben. Oft enden solche Schicksale in Alkoholismus oder Drogenabhängigkeit.«

Nichts Neues. Das Defizit kenne ich, ich würde gerne wissen, wie ich es wieder ausgleiche.

»Immerhin haben Sie Rückhalt durch Ihre Familie, das ist eine Basis, auf der Sie aufbauen können.«

»Das schon, aber ich belaste sie schon viel zu lange«, kontere ich. »Ich fürchte, wenn das so weitergeht, verliere ich sie doch noch.«

»Gibt es denn Anzeichen dafür?«

»Nein, nicht offiziell, aber …«

Herr Gärtner unterbricht mich. »Sehen Sie, Sie zweifeln, obwohl es keine Anzeichen dafür gibt, dass Ihre Befürchtungen berechtigt sind. Sie müssen mehr Vertrauen aufbringen.«

»Das ist ja gerade mein Problem. Ich vertraue absolut niemandem, ich suche mir immer einen Notausgang, einen Plan B. Auch meiner Frau kann ich maximal zu 99 Prozent vertrauen.«

»Das ist aber doch schon sehr viel.« Herr Gärtner nickt. »Sie wollen immer noch alles auf einmal. Ängste sind nicht so einfach in den Griff zu bekommen. Sie müssen sich zunächst darauf konzentrieren, die Ängste zu akzeptieren und zu kanalisieren. Das ist es, was wir hier angehen sollten. Nicht erwarten, dass Sie nie wieder in Panik geraten, wenn Sie fürchten, jemand wolle Ihnen nichts Gutes. Lernen, die Angst zu beherrschen, zu reduzieren. Und was Ihre Suizidgedanken angeht …«

Jetzt unterbreche ich ihn. »Die habe ich nicht mehr.«

»Das mag ja sein, aber sollten Sie irgendwelche Probleme haben, es müssen ja nicht gleich Suizidgedanken sein, kommen Sie bitte sofort zu mir oder zum Pflegepersonal, es ist immer jemand da. Also keine Hemmungen. Und jetzt suchen Sie als Erstes mal nach etwas, das Ihnen in der Vergangenheit bei Panikattacken geholfen hat. Das kann die Grundlage für eine Strategie dagegen sein.«

Er hat ja recht, doch so einfach ist es nicht. Aber ich will mich ja darauf einlassen, also vereinbaren wir, dass ich bis zum nächsten Termin über Methoden nachdenke, wie ich meine Panikattacken unter Kontrolle halten kann.

Die Depression ist etwas Hinterhältiges. Sie überfällt dich ohne Vorwarnung, ohne Grund, ohne Sinn. Als ich an diesem therapievollen Tag abends auf mein Zimmer komme, wartet sie mit der großen Keule hinter der Tür.

Ich setze mich an den Schreibtisch, will noch etwas schreiben, als ich das Panikkribbeln wieder spüre. Schwach zwar, aber es ist da. Schon beginnen die Gedanken zu kreisen. Ich will weg, ich will raus, überall, nur nicht hier sein. Panik, blanke Panik, pure Panik. Der Puls geht hoch, ich beginne zu schwitzen, und das Kribbeln wird zu einem Brennen.

Scheiße, ich will das nicht mehr. Und ich dachte, ich hätte das im Griff? Was, verdammt, soll das jetzt? Ich muss versuchen runterzukommen, der abendliche Anruf bei Sibylle steht an, und sie soll auf keinen Fall merken, wie schlimm es mir geht. Irgendwie ist der kleine verängstigte Uwe aus seinem Loch gekrochen, hat meinen Verstand besetzt und mit purer Panik aufgefüllt.

»Hallo Schatz, wie geht es?«

»Gut.«

Sibylle klingt misstrauisch. »Ist alles in Ordnung?«

Eigentlich wollte ich sie anlügen, aber wäre das nicht Wasser auf die Mühlen meiner Panikgedanken?

»Mir geht es nicht gut, ich will hier weg, und überhaupt ist das Ganze eine Scheißidee von meinem Therapeuten gewesen.«

»Jetzt mal ganz langsam, was ist denn passiert?«

»Wenn ich das wüsste. Bin hier aufs Zimmer, und plötzlich war die Panik wieder da.«

»Beruhig dich erst mal, du musst das jetzt durchziehen, wir sind schon so weit gekommen.«

Ich spüre, wie die Panik mich endgültig zu verschlingen droht, Tränen, nicht schon wieder Tränen.

»Ja, ich, ach was, vergiss es, lohnt doch alles nicht.«

Ich lege auf, ohne Abschied, ohne Erklärung, ich kann einfach nichts mehr sagen.

Kaum habe ich aufgelegt, signalisiert mir das Smartphone eingehende Nachrichten, die ich zunächst ignoriere. Nach einiger Zeit schaue ich doch aufs Display, dort stehen die Worte »Ruf bitte an oder ich setz mich ins Auto und fahre sofort zu dir« zu lesen. Panisch rufe ich Sibylle an. Es klingelt nur einmal, dann ist sie wieder dran.

»Mach das nie wieder! Verdammt noch mal, du hast mir einen Riesenschreck eingejagt. Du bist so weit gekommen und spinnst jetzt rum, was soll das?«

»Weil das alles nix bringt, weil ich euch nur zur Last falle und dich und die Kinder mit reinziehe.«

»Das machst du nur, wenn du uns ausschließt. Ich liebe dich, die Kinder lieben dich, und wir alle sind stolz, dass du kämpfst.«

»Aber ich hab das Gefühl, dass ich nicht vorankomme.«

Sibylle klingt etwas ruhiger, als sie sagt: »Hallo? Du schleppst das seit Jahrzehnten mit dir rum und hast es sogar vor mir ganz gut verheimlicht. Glaubst du, das verschwindet von heute auf morgen? Nutz die Zeit und lass dir Tipps und Tricks geben, wie du mit deiner Depression und den Angstattacken umgehen kannst.«

So schwer es mir fällt, das zuzugeben, sage ich: »Hast ja recht, immerhin kümmert man sich hier endlich um das eigentliche Problem.«

»Eben, du bist schon so weit, jetzt musst du nur noch was finden, das diese automatischen Ängste unterbricht.«

»In Ordnung, ich versuch's.«

»Nein«, widerspricht Sibylle, »du schaffst das, du hast schon so viel erreicht und trotz deiner Krankheit verdammt viel aufgebaut. Drei tolle Kinder, ein eigenes Haus, also bitte, nicht ausgerechnet im Zieleinlauf aufgeben.«

»Ja, stimmt.« Immerhin hat mich das Gespräch wieder etwas runtergeholt. Die Panik ist zwar immer noch da, aber deutlich reduziert, beherrschbar.

»Soll ich am Samstag doch noch mal kommen?«

»Nein, lass mal, ich werd mich schon irgendwie zu beschäftigen wissen.«

»Gut, und vergiss nicht, wir lieben dich!«

»Ich euch auch.«

Nach dem Telefonat lege ich mich aufs Bett und versuche mich weiter zu beruhigen. Ich komme mir gerade überhaupt nicht erwachsen, sondern wie ein einsames Kind auf Klassenfahrt vor, das vor Heimweh verrückt zu werden droht. Schließlich werde ich aber doch so müde, dass ich einschlafe. Wenigstens ein netter Nebeneffekt dieser verdammten Panik. Wenn sie vorbei ist, bin ich so fertig, dass ich meist gut schlafe. Es sei denn, der Regisseur meines Kopfkinos legt irgendeinen weiteren Horrorstreifen in den Traumprojektor.

Der Mittwoch ist ein eher einfacher Tag mit Massage am Vormittag und Tai-Chi am Nachmittag. Beides Dinge, die ich leidlich genießen kann, wenn ich auch gestehen muss, dass mir nach der Massage mehr Knochen wehtun als davor.

Als ich abends auf mein Zimmer komme, kreisen meine Gedanken beständig um meine Kinder. Sie haben so viel über sich ergehen lassen müssen, nur weil ihr Papa nicht in der Lage war, die eigenen Ängste in den Griff zu kriegen, und sich heimlich aus deren Leben stehlen wollte. Eine Entschuldigung wäre eigentlich angebracht, aber das würde ich vor lauter Aufregung verstammeln, also vielleicht besser ein Brief. Ja, genau, ein Brief an meine Kinder. Ich setze mich an das Notebook, und es entsteht folgender Text:

Brief an meine Kinder

Ich weiß, dieses Jahr war nicht leicht für euch. Zu verstehen, warum ich tat, was ich getan habe, kann niemand von euch verlangen.
Aber dass ihr mir verziehen habt, dass ihr mich immer noch liebt, das verleiht mir eine Stärke und einen Willen zu kämpfen, den ich nicht für möglich gehalten habe.
Was ich tun wollte, hatte nichts mit euch zu tun, es waren andere Menschen, die Grund dafür waren. Ihr wart und seid für mich das Wertvollste in meinem Leben. Euer Lachen, eure Tränen, eure Hoffnungen, eure Wünsche, all das hätte ich beinahe zerstört und kann es mir selbst immer noch nicht verzeihen.
Was auch immer geschehen mag, wohin euch euer weiterer Lebensweg tragen wird, ich weiß jetzt, dass ich euch weiterhin begleiten will, dass es hinterhältig war, mich einfach davonstehlen zu wollen. Wenn ihr mich braucht, ich werde da sein. Und wenn ihr mich nicht braucht, ja, versprochen, dann lass ich euch in Ruhe.
Ich liebe euch zutiefst. Und was auch immer euch erwarten mag: Seid euch selbst bewusst, dass ihr alle wertvolle, wichtige, gute Menschen seid. Lasst euch von niemandem jemals einreden, ihr wäret nichts wert oder falsch, so wie ihr seid. Das ist eine Lüge. Die Wahrheit ist: So wie ihr seid, seid ihr perfekt.
Ich bin jetzt dabei, den letzten Schritt zu machen, damit ich wieder gesund zu euch zurückkehren kann. Und ich werde für euch da sein, denn was mir eindringlich beigebracht wurde: Es gibt nichts, das wichtiger ist als die Familie. Und ihr seid zusammen mit eurer Mutter meine Familie und damit das Wertvollste, das ich auf dieser Erde habe.
Danke, dass es euch gibt, danke, dass ihr mir verziehen habt, danke für eure Liebe

Euer Papa

Den Text sende ich an unseren Drucker zu Hause. Ich möchte, dass sie ihn schwarz auf weiß haben. Eigentlich hätte ich ihn ja handschriftlich verfasst, aber meine schreckliche Klaue will ich ihnen dann doch nicht zumuten.

Wie auch die Tage davor schlafe ich furchtbar schlecht. Ich merke, wie ich immer müder werde. Warum dauert es nur so lange? Normalerweise ist die erste Nacht in einer fremden Umgebung schlecht, danach geht es dann mit dem Schlafen.

Am Donnerstag startet eines der Experimente aus der Reihe »Uwe probiert mal was Neues«: die Männergruppe. Klingt für mich gezwungen, wie etwas, das man künstlich einrichtet, weil man glaubt, differenzieren zu müssen, wo es keiner Differenzierung bedarf. Vielleicht liegt es auch daran, dass ich keine Schwierigkeiten damit habe, ganz offen mit einer Frau über meine Probleme zu reden. Aber nun gut, lassen wir uns einfach mal drauf ein. Vielleicht ist es ja ganz amüsant.

Die Gruppe findet in dem Raum statt, in dem auch die Morgenrunde zelebriert wird. Die Stühle sind im Kreis angeordnet. Ich glaube, wenn ich hier raus bin, kann ich keine Stuhlkreise mehr sehen. »Herr Doktor, ich hab eine Phobie.« – »Gegen was denn, Herr Hauck?« »Gegen Stuhlkreise!«

Nach und nach betreten die restlichen Teilnehmer den Raum. Jeder setzt sich, wie ich das kenne, so weit wie möglich von allen anderen auf einen der Stühle. Nur wenige suchen die Nähe zu ihren Geschlechtsgenossen, und das trifft dann nicht unbedingt auf Gegenliebe, wie man an dem einen oder anderen Gesichtsausdruck ablesen kann. Die Atmosphäre ist seltsam angespannt, ich schätze, weil die meisten nicht wissen, was auf sie zukommt.

Dann betritt ein Mann von Mitte vierzig mit langen braunen Haaren den Raum. Seine Augen blitzen, er betrachtet den Kreis und begrüßt alle mit einem »Willkommen zur Männergruppe, mein Name ist Michael, und ich führe Sie heute durch das Programm«.

In der einen Hand hält er ein Reisigbündel mit bunten Bändern, in der anderen ein Tuch mit Bändchen. Beides legt er auf den Boden, bildet mit dem Tuch ein Quadrat, an dessen Ecken er die Bändchen platziert. Blau, Rot, Schwarz und Gelb bekommen jeweils ihren eigenen Platz. Mit dem Redestab, wie er den Reisig nennt, setzt er sich auf einen der verbliebenen Stühle.

»Lassen Sie uns zu Beginn und zur Einstimmung ein Lied singen.«

Ne, nicht wirklich, oder? Aber schon singt er los, und einige wenige Männer, meist die mit einer sehr lauten, aber weniger schönen Stimme steigen ein.

»Die Erde, das Wasser, das Feuer, die Luft. Ein Tanz, ein Tanz, ein Tanz, ein Tanz …« Und das wird dann sechs Mal wiederholt. Während die wenigen Sänger eifrig dabei sind, schaut der Rest der Anwesenden eher konsterniert bis peinlich berührt. Man hat mir im Vorfeld gesagt, viele gingen einmal hin, aber auch wirklich nur einmal. Ich verstehe jetzt, warum.

Sprechen darf nur, wer das Reisig hat, und es muss immer auf den Boden gestoßen und ein »Howgh« dazu gesprochen werden (Winnetou lässt grüßen). Fast warte ich darauf, dass aus einer Ecke des Raums Cowboys mit einem lauten »Peng, peng!« auf uns losgehen. Gott sei Dank ist das Kriegsbeil im Moment wohl begraben. Fiel es mir schon bei dem indianisch angehauchten Liedchen schwer, ernst zu bleiben, muss ich mich bei jedem »Howgh« massiv beherrschen, um nicht hemmungslos loszukichern.

Natürlich kommt es wie üblich zur Vorstellungsrunde, die unter Zuhilfenahme der Friedenspf…, äh, des Redestabs vonstattengeht.

Anschließend wird der Redestab in die Mitte auf das Tuch

gelegt. Jetzt darf jeder einen Beitrag liefern, indem er den Stab an sich nimmt, ihn auf den Boden stößt und dann sein Problem, seine Fragestellung vorbringt. Sobald er fertig ist, stößt er mit einem weiteren »Howgh!« den Stab auf den Boden. Danach gibt er ihn entweder weiter oder legt ihn in die Mitte. Das Prinzip haben alle Anwesenden sehr schnell verstanden, problematisch wird es eher, den Mut für ein Thema zu haben.

Es vergehen einige stille Minuten, bis ein Mann zwei Stühle weiter aufsteht und den Stab ergreift. Er setzt sich und stößt den Stab auf mit einem »Howgh« auf den Boden (falsch, der Kandidat hat null Punkte, hinterher, nicht vorher howghen!).

»Ich bin selbstständig, habe ein gut laufendes Geschäft, und die Arbeit macht mir sehr viel Spaß. Aber in den letzten Monaten ging plötzlich gar nichts mehr. Ich konnte mich zu nichts mehr aufraffen, selbst die einfachsten Aufgaben schienen mir viel zu schwer.« Man kann an den Gesichtern mancher Teilnehmer bereits erkennen, dass er kein Einzelfall ist. »Ich bin ja erfolgreich, und die Arbeit macht mir Spaß, wir arbeiten mit Computern, entwickeln Schaltungen …« Ich höre schon nicht mehr zu bei seiner Selbstbeweihräucherung, wir wollen das Problem, nicht die Lebensgeschichte. Als er irgendwann aufsteht und den Stab in die Mitte legt, bin ich mit den Gedanken längst woanders.

Einer der Männer gegenüber steht auf, holt sich den Stab, setzt sich wieder und erwidert: »Wenn ich dich so höre, hast du vor allem ein Problem mit dem Neinsagen. Und du bist Perfektionist, wie vermutlich so einige hier?« Er blickt in die Runde und erntet viel zustimmendes Nicken. »So war ich auch, bis es mich umgelegt hat. Jetzt sage ich öfter mal Nein und bin mit ›gut‹ zufrieden, wo es früher perfekt sein musste. Das fällt am Anfang unglaublich schwer. Aber bei mir kamen dann noch Herzprobleme hinzu, und irgendwann hat mein Arzt zu mir gesagt, entweder, ich fahre das Ganze runter, oder er kann mich in den nächsten Jahren auf dem Friedhof besuchen. Das hat mir dann doch sehr zu denken gegeben. Jetzt sind mir andere Dinge wichtiger. Howgh.«

Ich merke, aus den Reihen sind manche versucht, etwas zu sagen, aber unser Moderator signalisiert: Du bist jetzt nicht dran, erst wenn der Stab bei dir ist. Der wird jetzt vom Nachbarn des Redenden geschnappt.

»Du sprichst die ganze Zeit nur darüber, was du in der Arbeit machst, hast du auch Hobbys? Denn Hobbys sind wichtig für den Ausgleich, und so intensiv, wie du mit dem Kopf arbeitest, am besten was ganz Einfaches. Spazierengehen, Gärtnern. Aber nicht gleich wieder auf 120 Prozent. Howgh!«

Jetzt ergreift unser Themenverantwortlicher wieder das Zepter, äh, den Stab. »Ich habe in der Vergangenheit immer wieder Auszeiten gehabt, aber dennoch ist mir das passiert. Und eigentlich ist die Arbeit ja auch kein Stress für mich. Was ich tue, macht mir sehr viel Freude. Die Überstunden fallen da gar nicht so ins Gewicht. Howgh.«

Sein Nachbar schnappt sich den Stab. »Hast du die Auszeiten auch konsequent eingeplant? Denn wenn du dir dafür keinen Freiraum im Kalender schaffst, dann fällt das immer wieder aus, bis du es ganz vergisst. Mach dir ’nen Termin mit deiner Freizeit. Howgh.«

Auch andere ergreifen den Redestab und geben Tipps und Ratschläge, die meist auf »weniger arbeiten, mehr für sich tun« hinauslaufen.

Am Ende unserer Männerrunde ergreift unser Leiter den Stab und sagt: »Bitte jeder jetzt noch ein kurzes Blitzlicht, wie er die heutige Runde empfand. Howgh.«

Als der Stab zu mir kommt, bin ich versucht, »Einseitig und seltsam« zu sagen, belasse es dann aber doch bei einem Unauffälligen: »Ich konnte viel für mich mitnehmen. Howgh.« Im Hinausgehen höre ich zwei Männer, die sich über den Mann, dessen Frage heute besprochen wurde, lustig machen.

»Guck mal, wie dick der ist, der hat sich bestimmt auch sonst nicht im Griff.«

»Genau, und im Mittelpunkt will er auch stehen.«

Prima, das führt nicht gerade dazu, dass man Lust bekommt, sich in einer solchen Runde zu öffnen. Genau das hasse ich an diesen scheinbaren »Wir achten uns gegenseitig«-Veranstaltungen. Es gibt immer ein paar Idioten, die das Ganze verderben. Bei meinem immer noch angeschlagenen Vertrauen in andere Menschen ist dieses Erlebnis der Grund, mich weiter zu verschließen.

So wie ich sie erlebt habe, ist die Männergruppe nichts für mich. Sie hat für mich den Beigeschmack eines Clubs von Männern, die glauben, sie müssten unter sich sein, um über »ihre Probleme« sprechen zu können. Und warum man irgendwelche indianischen Rituale heranziehen muss, ist mir ein völliges Rätsel. Aber wie heißt der klassische Satz? Wem's gefällt.

Nach diesem Erlebnis für weitere therapeutische Überraschungen gestählt, marschiere ich ins Fitnessstudio, wo mich bereits einer der Trainer erwartet, um mich in die Bedienung der Geräte einzuführen. Er überreicht mir ein Heft, in dem die jeweiligen Geräte und Übungspositionen eingezeichnet sind. Da mir die Masseurin geraten hat, mich auf Bauch- und Rückenmuskulatur zu konzentrieren, gebe ich genau das als wichtigste Trainingsthemen an.

Der Raum ist groß, ich zähle mindestens 30 verschiedene Trainingsgeräte. Rudern, Steppen, Radfahren und die üblichen Muskelaufbaustationen. Geräusche von Metall auf Metall, von schwerem Atem, überlagert von Musik aus zwei Boxen an der Decke. Ob es nach Schweiß riecht, weiß ich nicht, dank meines schon seit Jahren fehlenden Geruchssinns bleibt mir dieser Sinneseindruck erspart. Mein Trainer erklärt mir insgesamt vier verschiedene Geräte, an denen ich Gewichte entweder mit Beinen oder Armen in verschiedene Richtungen drücken soll. Fühlt sich seltsam an, aber wer bin ich, die Wirksamkeit für meine Rücken- und Bauchmuskulatur anzuzweifeln. Obwohl ich bei meinem Bauch ja eher an Diät denn an Fitness dachte.

Die Übungen sind recht einfach, sodass ich nach etwa 20 Minuten alle absolviert habe und wieder gehen kann, nicht ohne meine Teilnahme in meinem persönlichen therapeutischen Bonusheft abgezeichnet zu bekommen. Ganz nett, aber nichts, das ich zu Hause unbedingt fortführen werde.

Da mein Pflichtprogramm für heute schon beendet ist, verschwinde ich auf mein Zimmer. Ein eigenes Zimmer. Einer der angenehmsten Aspekte der Reha-Klinik.

@bicyclist Manchmal fühle ich mich ziemlich strange, wenn ich in einem Raum mit über 50 Leuten niemanden finde, mit dem ich reden WILL. #ausderklapse

Am Abend habe ich mich mit Anne verabredet, der Mitpatientin, deren Mann Suizid begangen hat. Wir treffen uns im Foyer, dem abendlichen Treffpunkt der Notebooks und Tablets und ihrer Frauchen und Herrchen.

Anne und ich suchen uns eine etwas stillere Ecke weit hinten im Raum mit einem Tisch und zwei Korbstühlen. Der Geräuschpegel ist zwar immer noch sehr hoch, aber wenigstens können wir uns gegenseitig verstehen, und der Trubel bietet uns so etwas wie ein akustisches Schutzschild gegen allzu neugierige Ohren.

»So, erzähl mal«, beginnt Anne. »Wieso will man so etwas machen, ich kann das einfach nicht verstehen.«

»Tja, wo soll ich anfangen. Also, am besten, ich erzähl dir, wie es dazu gekommen ist. Begonnen hat es nämlich eigentlich schon 2014 …« Ich erzähle ihr die ganze Geschichte bis zu dem Suizidversuch und der Rettung durch meine Frau.

Annes Augen werden immer größer, irgendwann unterbricht sie mich und fragt: »Aber war dir denn nicht bewusst, was du deiner Familie antust?«

Ich schüttle den Kopf. »Du musst das so sehen, in der Situation war ich dermaßen verzweifelt und mein Selbstwert so am Boden, dass ich mir hundertprozentig sicher war, damit allen, inklusive Chef, Kollegen, meiner Frau und den Kindern etwas Gutes zu tun. Klar, dass sie trauern würden, das wusste ich, aber ich war überzeugt, die Trauer würde vergehen, und dann würde das Leben ohne mich ein sehr viel besseres sein. Alles, was mir in den Gesprächen bei der Arbeit vorgeworfen wurde, habe ich unreflektiert abgenickt, statt mich zu wehren, weil ich nicht mehr konnte, weil ich schon am Boden lag. Jeder weitere Satz hat mir quasi noch einen Schlag versetzt. Irgendwann gibt dein Verstand auf und glaubt den Mist.«

Anne nickt. »Das kann ich verstehen, obwohl ich es nicht wirklich akzeptieren kann.«

Gequält lächelnd antworte ich: »Glaub mir, schon am nächsten Morgen in der Notaufnahme konnte ich mich selbst auch nicht mehr akzeptieren. Es war, als hätte man einen Schalter umgelegt, und von da an ging alles wie auf Autopilot. Ich musste mir Teile der Geschichte von meiner Frau erzählen lassen, weil ich sie nicht mehr wusste. Und ich habe auch heute noch Angst, dass es wieder geschieht, dass mich irgendwer oder irgendwas so nah an die Kante meines Lebens bringt, dass ich versucht bin zu springen. Schließlich haben mir alle Ärzte bescheinigt, dass der Suizidversuch sehr ernst gemeint war. Deshalb lasse ich mich ja behandeln. Aber ich würde gerne auch deine Geschichte hören.«

Anne schluckt, holt Luft, zögert. »Also, wo fang ich an … Mein Mann und ich waren wirklich glücklich miteinander, aber da war immer das Problem mit der Depression und dem Alkohol. Versteh mich nicht falsch, er war kein Alkoholiker, sondern depressiv. Der Alkohol war für ihn die Therapie gegen die Depressionen. Aber das hat ihn auch immer zu einem ganz anderen Menschen werden lassen. Und letztlich hat der Alkohol irgendwann sein Gehirn angegriffen. Es gibt da wohl so etwas Ähnliches wie Alzheimer, das aber durch Alkoholsucht ausgelöst wird. Genau das hatte er. Zuerst hat er nicht mehr gewusst, wo er seine Schlüssel gelassen hat. Nach und nach wusste er dann nicht mehr, was er tun oder wohin er gerade gehen wollte. Er war aber so ein begnadeter Künstler, hat tolle Bilder gemalt und war auch handwerklich sehr talentiert. Das hat er mehr und mehr verloren. Und dann kam dieser Tag, an dem er sich noch völlig normal von mir verabschiedet hat, und als ich abends nach Hause komme, finde ich ihn nicht, obwohl das Licht brennt und in der Küche alles für ein Abendessen bereitsteht. Es sieht so aus, als hätte er mitten in den Vorbereitungen aufgehört. Schlagartig habe ich ein ungutes Gefühl gehabt, bin durchs ganze Haus gelaufen und hab ihn dann …« Anne schluckt, ihr stehen Tränen in den Augen, als sie schließlich fortfährt. »… also, ich hab ihn dann im Heizungskeller gefunden. Erhängt.« Es entsteht eine Pause, die angefüllt ist von der Unmöglichkeit, jetzt etwas Passendes, etwas Richtiges zu sagen. Wie soll man darauf reagieren? Ich habe mittlerweile auch Tränen in den Augen, weil Anne mir vor Augen führt, was potenziell mit Sibylle passiert wäre, hätte mein Versuch funktioniert. Es muss schrecklich sein, den Menschen, den man über alles liebt, tot aufzufinden. So weit darf es bei mir nie wieder kommen, das ist mir klar.

Mein Erklärungsversuch ist dünn, aber das Einzige, was

für mich schlüssig wirkt. »Vielleicht war ihm ja bewusst, was mit ihm passiert? Und er wollte das einfach nicht miterleben, wie er zerfällt und zu einem Pflegefall und einer Last für dich wird.«

Anne wischt sich eine Träne aus dem Auge und schaut mich an. Nach einigem Zögern meint sie: »Weißt du, er hatte mir schon vor Jahren gesagt, dass er nie ein Pflegefall werden will. Er hatte auch eine Patientenverfügung.«

»Siehst du, und wahrscheinlich wurde ihm das an diesem Tag schlagartig bewusst. Vielleicht stand er vor dem Kühlschrank und wusste nicht mehr, was er holen wollte, vielleicht fiel ihm auf, dass er nicht wusste, ob du da bist oder nicht. Es ist ihm, so vermute ich jedenfalls, plötzlich bewusst geworden, dass er auf direktem Wege war, ein Pflegefall zu werden.«

»Toll, aber war dem Idioten denn nicht klar, welchen Schmerz er mir zufügt? Hätte er nicht mit mir reden können, statt so etwas zu tun?«

Verdammt, ich baue immer noch am Wasser. »Anne ...« Ich muss pausieren, warten, bis der Drang verschwindet, hemmungslos loszuheulen. »Ich hab dir doch vorhin erzählt, warum ich das versucht habe, obwohl ich Frau und Kinder habe und sie liebe, so wie dein Mann dich mit ganz großer Sicherheit auch geliebt hat. Genau deshalb habe ich und hat er es doch getan. Weil es in der Tiefe der Krankheit nicht darum geht, anderen Schmerzen zuzufügen, sondern das Leiden für sich *und* andere zu beenden. In dem Moment, als er sich für diesen Schritt entschieden hat, war für ihn ganz klar, dass er es aus Liebe für dich tut, um dir das Leid seines langsamen Zerfalls zu ersparen. Und sich selbst ebenso.«

»Meinst du wirklich?«

»Aber natürlich. So, wie du mir die ganze Geschichte beschreibst, hat er dich sehr geliebt, war sich aber auch im Klaren, dass er nicht mehr lange der sein würde, der er für dich sein wollte.« Man merkt Anne an, dass sie meine Sicht der Dinge sehr kritisch betrachtet. »Ich will nicht behaupten, dass ein Suizid eine gute, eine kluge Sache wäre. Aber in dem Moment, wo er begangen wird – wobei ich da jetzt nur von mir sprechen kann –, ist er für den Betreffenden ein vollkommen logischer Schritt und auf eine sehr perverse Art sogar ein Liebesbeweis. Keiner soll wegen der eigenen Defizite leiden. Man nimmt sich aus der Lebensgeschichte heraus, um Platz für Besseres zu schaffen. Man hält sich selbst schlicht für wertlos. Nach dem Brief damals im Büro habe ich nur noch gedacht, ich sei ein Versager, nichts wert, eine Bürde für alle um mich herum. Dein Mann wird kaum anders gedacht haben. Er wollte dir nicht wehtun. Er wollte dir Schmerzen ersparen, so verrückt das klingen mag.«

Anne schüttelt den Kopf. »Aber er hat mir doch wehgetan, und zwar sehr und auch heute noch. Das muss er doch gewusst haben.«

Ich nicke. »Möglicherweise war ihm das klar, aber wenn man in solch einem dramatischen Moment, tief in einer Krise, alle Parameter bedenkt, dann hält man den Schmerz der Angehörigen nach dem Tod für geringer als den Schmerz, weiter mit einem zutiefst traurigen, depressiven Menschen leben zu müssen. Und er ahnte ja wohl auch, dass er bald ein Pflegefall sein würde.«

»Da magst du recht haben, aber verzeihen kann ich ihm das wahrscheinlich nie.«

Wieder diese Gedanken an Sibylle … »Das kann durchaus sein. Ob Sibylle mir jemals verziehen hätte, wenn es wirklich geklappt hätte, ich bezweifle es.«

»Wie hat sie denn reagiert, was hat sie zu dir gesagt? Sie muss doch mächtig wütend gewesen sein?«

»Nein, nicht wirklich. Immerhin hat sie meinen Absturz ja hautnah miterlebt. Während alle um uns herum immer behaupteten, da bestünde überhaupt keine Gefahr, hatte sie wohl schon sehr früh Angst vor meinem möglichen Suizid. Deshalb war sie noch am Morgen meines Suizidversuchs bei meinem Chef und hat ihm gesagt, sie habe Angst, ich täte mir was an.«

Anne starrt mich verblüfft an. »Was? Sie hat das deinem Chef gesagt, und da ist nix passiert?«

»Nein, gar nichts, bis es zu spät war. Als Sibylle dann nach meinem Aufwachen bei mir war, war sie nur froh, dass ich noch am Leben war und ab dem Zeitpunkt professionell betreut wurde. Sie wusste sehr genau, dass ich krank bin und was meine Krankheit alles mit mir machen kann. Sie sagte mir später, mein Suizidversuch hätte ein Gutes gehabt. Ab dem Zeitpunkt sei wohl jedem klar geworden, dass ich Hilfe brauche. Davor hätte sie immer nur zu hören bekommen: »Nein, Ihr Mann tut sich nichts an, ganz sicher nicht.«

»Du weißt schon, dass du eine sehr starke Frau hast?«, fragt Anne.

»Ich weiß«, sage ich, den Tränen nahe, »und dafür bin ich ihr auch bis heute unendlich dankbar.«

Wir könnten wohl noch stundenlang reden, aber mittlerweile ist es kurz vor 23 Uhr und damit allerhöchste Zeit fürs eigene Zimmer.

Kaum habe ich die Tür hinter mir geschlossen, spüre ich, wie es wieder losgeht. Wie meine Stimmung einen akuten Sturzflug hinlegt und mich immer weiter runterzieht. Der Suizidversuch. Es ist immer das gleiche Motiv, das mich schlagartig abstürzen lässt. Die Konfrontation mit dem, was ich hinterlassen hätte. Das Wissen um die Trauer meiner Familie, meiner Freunde und auch meines virtuellen Freundeskreises auf Twitter, den ich zu großen Teilen persönlich kenne. Und ganz tief sitzt da die Angst, es könnte wieder passieren. Ich könnte mich wieder so tief in meine Depression katapultieren lassen, dass die dunklen Gedanken die Oberhand gewinnen.

Es ist nicht die Depression allein, sie in den Griff zu bekommen habe ich gelernt. Es sind Menschen, Umstände, die mir eine zusätzliche Last aufbürden, die, meine Depression ignorierend, den Druck erhöhen und mir damit, ob wissentlich oder nicht, massiv schaden. Und es ist vor allem meine eigene Wut, die zu oft die Oberhand gewinnt, wo ich verzeihen oder ignorieren sollte. Noch nehme ich die Meinungen anderer Menschen viel zu ernst, auch wenn ich das von meiner Mutter unbewusst übernommen habe und eigentlich nie wollte. Das ist die eigentliche Aufgabe, die sich für mich hier in der Reha stellt.

Auch meine Ängste verlieren langsam ihren Schrecken. Aber die unbändige, überbordende Wut, die gegen andere, aber in letzter Konsequenz dann doch gegen mich selbst gerichtet ist, muss ich in den Griff bekommen. Es ist eben nicht so einfach, aus einer schweren, komplexen Lebensgeschichte nach einem Zusammenbruch gestärkt zurückzukehren. Erst müssen die Scherben gesammelt und so arrangiert werden, dass sie das eigene Leben wiedergeben, nicht ein Leben, das andere von einem sehen wollen.

In dieser Nacht schlafe ich erneut sehr unruhig und fühle mich am nächsten Morgen wie erschlagen.

Im Gegensatz zum stationären Aufenthalt und der Tagesklinik sind die Therapien in der Reha nichts Statisches, sondern werden von Woche zu Woche angepasst. So finde ich in Woche zwei die Bildhauerei neu in meinem Therapieprogramm. Sie fällt unter Ergotherapie, ist aber für mich etwas Neues, habe ich mich doch bislang aufs Malen und Flechten beschränkt.

Und unser Therapeut Markus ist ein echtes Urgestein. Seine wilde hellbraune Mähne umrahmt ein Gesicht, das immer lächelt, und die blauen Augen scheinen einen zu röntgen.

Als ich dort mit einem weiteren Patienten neu beginne, eröffnet Markus das Ganze zunächst mit einem Einführungsgespräch. Man merkt sehr schnell, dass er mehr wissen will als nur das, was wir in der Therapie bildhauern möchten.

»Und Sie, Herr Hauck? Warum sind Sie hier?«, wendet er sich mir zu.

Als ich ihm meine Geschichte erzähle, blickt er mich nachdenklich an. »Das erschüttert mich jetzt schon. Und, würden Sie es immer noch tun?«

Ich schüttle den Kopf. »Nein, aber ich bin ja auch in einem gänzlich anderen Umfeld als damals. Ob ich es in der gleichen Situation wie damals noch mal tun würde? Ich denke nicht, aber garantieren will ich es nicht.«

»Gibt es denn Dinge, die Sie als Ausgleich tun, um sich zu entspannen, um den Kopf klar zu kriegen?«

Als ich meine Leidenschaft fürs Schreiben erwähne, bekommt Markus große Augen. »Das finde ich ehrlich faszinierend, behalten Sie das bei, das ist eine sehr gute Sache.«

Nichts leichter als das, denke ich mir, hab nie was anderes vorgehabt.

Als Nächstes geht es um die Bildhauerei. Mir empfiehlt Markus, mich mit Speckstein zu befassen. Das wollte ich ja schon in der stationären Klinik, also gehe ich darauf ein und beschäftige mich dann den Rest der Therapiestunde damit, ein Stück unförmigen Speckstein in etwas Ansehnliches zu verwandeln.

Markus beobachtet mich. Nach einiger Zeit tippt er mir auf die Schulter. »Herr Hauck, ist Ihnen aufgefallen, dass Sie vorhin im Gespräch immer dann, wenn die Rede auf die Familie oder Ihre Eltern kam, mit dem richtigen Atmen aufgehört haben? Dann war Ihre Atmung plötzlich sehr flach, fast schon unsichtbar.«

Ich schüttle den Kopf. »Nein, das habe ich noch nie bemerkt.«

»Achten Sie mal drauf, dass Sie auch jetzt beim Feilen des Specksteins immer richtig atmen. Überhaupt sollten Sie das im Alltag beobachten, das könnte zum Teil für Ihre Angstgefühle mit verantwortlich sein. Nachdem Sie erst flach geatmet haben, beginnen Sie unbewusst zu hyperventilieren – die beste Voraussetzung, um Angst zu schüren.«

Ich nicke nur und feile weiter. Dass man von zu flacher Atmung Probleme bekommen kann, ist mir bekannt. Dass ich es mache, darauf hat mich bislang noch niemand hingewiesen. Aber als Auslöser für meine Ängste? Das werde ich wohl mal unter Beobachtung halten müssen. Andererseits, irgendwann bin ich nur noch mit Selbstbeobachtung beschäftigt. Kann ja nicht Sinn der Sache sein. Oh, jetzt atmen. Gut so, aber Schultern locker und nicht verkrampfen. Ausatmen, einatmen …

Ganz davon abgesehen kann ich tatsächlich ein wenig die Zeit vergessen, und auch das Gegrübel hört auf. Man arbeitet an seinem Werkstück und ist damit so beschäftigt, dass man um sich herum alles vergisst. Wie beim Schreiben, kommt mir in den Sinn. Wenn ich nicht gerade eine Schreibblockade habe, kann ich ins Entwickeln von Texten förmlich eintauchen. Vielleicht habe ich bislang doch nur ein halbes Leben gelebt und meine kreative Seite schön weggesperrt? Ist brotlos, bringt ja nix. Das wird zwar wieder auf Besorgnis und Widerstand stoßen, aber ich will mir ja auch endlich mal ein paar Feinde machen. Dann doch wenigstens mit etwas, das mir Spaß macht.

Als die zwei Stunden Ergotherapie vorüber sind, packe ich meinen mittlerweile schon recht glatten Speckstein zu den anderen Werkstücken und gehe zurück auf mein Zimmer. Dort werfe ich mich aufs Bett und denke über das nach, was Markus gesagt hat.

Auf so etwas wie die Atmung hätte ich im Leben nicht geachtet. Langsam, aber sicher bekomme ich die Puzzleteile zusammen, die mich so sehr in Bedrängnis gebracht haben. Überhaupt stelle ich mehr und mehr fest: Niemand, weder Therapeuten noch Pfleger oder Mitpatienten, kann benennen, was ich tun oder lassen soll, um stabiler, weniger depressiv, weniger suizidgefährdet zu sein. Aber aus all den Gesprächen, Therapien, Vorträgen fallen kleine Bruchstücke ab, winzige Hinweise, Fragmente, die mehr und mehr Inhalt dafür liefern, was in meinem Leben nicht stimmt und wie ich mich oder mein Umfeld ändern muss, um das Risiko eines erneuten Suizidversuchs zu minimieren. Das ist die Quintessenz aus den mittlerweile 23 Wochen in der Psychiatrie. Letztlich ist das Wichtigste die Erkenntnis, dass man das eigene Denken verändern, Prioritäten neu setzen, das Urteil anderer weniger wichtig nehmen muss. Am besten gar nicht, aber das wäre so zwecklos wie der Versuch, jetzt nicht an rosa Elefanten zu denken … erwischt! Man ist auch mit einer Depression kein schlechter, kein minderwertiger Mensch. Aber man hat zum Teil eine völlig falsche Sicht auf sich selbst und das Leben. Das zu ändern ist eine Herkulesaufgabe, die man am besten in kleinen, wohl bekömmlichen Schritten angeht. Sehr, sehr oft sind gerade die Menschen, die sich selbst für wertlos, nutzlos halten, diejenigen, die eigentlich besonders, spannend, wertvoll sind.

Der Ablauf des Tages in der Reha unterscheidet sich nicht sehr von dem in der stationären Psychiatrie. Hart sind die Abende und Wochenenden. Außer den Mahlzeiten gibt es vor allem Veranstaltungen, die so gar nicht nach meinem Geschmack sind. »Meditatives Singen«, »Therapeutisches Tanzen«, »Schmuck herstellen«. Sicher, ich könnte mich anderen Patienten anschließen, die in die Nachbarstadt zum Shoppen oder in umliegende Kneipen gehen. Aber so sehr ich mich bemühe, mit den meisten kann ich nicht wirklich etwas anfangen, zu anders die Charaktere, zu fremd deren Lebenswelten. Während der Kontakt in der stationären und der Tagesklinik kein Problem war, habe ich hier überhaupt keine Lust, mit irgendjemandem etwas zu unternehmen. Ich bin nicht nur auf mich zurückgeworfen, ich falle förmlich in mich zusammen. Wieder erfasst mich Angst, der dringende Wunsch, von hier zu verschwinden, die Sehnsucht nach zu Hause. Vor allem Letzteres verblüfft mich, war ich doch der Ansicht, über Themen wie Heimweh wäre ich hinweg. Konferenzen, Workshops, wenn ich dafür von zu Hause weg musste, war das nie ein Problem. Warum jetzt, verdammt? Fühlt sich an wie in meiner Kindheit, diese widerliche Mischung aus Hilflosigkeit, Unverständnis, Angst und Trauer. Ein Cocktail, der dich mit einem Schlag auf den Boden knallen lässt. Dunkel erinnere ich mich an das Gefühl der Hilflosigkeit, der puren Angst, das mich damals beherrschte. Oft saß ich einfach nur noch still in einer Ecke, wollte nichts hören, nichts sehen, einfach nur so lange in Ruhe gelassen werden, bis es wieder zurück nach Hause ging.

Das Paradoxe ist, zu Hause fühlte ich mich auch nicht wohl. Da warteten Streitereien und Vorwürfe. Aber auch eine mir vertraute Umgebung. Etwas, das ich unter Kontrolle halten konnte. Und dass mir Kontrolle, am besten totale Kontrolle über eine Situation sehr wichtig ist, gilt auch heute noch. Vermutlich, so dämmert mir, ist das ein wichtiger Grund für die völlig idiotischen Reaktionen und Ängste, die mich überkommen, wenn ich mit Menschen Umgang pflegen muss, die Macht über mich ausüben können. Die schlechte Erfahrung aus der Kindheit, dass ich die Kontrolle verliere und damit ausgeliefert bin, kommt auch noch beim erwachsenen Uwe hoch, offensichtlich stärker denn je. Statt mich zu positionieren und im Zweifel auch zu wehren, verhalte ich mich in entsprechenden Situationen wie gelähmt. Und vor allem ist es die hin und wieder sogar berechtigte Furcht, es könnte ungerecht gehandelt werden. Dann ist das Gefühl der Hilflosigkeit, des Ausgeliefertseins total und erdrückend.

Dumm nur, ich bekomme das Gefühl der Panik nicht in den Griff. Es wird sogar noch intensiver. So intensiv, dass ich aus Furcht vor einer mich überwältigenden Panikattacke zum Notdienst gehe, um mir meine berühmt-berüchtigte Bedarfsmedikation Tavor geben zu lassen, die mich bislang stets aus dem Horror von Panik und Ängsten befreit hat. Auch diesmal funktioniert das erstaunlich gut.

Noch drei Wochen, bis ich endlich wieder nach Hause kann, sage ich mir. Das ist es wohl, was mir am meisten zu schaffen macht. Ich will hier nicht mehr sein, ich sehe keinen wirklichen Mehrwert darin, die immer gleichen Therapien zum dritten Mal zu durchlaufen. Ich will einfach raus hier, endlich zurück in den normalen Alltag und wieder anfangen zu leben, statt das Leben nur als Zuschauer an mir vorbeiziehen zu sehen. Dank Tavor kann ich in dieser Nacht zumindest einigermaßen ruhig und traumlos schlafen.

Als ich nach einem therapiereichen Mittwoch am Rahmen meiner Zimmertür einen Zettel meines Therapeuten finde, ahne ich nichts Gutes. Magnetische Botschaften aus den Tiefen des Therapeutikums haben selten einen angenehmen Inhalt. Dieses Mal teilt er mir mit, er wolle mich in seiner Sprechstunde sehen, es ginge um eine etwaige Verlängerung. Warum der Aufwand? Mein Beschluss steht längst fest. Es reicht, Schluss damit, ich will raus. Eine Verlängerung meiner Reha werde ich dankend ablehnen. Zumal ich mir selbst eingestehen muss: Richtig auf die Reha einlassen wollte ich mich von Anfang an nicht. Und an der Einstellung hat sich hier vor Ort nicht wirklich etwas geändert. Es geht mir so ziemlich alles auf die Nerven, allein die Einzelgespräche und die Gruppentherapie bringen noch ein paar neue Erkenntnisse. Die letzten drei Wochen werde ich irgendwie absitzen, aber noch eine Woche mehr … Vor der Vorstellung graut mir so sehr, dass mich allein schon der Gedanke daran erschauern lässt. Was Platt mit dieser Reha zu erreichen hoffte, ist mir ein völliges Rätsel. Muss mir aber auch endlich mal egal sein, ich finde es nicht gut hier, und meine Meinung ist es, die zählt. Dass ich auch nach zwei Wochen eigentlich nur weg will, ist für mich deutliches Signal, dass die Reha nichts für mich ist. Sicher bietet sie vielen meiner Mitpatienten dringend benötigte Hilfe. Aber nach bereits zwei durchlebten Psychiatrieaufenthalten wirkt das für mich schlicht wie die missglückte Fortsetzung des Psychodramas Hauck. Wie bei einem Kinofilm die Fortsetzungen selten besser sind als der erste Teil, so ist auch hier die Reha kein wirklicher Gewinn mehr für mich. Ich bin es müde, meine Geschichte wieder und wieder erzählen zu müssen. Ich will sie endlich neu schreiben und dann mit weit weniger Drama.

Deshalb lehne ich bei der Sprechstunde am Donnerstag dann auch dankend ab.

»Aber Herr Hauck, gerade bei der Geschichte mit Ihrer Mutter dachte ich, Sie würden verlängern.«

Ich grinse schief. »Das Thema habe ich schon diverse Male in den psychiatrischen Einrichtungen durchgesprochen. Jetzt will ich raus und das anwenden, was ich für mich als wichtig erkannt habe. Außerdem glaube ich nicht, dass es mir im

Moment guttut, zu viel von meiner Kindheit auszugraben. Ich werde schon Gründe gehabt haben, vieles davon zu vergessen.«

@bicyclist So. Erste Übung für den neuen Uwe.Verlängerung der Reha strikt ablehnen. Ohne irgendwelche unguten Gefühle. #ausderklapse

Herr Gärtner lässt nicht locker. »Denken Sie nicht, Sie müssten das Thema noch intensiver aufarbeiten? Da liegt nach meiner Ansicht noch sehr viel vergraben.«

»Sicher, damit bin ich noch lange nicht durch. Aber das muss ich jetzt im Alltag schaffen. Die Zeit ist da, um das anzuwenden, was ich ändern will.« Und indirekt mache ich gerade genau das, denke ich bei mir.

»Gut denn.« Herr Gärtner gibt wohl auf, mich von einem längeren Aufenthalt überzeugen zu wollen. »Waren Sie bei der Männergruppe?«

»Ja, bei der Männergruppe war ich, war ganz interessant.« Wir wissen ja mittlerweile, was ich mit interessant meine …

»In Ordnung, dann werde ich das reservierte Zimmer wieder rückgängig machen. Sie sollten sich beim Sozialdienst melden, wegen der Formalitäten für die berufliche Wiedereingliederung. Ihr Haus hat dafür Termine am Montag und Dienstag nach dem Mittagessen.« Damit ist die Sprechstunde beendet.

Weil ich bis zur nächsten Therapie noch etwas Zeit habe und draußen gerade die Sonne scheint, mache ich mich auf einen kleinen Spaziergang zum nächsten Supermarkt, um meinen Süßigkeitenvorrat aufzustocken und mich ein wenig zu bewegen. Mein Weg führt mich durch den nahe gelegenen Park, wo die zuständigen Landschaftsgärtner in den letzten Tagen damit beschäftigt waren, das heruntergefallene Laub mit dem Laubbläser zusammenzutreiben.

Als ich gerade auf den Fußweg zum Supermarkt abbiegen will, sehe ich ihn. Ein Traum von einem Laubhaufen. Mir kommt eine Idee, eine verrückte Idee, eine irre Idee, eine von der Art, wie ich sie schon seit Jahren nicht mehr hatte. Schnell versichere ich mich, dass sich kein laubbläsernder Landschaftsgärtner in Laufreichweite befindet, dann nehme ich Anlauf und lasse mich rücklings in den Laubhaufen fallen. Links und rechts neben mir explodieren Blätter in die Luft, rot, braun, gelb, gesprenkelt. Im Rücken spüre ich das weiche Kissen aus Laub, wie es sich an meinen Körper anpasst. Kindheit, Lachen, unbeschwert sein, Erinnerungen, die der Laubhaufen plötzlich hervorholt. Endlich wieder Blödsinn treiben. Auf solche Ideen wäre ich das letzte Jahr nie gekommen. Ein Mann von 48 Jahren, der sich wie ein alberner Schuljunge in einen Blätterberg stürzt. Undenkbar für den alten Uwe, der irgendwann erkannte, dass er ein nicht mehr lebenswertes Leben führte. Noch ein Zeichen, dass etwas, das in mir kaputt gegangen ist, sich langsam repariert. Für Blödsinn, für Spaß war ich früher immer zu haben. Bis ich vergessen habe, was wirklich wichtig im Leben ist, und die Arbeit zu meinem einzigen Götzen gemacht habe.

Wie ich da im Laub liege, über mir der blaue Himmel, spüre ich zum ersten Mal seit Langem so etwas wie Leichtigkeit, wie Freude am Leben. Vielleicht habe ich ja tatsächlich die Kurve gekriegt, und es geht aufwärts. Ein Gespräch wie gerade mit meinem Therapeuten hätte bis vor Kurzem noch meine innere Panikmaschinerie angeworfen. Klar, das Ganze ist noch sehr brüchig, aber vielleicht habe ich ja endlich die Stelle gefunden, an der ich auf meinem Lebensweg fatal falsch abgebogen bin, und bin endlich wieder auf dem richtigen Weg. Auf jeden Fall macht es einen Heidenspaß, hier in den Blättern zu liegen, die Wärme der Sonne und den blauen

Himmel zu genießen. Und ich ertappe mich dabei, wie ich lächle. Das habe ich schon seit Wochen nicht mehr getan. Ein gutes Zeichen.

@bicyclist Ich bin jetzt 48 und schmeiß mich voll Freude in einen Laubhaufen. Ganz kaputt haben die mich nicht gekriegt. #ausderklapse

ERKENNTNISGEWINN

@bicyclist Und was ich wohl immer wieder erklären werde müssen: Ich habe immer noch eine Depression, wahrscheinlich ein Leben lang. #ausderklapse

Als ich an diesem Donnerstagabend ins Bett gehe, schlafe ich fast sofort ein und wache erst am nächsten Morgen durch den Radiowecker auf. Die erste Nacht seit über zwei Wochen, die ich durchschlafe. Definitiv, ob ich es nun wahrhaben will oder nicht, es hat sich etwas verändert. So sinnlos ist wohl selbst die Reha nicht. In Euphorie ausbrechen werde ich nicht. Doch es bewegt sich was, es verändert sich was, es wird was besser. Das habe ich die ganze Zeit vermisst: dass eine Veränderung spürbar wird. Und jetzt könnte wirklich etwas in die Richtung geschehen.

Beobachten wir doch die nächsten Tage, ob ich wieder einmal voreilig euphorisch bin oder ob sich tatsächlich etwas tut, sage ich mir.

Es war wohl nie der Plan, mich mit Ergotherapien, Bewegungsschulungen und Männergruppen zu einem anderen Menschen zu machen. Es sind Gedankenanregungen, die den eigenen Kopf so weit umbauen sollen, damit man die wirklich wichtigen Werte findet. In der Depression will man funktionieren, nur ja nichts nach außen tragen von der eigenen Traurigkeit, dem eigenen Drama. Lieber lächelt man und schluckt, bis die Seele leer und der Kummerspeicher voll ist und man es nicht mehr erträgt, sich nicht mehr erträgt. Permanent stark zu sein schwächt auf lange Sicht. Dann endet man hier, in der Psychiatrie, oder, wie ich bezeugen kann, fast auf dem Friedhof. Das Leben besteht aus mehr als nur Beruf, Pflichtbewusstsein und Funktionieren. Aber unsere Kultur betet uns ein anderes Mantra vor. Sei perfekt, sei 100 Prozent, sei immer fleißig.

@bicyclist Es gibt immer wieder in der Reha diese Momente, wo dir klar wird, was du alles draußen nicht darfst. Schwach sein z. B. #ausderklapse

Auch wenn ich damit anecken werde: Für mich wird es in Zukunft heißen, ich zuerst, dann die Menschen, denen ich wichtig bin, und erst dann diejenigen, die nur den Wirtschaftsfaktor in mir sehen, die Humanressource. Die Prioritäten werden andere, die Ansprüche geringer, das Leben bunter. Wir haben alle nur ein Leben, tun aber so, als könne man es, wenn es nicht passt, irgendwann gegen eine neue Version eintauschen. Seltsam. Ein Satz, den ich schon so oft gehört habe, der aber wohl bei den meisten, mich eingeschlossen, bislang auf taube Ohren stieß.

Speckstein bearbeiten, Tai-Chi üben, sich über Angst informieren, eine Massage bekommen. Nichts davon heilt an sich. Aber es verankert sich tief im Gedächtnis und neckt und ärgert den pflichtbewussten Langweiler, fordert ihn zum Nachdenken, zum Querdenken auf. Viel zu lange habe ich alles hintangestellt, was nicht die Familie ernährt. Jetzt heißt es neu definieren, was mich ausmacht, und zwar aus meiner Sicht, nicht aus der Sicht irgendeines Menschen, dem ich eigentlich völlig egal bin. Hat echt ganz schön lange gedauert, bis ich erkannt habe, wofür ich wirklich in der Reha bin. Auch wenn Herr Platt meinte, es wäre eine berufsbezogene Reha, muss ich sagen:

Sorry, nicht für mich. Es ist der letzte Schritt, um im wahrsten Sinne des Wortes wieder zu mir zu kommen.

Genug nachgedacht, mein Radiowecker verkündet mit leuchtenden grünen Zahlen, dass es bald Zeit fürs Frühstück ist. Ich springe unter die Dusche, ziehe mich an und marschiere zum Speisesaal. Heute ist Freitag, meine neuen Tischgenossen sind bereits da, und nachdem ich mir vom Buffet den obligatorischen morgendlichen Fruchtjoghurt geholt habe, geselle ich mich zu ihnen. Tamara, Tanja und Ralf sind mittlerweile entlassen worden. Jetzt hat sich eine neue Tischgemeinschaft gebildet.

Carola, die seit wenigen Tagen in der Klinik ist, grinst mich an und schiebt sich die dickrandige Brille höher auf die Nase. »Was ist dir denn passiert? Du strahlst ja plötzlich so, das bin ich von dir gar nicht gewohnt.« Sie sitzt jetzt am Platz neben mir. Ihr Gesicht ist von dunkelbraunen Locken eingerahmt, die blauen Augen wirken immer wach und neugierig.

»Mich hat die Erkenntnis gestreift, nein, eigentlich war es ein Frontalzusammenstoß.«

»Und für den Verkehrsunfall hast du jetzt über zwei Wochen gebraucht?«, mischt sich Torsten ein, der mir gegenübersitzt. Torsten war der erste Neuzugang unserer Runde. Seine braunen Augen sehen immer verschmitzt aus, und man erwartet jeden Moment, dass er in Gelächter ausbricht.

»Tja, vielleicht dauert bei der Körpergröße einfach alles etwas länger«, ergänzt Steffen, der Vierte im Bunde und unser Zyniker. Er kam als Letzter in die Reha-Klinik. Kurze dunkelbraune Haare und schmale braune Augen zeichnen ihn aus, oft trägt er einen Trainingsanzug beim Frühstück.

Jetzt bin ich der Tischälteste, was die in der Klinik verbrachten Tage angeht, und werde die illustre und ausgesprochen lustige Runde wohl als Nächster verlassen.

»Ihr seid doof«, spiele ich den Beleidigten, muss aber dennoch breit grinsen.

»Und, kommste wieder in die Männergruppe? Howgh?« Torsten hebt die Hand zum Indianergruß.

»Also, so viel Erkenntnis hab ich dann doch nicht erlangt, dass ich unbedingt noch mal zur Männergruppe will. Und geraucht hab ich auch nix«, ergänze ich, als ich bemerke, wie Steffen so tut, als ziehe er an einem Joint.

»Es gibt übrigens auch eine Frauengruppe.« Carola haut mir den Ellenbogen in die Seite.

»Willst du damit sagen, ich soll in die Frauengruppe?«

Carola lacht. »Na ja, ohne Verkleidung wirst du da wohl nicht aufgenommen.«

»Und, warst du schon mal dort?«

Sie schüttelt den Kopf. »Hab gesehen, wer dabei ist, und dann spontan entschieden, dass das definitiv nix für mich ist.«

»Tja, siehste, und deshalb geh ich nicht zur Schwitzhütte.«

Carola blickt mich fragend an. »Bitte zu was?«

»Schwitzhütte. Ist wohl so ein Männerdings, irgendwas Indianisches. So wurde es uns zumindest in der Männergruppe erklärt, die ich über mich ergehen lassen hab.«

»Howgh!«, fällt mir Torsten ins Wort.

»Nix howgh, war noch nicht fertig. Du bist da wohl für knapp zwei Tage weg aus der Klinik, baust dir so eine Schwitzhütte, sitzt da mit anderen Männern drin und erkennst dich dabei wohl selbst oder siehst deinen Weg, oder was auch immer.«

»Aber das klingt doch total spannend.«

Ich schüttle erst den Kopf, dann mich. »Na ja, wenn man was für esoterische Tendenzen und Indianerrituale übrig hat, vielleicht. Aber es gibt da einen, der die Ungläubigen mit recht unfreundlichen Worten vor einer Teilnahme gewarnt hat.«

Steffen nickt, Torsten grinst, Carola blickt mich verwirrt an. Ich ändere meine Stimme, werde etwas lauter und mahnender, mein Zeigefinger wedelt dem eines Lehrers gleich vor Carolas Gesicht hin und her.

»Wenn Sie nicht verstehen, was es mit dem Redestab auf sich hat oder irgendein Problem mit den Ritualen haben, sich vielleicht sogar darüber lustigmachen, dann rate ich genau zu bedenken, ob die Schwitzhütte für Sie geeignet ist.«

Alle drei lachen, und ich ergänze: »Genau solche Typen konnte ich noch nie ausstehen. Das brauch ich mir nun wirklich nicht anzutun.«

Carola nickt. »Kann ich verstehen, hab selbst ein paar von dem Kaliber in einigen meiner Therapien.«

Steffen ergänzt: »Tja, leider machen die Typen nicht vor den Klapsentüren halt. Die wollen eben auch behandelt sein.«

@bicyclist Und ich wünschte mir einen Ort, an dem ich in Sicherheit bin vor den wirklich Verrückten, und zack!, saß ich wieder in der Klapse. #ausderklapse

»Das war vielleicht auch mein Problem zu Anfang«, sage ich und nicke. »Zu viele Gestalten, die ich weder hier drinnen noch draußen um mich haben will. Aber das hat sich Gott sei Dank mittlerweile gebessert. Und außerdem sind mir wider Erwarten doch ein paar Ideen gekommen, was ich in meinem Leben ändern sollte.«

»Magst du uns an deinen Weisheiten teilhaben lassen?« Torsten blickt mich herausfordernd an.

»Oh, eigentlich nix Weltbewegendes, aber ich glaube, ich habe endlich mein altes Ich wiedergefunden. Das hat sich kaputtmachen lassen von negativen Menschen, von zu viel Angst vor Hierarchie. Davon, dass ich vergessen habe, was ich wirklich kann und will.«

Steffen lacht. »Tja, was die uns hier vor allem vor Augen führen wollen, ist, wieder mehr an uns zu denken, den Beruf oder den nervigen Vorgesetzten nicht mehr so ernst zu nehmen und sich um die Menschen zu kümmern, die einem wichtig sind. Obwohl es ja schon peinlich ist, dass man auf so was Offensichtliches erst hingewiesen werden muss.«

»Genau«, mischt sich Carola ein. »So, und jetzt bitte noch die Erklärung, wie man das im Alltag umsetzt.«

»Mist, du hast mich erwischt, da hab ich absolut keine Ahnung«, frotzle ich, und wir drei lachen so laut, dass sich die Leute an den Nachbartischen zu uns umdrehen.

»Was steht denn bei dir heute noch an?«, fragt mich Steffen, der wohl immer noch hofft, ich würde ihn zur Männergruppe begleiten. »Ich gehe in die konzentrierte Bewegungstherapie.«

Torsten lacht. »Oh, was Neues. Also quasi Spazierengehen mit Nachdenken?«

»Keine Ahnung, ich lass es mal auf mich zukommen. Auf dem Plan steht nichts von Sportkleidung oder einer Decke, die mitzubringen wäre, also kann es nichts Kompliziertes sein.«

Mittlerweile sind wir alle mit dem Essen fertig und verschwinden in die verschiedenen Therapien. Ich muss für die konzentrierte Bewegungstherapie ins Bewegungszentrum, also das Gebäude, in dem Schwimmbad, Fitnessraum, Turnhallen und Sauna untergebracht sind. Am Gruppenraum, in dem die Therapie stattfinden soll, haben sich bereits etliche Patienten versammelt. Ich geselle mich dazu und warte mit den anderen auf unseren Therapeuten, einen Herrn Jäger, über den ich im Vorfeld schon wahre Wunderdinge gehört habe.

»Du musst ihn einfach mal erleben.«

»Sein Buch hab ich mir gleich gekauft.«

Muss ja fast so etwas wie ein Wunderprediger sein. Bei so viel Lob werde ich misstrauisch. Aber warten wir's mal ab. Fast pünktlich um 10 Uhr erscheint ein Mann von etwa 60 Jahren. Sein Erscheinungsbild ist drahtig, die grauen Haare und die Falten zeugen von Lebenserfahrung, aber gleichzeitig sieht sein Gesicht offen und fröhlich aus. Mit sonorer Stimme begrüßt er uns.

»Aha, heute sind wir eine große Gruppe, kommen Sie herein, suchen sie sich einen Stuhl, und setzen Sie sich in der Form eines Kreises.« Ein Kreis, schon wieder. Wenn ich zu Hause bin, will ich bitte nur noch in Rechteckformation sitzen.

»Bitte den Namen und den Ort oder die Region, aus der Sie kommen. Mein Name ist Jäger, und ich komme hier aus der Stadt.« Reihum nennen wir alle unsere unbedeutenden Rahmenparameter, um danach »zum Warmwerden« erst mal aufzustehen.

»Heute soll unser Thema Einschätzen sein, also: Wie schätze ich mich ein, meine Umgebung, die Menschen um mich? Dafür versuchen wir zunächst, eine Zeitspanne einzuschätzen. Gehen Sie durch den Raum, und versuchen Sie möglichst exakt nach drei Minuten stehen zu bleiben. Dabei bitte nicht auf die Uhr sehen, mitzählen ist erlaubt.« Damit lässt er uns auf den Raum los, der in zwei Ebenen aufgeteilt und durch mehrere Pflanzentröge visuell getrennt ist. Meine Mitpatienten marschieren ebenso wie ich durch den Raum, zögernd zu Beginn, wie man es immer tut, wenn einem eine gewünschte Handlung eigentlich lächerlich vorkommt, man aber auch kein Spielverderber sein will. Mit der Zeit normalisiert sich das Ganze wohl nicht nur für mich, sondern auch für die anderen Therapieteilnehmer. Ich versuche, im Geiste mitzuzählen, und nachdem bereits mehr als zwei Drittel der Teilnehmer zum Stehen gekommen sind, bleibe auch ich bei für mich erzählten drei Minuten stehen.

@bicyclist Gestern in konzentrierter Bewegungstherapie der Zweitjüngste unter ca. 12 Personen. Fühle mich gerade wieder wie 20. #ausderklapse

»So. Sehr gut. Das war doch eine ganz schöne Bandbreite.«

Eine gewisse Präsenz hat der gute Herr Jäger ja schon, mit seiner kräftigen und klaren Stimme.

»Die Abweichung war erstaunlich groß, wie Sie vielleicht festgestellt haben.« Jäger taxiert die Teilnehmer, während er fortfährt. »Das Kürzeste waren 1:59, das längste 3:40. Was folgern wir daraus?« Wie meist bei solchen Fragen verharrt die Gemeinde der zu Therapierenden in ehrfürchtiger Stille, bis Jäger uns aufklärt: »Na, wir alle haben es viel zu eilig im Alltag. Diejenigen, die länger als drei Minuten gelaufen sind, Gratulation, Sie gönnen sich noch Zeit für sich. Oder zumindest sind Sie der Hektik heutzutage nicht völlig zum Opfer gefallen.«

Na, dann darf ich ja wohl stolz sein auf meine Langsamkeit. Was sonst nicht so wirklich meine besondere Gabe ist. Beim Reden bin ich eher eine Schnellfeuerwaffe dialektischer Art, und mein Denken versucht meist, mein Mundwerk noch zu überholen, was ihm enervierend oft gelingt.

Nach diesem Spiel folgen weitere, bei denen wir in Zweierpaaren die Körpergröße, das Alter und das Gewicht des Gegenübers schätzen sollen. Ich nenne das Spiel »Fettnäpfchenschätzung«. Danach sollen wir uns in aufsteigender Reihe unserem Alter entsprechend hinsetzen, wobei es verboten ist, das Alter zu erfragen. Was mich wundert: Als wir fertig sind, gibt es keine Abschlussrunde, in der jeder Teilnehmer mehr oder minder Intelligentes und möglichst nach Erkenntnisgewinn Klingendes von sich geben soll. Wir werden von Herrn Jäger mit einem »Bis zum nächsten Termin« verabschiedet. So einfach geht es also auch. Die Therapiestunde war zwar nicht minder merkwürdig als andere, aber immerhin im Nachhinein betrachtet ganz amüsant. Nur bin ich eben nicht der Typ Mensch, der sich gerne und spontan mit Wildfremden anfreundet. Und die Namen der anderen, tja, die hab ich natürlich längst wieder vergessen.

Als ich von der Therapie zurück ins Haupthaus gehe, hat es draußen zu schneien begonnen. Winter. Jetzt auch visuell. Ich bin im Winter in die Psychiatrie eingeliefert worden und komme im Winter wieder raus. Ein Jahr, fast ein komplettes Jahr, um wieder auf die Beine zu kommen. Reparieren werde ich mich weiterhin selbst müssen, nach meinen Kriterien von »gesund«.

Weil ich der Versuchung nicht widerstehen kann, sprinte ich kurz nach draußen, forme drei kleine Schneebälle und baue auf meinem Balkon daraus einen kleinen Schneemann, den ich natürlich gleich bei Twitter poste. Ja, albern kann ich wieder, und zwar so richtig. An diesem Abend schlafe ich schon beim Lesen auf dem Bett ein und wache am nächsten Morgen, einem Freitag, wieder vor dem Wecker auf. Wie früher. Also, wie das gute Früher.

Als ich das Pflichtprogramm für den Freitag absolviert habe, lasse ich die Kür komplett ausfallen. Man soll ja schließlich tun, was einem guttut. Für mich definiere ich heute möglichst nichts tun als gut. Noch zwei Wochen, dann ist es geschafft, dann muss ich nur noch einen Montag und Dienstag überleben und bin entlassen. Trotz des Erkenntnisgewinns läuft mein innerer »Ich darf hier weg«-Countdown immer noch, und ich habe weder großen Bedarf an Kontakt zu meinen Mitpatienten noch an übersteigerter Aktivität.

@bicyclist Wenn ich was aus der Reha gelernt habe, ist es, dass es völlig ok ist, sich toxische Menschen, wenns geht, vom Hals zu halten. #ausderklapse

Ich verbringe mittlerweile die meisten Abende doch mit Notebook und schreibend im Foyer, mit Kopfhörern, um den ungeheuren Lärm auszublenden und allen um mich herum zu signalisieren: Bitte in Ruhe lassen, Gespräch nicht gewünscht. Dabei hatte ich mir geschworen, nichts Digitales zu benutzen, um nicht fälschlicherweise negativ aufzufallen. Aber hier gehe ich in der Masse der Internetnutzer angenehm unter. Und das den ganzen Tag über. Was würde sich Herr Platt freuen, wäre er hier tätig. Aus dem Stand 40 Internetsüchtige, das ist doch mal 'ne Hausnummer. Und das Verblüffende: Bei einem gefühlten Altersdurchschnitt von 55 Jahren haben nicht nur die »Jungen« digitale Helferlein dabei. Eigentlich sitzen sogar mehr ältere Semester mit ihren Notebooks im Foyer als junge Leute. Wobei das bei dem durchschnittlichen Alter wiederum nicht schwer ist. Dass ich mit 48 Jahren mal als jung gelten würde – so was kann wirklich nur in einer Reha passieren.

Passend zum ersten Schnee besucht mich an diesem Wochenende nicht nur meine Frau, auch die Kinder kommen mit. Bis meine Familie eintrifft, hat es so sehr geschneit, dass wir beschließen, den Tag weitestgehend auf dem Klinikgelände zu verbringen. 15 Zentimeter Neuschnee machen jeden weiter entfernten Ausflug zu einem unwägbaren Abenteuer. Schon die Anreise muss eine ausgesprochene Herausforderung gewesen sein, man sieht allen vieren die Anspannung an. Während die Kinder sich draußen im Schnee vergnügen, Schneefestungen bauen, Schneemänner und Schneesessel, gehen Sibylle und ich zum nahe gelegenen Supermarkt und besorgen Sandwiches und anderes Junk Food für alle. Auf dem Weg bringe ich Sibylle auf den laufenden Stand.

»Ich glaube, ich weiß jetzt, was das Problem zu Anfang war.«

Sibylle blickt mich erstaunt an. »Ach, schau. Jetzt plötzlich, wo du doch schon alles hinschmeißen wolltest. Aber erzähl.«

»Ist wieder so 'ne Kindheitssache.«

Sibylle grinst. »Tja ja, mein großes Kind.«

»Nein, ernsthaft. Wenn ich als Kind zu einer Chorfreizeit oder ins Schullandheim musste, war da immer dieses Gefühl, da nicht hinzugehören. So komisch das klingt, ich hatte schon als Kind furchtbares Heimweh. Oder besser gesagt, Angst vor dem Gefühl, allein gelassen zu werden.«

»Hat das nicht jeder?«

Ich nicke. »Mit Sicherheit aber nicht in dieser existenziellen Dimension, wie ich sie erinnere. Ich glaube, die ersten Panikattacken hatte ich schon damals. Zumindest erinnere ich mich an abgrundtiefe Hilflosigkeit, Einsamkeit und Angst.«

»Und das Gefühl hattest du jetzt wieder? Warum nicht, wenn du zum Beispiel auf die re:publica nach Berlin fährst?«

»Begrenzter Zeitraum, viel Beschäftigung, eigener Wunsch, dorthin zu gehen. Insbesondere Letzteres war bei der Reha nicht der Fall. Und das war wohl der Knackpunkt in den ersten Wochen. Das hat die Panikgedanken und die üblen Gefühle aus meiner Kindheit wieder geweckt, etwas, das für mich leider nicht kontrollierbar ist. Im Nachhinein bin ich ziemlich erschreckt darüber, wie viel Kind noch in mir steckt.«

Sibylle schüttelt den Kopf. »Nicht nur in dir, ich glaube, das haben wir alle, nur hat sich bei dir dummerweise eine sehr bedrückende Erinnerung sehr prominent ins Gedächtnis gefressen. Und sonst, irgendwelche positiven Neuigkeiten?«

Ich lache. »Ja, der Lehrling Hauck hat es geschafft, sich gegen eine Autorität zu positionieren. Ich habe das mit der Verlängerung ohne Probleme abgelehnt und mich die ganze Zeit als Herr der Lage gefühlt.«

»Sehr gut, das klingt doch positiv, war ja eigentlich dein einziges wirklich schwerwiegendes Problem.«

»Außerdem habe ich beschlossen, dass ich ab jetzt meinen Job nur noch als Geldquelle sehe. Ich darf das nicht mehr so sehr an mich herankommen lassen. Hab mit dem Schreiben wieder angefangen, jenseits meines Blogs, und werde das jetzt einfach als meine Haupttätigkeit ansehen.«

Sibylle sieht mich verwirrt an. »Wie meinst du das? Das versteh ich nicht so ganz.«

»Na, ganz einfach. Ab jetzt bin ich ein Autor, der Software entwickelt, um sich das Autorendasein zu finanzieren. Damit ändere ich, was mir wichtig ist. Und vor allem werdet ihr ab jetzt an allererster Stelle kommen.«

Jetzt lächelt Sibylle. »Na, das klingt doch mal gut. Wenn du es auch durchziehst.«

»Weißt du, da ist der 5. Februar wirklich hilfreich. Das will ich nie wieder erleben, denn es ist vor allem passiert, weil ich die ganzen beruflichen Vorwürfe viel zu persönlich genommen habe. Ein Mitpatient, der sich mit Arbeitsrecht auskennt, hat gesagt, ich hätte da von vornherein zu nichts zustimmen dürfen.«

Sibylle seufzt. »Oh, heißt das jetzt, dass du schon wieder auf Krawall gebürstet bist?«

Ich schüttle den Kopf. »Ganz im Gegenteil. Ab jetzt werde ich so etwas viel weniger ernst nehmen, weil es nicht mehr zu den Dingen gehört, die für mich wichtig sind.«

»Dein Wort in Gottes Ohr. Wenn du das durchziehst, dürfte einiges viel lockerer werden. Aber ob das wirklich so einfach sein wird, daran hab ich so meine Zweifel.«

@bicyclist Ich bin immer mehr der Ansicht, der Satz »Du bist ganz normal wie alle anderen auch« ist nicht als Kompliment gemeint. #ausderklapse

Mittlerweile sind wir beim Supermarkt angekommen. Sibylle holt einen Euro aus ihrer Geldbörse und schickt mich mit den Worten »Hol schon mal den Wagen« los. Wir besorgen ein paar Sandwiches, Gebäck und Süßigkeiten und machen uns auf den Rückweg. Die Kinder bauen immer noch Berge aus Schnee. Als wir ankommen, meldet sich schlagartig bei allen dreien der Hunger. Da das Wetter weiterhin gegen einen Besuch in der Stadt spricht, machen wir es uns auf meinem Zimmer gemütlich, auch wenn das offiziell nicht erlaubt ist. Aber was heißt schon offiziell erlaubt. Schließlich ist auch Alkohol offiziell nicht erlaubt, und ich habe genug Insassen gesehen, die dieses Verbot bewusst ignorieren. Gerüchteweise soll auch der eine oder andere böse Fernseher auf Zimmern gesichtet worden sein. Ganz zu schweigen von der Sperrstunde um 23 Uhr, die so manche offene Balkontüre in Erdgeschosszimmern vortrefflich zu konterkarieren weiß. Da dürften fünf Personen in einem Patientenzimmer ein eher geringes Übel sein.

Sibylle breitet eine rote Picknickdecke auf dem schwarzen Teppichboden aus, um keine Spuren zu hinterlassen, dann werden die Sandwiches verteilt. Während meine Frau sich auf meinem Bett ausruht, lasse ich auf dem Notebook für die Kinder einen Film laufen. Dabei wird Süßkram geteilt, und die Kinder blödeln herum. Familie light, irgendwie fühlt es sich gleichzeitig gut an und traurig, weil nichts wirklich echt ist. Aber die Kinder freuen sich, mich zu sehen, das sollte als Motivationsschub für die letzten zwei Wochen reichen.

Weil ich nicht möchte, dass die Familie noch unterwegs ist, wenn es dunkel und frostig wird, brechen meine vier Lieblingsmenschen nach dem gemeinsamen Notebook-Kino wieder auf. Ganz kann ich mein Sicherheitsdenken dann doch nicht ablegen.

Am Bus gibt es noch diverse Abschiedsküsse und Umarmungen, ehe sich die Bande Richtung Heimat auf den Weg macht.

Damit ist mein Wochenend-Highlight vorbei. Der Rest gestaltet sich eher trist, am Sonntag nutze ich wieder mal das Schwimmbad und verbringe den übrigen Tag mit Lesen und Spazierengehen.

@bicyclist So, ich geh jetzt mal am Eingang zum Speisesaal die Anwesenheitsliste unterschreiben, oder wie es hier heißt: Frühstücken. #ausderklapse

Natürlich erst, nachdem ich mich in die Wochenendanwesenheitsliste eingetragen habe, die direkt vor dem Speisesaal auf zwei Tischen ausgebreitet ist. Sie soll bezeugen, dass ich nicht unterwegs bei einer der Therapien verloren gegangen bin. Dasselbe Prüfergebnis erwarten sich die Wachhabenden vom Speisesaal am Abend, wenn anhand der belegten Sitze pro Tisch geprüft wird, ob alle Schäfchen da sind, auch die schwarzen. Einmal habe ich mich erdreistet, zu früh wieder zu verschwinden und zudem nur eine kleine Schale Joghurt zu mir zu nehmen. Das hat die zuständige Bedienung offensichtlich als abwesend interpretiert, was mir am Abend einen Zettel an der Tür einbrachte, ich möge mich doch bitte umgehend bei der Nachtwache melden. Wir wissen ja, Zettel an der Tür bedeutet, böse gewesen. Als reuiges schwarzes Schaf bin ich bei der Nachtwache vorstellig geworden. Nach kurzer Aufklärung meinerseits wurde das Ganze dann mit einem ordentlichen beiderseitigen Gelächter beendet. Seitdem grüßen wir uns immer breit grinsend, und ich informiere kurz: »Ja, habe lange genug gesessen, sie haben mich gesehen.«

Die nächste Woche ist so berechenbar wie die Wochen zuvor. Da ich keine neuen Stunden zu meinem therapeutischen Portfolio dazubekommen habe, läuft alles wie gewohnt. Ein entspannender Aspekt der Reha, man muss sich auf keinerlei Überraschungen gefasst machen. Alles wird vorgegeben, jede Therapie folgt, einmal kennengelernt, dem immer gleichen Muster. Über Neues wird man per Hauspost sofort informiert. Also einfach zurücklehnen und an sich rumtherapieren lassen. Wenn es Überraschungen gibt, dann durch eigenen Erkenntnisgewinn. Und der ist so unwägbar wie das Wetter oder die Lottozahlen. Immerhin ist mein Drang nicht mehr so stark, einfach die Sachen zu packen und zu verschwinden. Nur manchmal gibt es Tage, da habe ich einfach zu viel Therapien auf einmal, dann werde ich #therapös, ein Wort, das ich erfunden habe, um auf Twitter dieses Gefühl zu beschreiben, wenn man nach der letzten Therapiestunde einfach nur noch aufs Zimmer, seine Ruhe haben, nichts mehr hören und sehen will.

@bicyclist Therapös, Adjektiv: der Zustand, den man nach einem Tag mit zu vielen aufeinanderfolgenden Therapien erreicht. #ausderklapse

Mittlerweile gönne ich mir bei der einen oder anderen Therapie auch mal eine Auszeit. Die Männergruppe am Donnerstag nehme ich allerdings einer Intuition folgend noch mal mit. Es soll weitere Informationen zur Schwitzhütte geben, diesem nicht näher erklärten »Männerritual«, und nach allem, was ich zuvor recherchiert habe, dürfte das eine ziemlich amüsante Veranstaltung werden. Und tatsächlich, ich werde nicht enttäuscht.

Zunächst wird wieder der übliche Singsang zelebriert, dann nehmen die heute extra anwesenden Therapeuten den Redestab in die Hand.

»Männer«, beginnt einer von ihnen. »Wir wollen heute noch weitere Fragen zur Schwitzhütte klären, da wohl beim letzten Mal nicht alles so optimal lief.«

Mist, denke ich bei mir, offensichtlich was Amüsantes verpasst.

»Also, wir haben noch ein paar Plätze frei, falls es weitere Interessenten geben sollte.«

Zwei Mitpatienten melden sich, winken aber erst mal ab, als der Therapeut ihre Namen schon auf einer Liste verzeichnen will.

»Langsam, langsam«, interveniert einer der beiden. »Gibt es denn noch ein paar mehr Informationen, was da genau passiert?«

Der Therapeut nickt. »Ja, kann man alles nachlesen.«

Jetzt klingt der angehende Schwitzhüttler leicht verärgert. »Heißt das, ich muss mir erst noch ein Buch kaufen?«

»Nein.« Ein Therapeutenkollege springt ein. »Das Schwitzhüttenritual ist ein Prozess der Reinigung, des Sich-neu-Orientierens und Seinen-Platz-im-Leben-Findens. Sich auf etwas Unbekanntes, etwas Neues einzulassen, gehört eben dazu.«

Ich blicke mich um. Mindestens der Hälfte der anwesenden Männer steht reines Unverständnis ins Gesicht geschrieben.

Da meldet sich ein Mitpatient. »Also, ich möchte mal eines klarstellen.« Sein Tonfall erinnert mich fatal an einen meiner früheren Lehrer. Dass ich den gemocht habe, kann ich nicht wirklich behaupten. Es ist derselbe Mann, der schon zuvor die Ungläubigen vor der Teilnahme gewarnt hat. Und der ermahnende Text ist auch fast identisch. »Wer mit den Ritualen hier oder dem Singen oder dem Redestab so seine Probleme hat oder sich darüber außerhalb des Kreises lustig macht, dem rate ich dringend, sich gut zu überlegen, ob die Schwitzhütte für ihn etwas ist.« Aha, Antiwerbung. Das denken wohl auch die

Therapeuten, denen da gerade ein paar nicht unbedingt indianische Felle davonschwimmen.

Schon äußert sich ein potenzieller Mitschwitzer: »Also, eigentlich wollte ich mich noch anmelden, aber was ich jetzt so höre, da denke ich, das lasse ich lieber.«

@bicyclist Ich hatte ja mal die Idee, an dieser Männerschwitzhütte teilzunehmen. Dann hab ich gesehen und gehört, wer da mitgeht. No way. #ausderklapse

Eskalation, schon wieder, irgendwie klappt es unter Männern wohl nicht wirklich, einfach mal locker zu bleiben.

Ein weiterer Therapeut versucht, die Situation zu retten und bietet sich an, in Einzelgesprächen noch Fragen zu beantworten. Dann wird schnellstmöglich zu einem anderen Thema gewechselt, und wir sollen uns in Zweiergruppen über unsere Väter in der Rolle des Vorbilds unterhalten. Als ich aber mehrfach insistiere, mein Vater wäre lange Zeit nicht verfügbar gewesen, bietet mir der sichtlich konsternierte Leiter der Männergruppe an, wenn es nicht anders gehe, auch eine Frau zu wählen. Na, da fällt mir nur meine Tante als Rettungsanker ein.

Mein Gegenüber im Dialog berichtet von einem zwar strengen, aber herzlichen Vater, der schon so etwas wie ein Vorbild war. Der Glückliche. Meine Geschichte führt bei ihm fast zu einem ausgehängten Kiefer, so intensiv steht ihm der Mund offen, und als ich schließlich von der fehlenden Erinnerung an alles, was vor meinem zwölften Lebensjahr geschah, erzähle, winkt er hektisch den Therapieleiter zu uns. Der versichert mir, nachdem ihm mein Schicksal von meinem Gegenüber leicht überdramatisiert wiedergegeben wurde:

»Herr Hauck, da sollten Sie versuchen, das aufzudecken, das ist wichtig.« Seltsam, mein Bezugstherapeut hat mir zu dem Thema in einer meiner Therapiesitzungen genau das Gegenteil geraten: »Herr Hauck, lassen Sie das lieber vergraben, das Gehirn hat schon Gründe, warum es etwas so stark verdrängt.«

Mein Bezugstherapeut gewinnt diesen Kampf der Meinungen, aber nur knapp. Wieder mal habe ich vor Augen geführt bekommen: Das, was ich als nicht immer erfreuliche, aber doch weitgehend normale Lebensgeschichte angesehen habe, muss in den Augen anderer etwas sein, das sich zwischen erschreckend, beeindruckend, bedrückend und deprimierend bewegt. Je länger ich mich mit mir und meinem bisherigen Leben befasse, umso mehr bin ich erstaunt, dass ich überhaupt noch am Leben bin, dass ich das durchgehalten habe. Möglicherweise ist es schlicht der Annahme geschuldet, dieses Leben, das ich bislang geführt habe, wäre »normal«. Wenn man erst mal in der Psychiatrie gelandet ist, lernt man sehr bald, dass der Begriff »normal« ziemlich dehnbar ist und oft recht willkürlich festgelegt wird. Gerade kreative, sensible, begabte Menschen ecken recht schnell an, wenn ihr Verhalten an der offiziellen Norm gewertet wird. Man behauptet zwar gerne, man benötige dringend Querdenker, Visionäre, Menschen, die sich gut in andere einfühlen können. Aber lebt man sein Talent aus, kriegt man mündlich oder, schlimmer noch, disziplinarisch gleich eins aufs Dach. Selbst ausprobiert, ist nicht wirklich ein Spaß.

Freitag folgt wieder eine Kerngruppe, die mich überraschenderweise an meine Grenzen bringt. Klara ist neu, und als unser Therapeut Herr Gärtner fragt, wer denn ein Thema einbringen wolle, meldet sie sich spontan. Was ich dann über ihre Geschichte erfahre, erinnert mich fatal an meine eigene Situation. Klara beschreibt es allerdings eher aus der Opferposition, während ich mich während ihrer Erzählung immer mehr als Täter erkenne.

Sie hat wie ich drei Kinder, allerdings alle bereits erwachsen. Ihr Mann leidet unter schweren Depressionen, deutlich schwerer als meine, und sie ist schlichtweg über alle Maßen überarbeitet und mutet sich viel zu viel zu.

»Manchmal will ich nur noch weg«, erklärt sie uns unter Tränen. »Aber ich liebe meinen Mann doch, und in seinen guten Phasen ist es ja wirklich erträglich.« Tränen laufen ihr die Wangen herunter, die braunen Augen sehen schlagartig traurig und erschöpft aus. Sie nestelt nervös an einem Taschentuch.

Ich versuche, mich einzubringen, was mir aber zu meiner eigenen Überraschung nur unter Tränen gelingt.

»Ich kann nur sagen, Klara, versuch nicht, ihm immer zu helfen, denk auch an dich. Es reicht oft, wenn der depressive Mensch weiß, da ist jemand, der in der Not helfen wird.« Kurz muss ich pausieren, weil meine Stimme zu versagen droht. »Ich hab selbst drei Kinder, und mir ist nur zu bewusst, was ich ihnen fast angetan hätte und mit welcher Belastung sie trotz allem jetzt leben müssen.« Ich muss mich beherrschen, um nicht in Tränen auszubrechen. »Aber du hilfst niemandem, wenn du ihm alle Last abnimmst.« Pause, schlucken, Tränen wegwischen, Herrgott, wieso baue ich nur so am Wasser. »Wenn du Grenzen steckst und auch mal klarstellst, dass du nicht alles für ihn tust, kann das nur hilfreich sein.«

@bicyclist Therapie heißt auch, Tränen in den Augen haben, weil man die andere Seite der eigenen Krankheit vor Augen geführt bekommt. #ausderklapse

Auch die anderen in der Runde empfehlen Klara dringendst, sich eine Auszeit zu gönnen, mehr für sich zu sorgen. Letztlich ist der gemeinsame Konsens, dass Klara sich in der Vergangenheit viel zu viel alleine zugemutet hat und dringend Hilfe annehmen sollte.

Wie mittlerweile fast jeden Abend sitze ich auch heute wieder im Foyer und surfe im Netz oder schreibe eigene Texte, als Klara sich zu mir setzt.

»Danke für das, was du heute Vormittag gesagt hast.« Sie nickt, lächelt und ergänzt: »Tut gut, das aus der Sicht eines von der Krankheit Betroffenen mit einer ähnlichen Familienkonstellation zu hören.«

»Gilt genauso für mich«, versichere ich ihr. »Hat mich mehr berührt, als ich dachte. So unterschiedlich ist unsere Familiengeschichte dann doch nicht.«

Auch Klara ist eine ungemein starke Frau, die quasi die gesamte Familie gemanagt hat. Als ihr Mann krankheitsbedingt ausfiel, hielt sie zu ihm und kümmerte sich liebevoll um ihn. Damit die Finanzen nicht zum Problem wurden, hat sie sich zusätzlich noch einen Job gesucht. Dass da der Körper und vor allem die Psyche irgendwann nicht mehr mitmachen würden, war eigentlich klar.

»Ich weiß ja, dass ich mir zu viel zugemutet habe. Aber ich wollte schließlich die Familie nicht verlieren.« Ihr stehen wieder Tränen in den Augen.

»Glaub mir, ich wollte das auch nicht, aber wenn man tief in der Krankheit steckt, dann sieht man nur noch das eigene Versagen und glaubt nicht mehr an Besserung. Deshalb war es für mich sehr heilsam, vor Augen geführt zu bekommen, wie sich das für den Partner anfühlt, der plötzlich trotz Lebensgefährten eigentlich alleinerziehend ist. Oder genauer gesagt, statt drei plötzlich vier Kinder hat.«

Das ist die andere Seite. Es sind hier sicher viele Fälle wie ich, die nach einer schweren psychischen Krankheit wieder auf die Beine kommen sollen. Es gibt aber auch eine bedeutende Zahl von Patienten, deren Partner erkrankt sind und die quasi eine Auszeit von den sicher ebenso schweren familiären Problemen brauchen. Das wird zu oft vergessen. An einer Depression oder einer anderen psychischen Krankheit leidet nicht der Betroffene allein, das enge Umfeld, insbesondere die Familie, ist stets mit belastet und sollte, nein, muss sich Hilfe holen.

Als ich Klara das erkläre, grinst sie nur und meint: »Rate mal, warum ich hier bin.«

Wir diskutieren fast bis zum alles entscheidenden Gong, der die restliche Herde, die sich um diese Zeit noch im Foyer oder auf den Fluren herumtreibt, endgültig in ihre Zimmer beordert.

@bicyclist Ich bin nicht verrückt, ich bin ein Sondermodell. #ausderklapse

Das Wochenende ist ruhig, kein Besuch bedeutet keine Abwechslung, so nutze ich erneut Schwimmbad und Sauna. Vor allem ein Saunagang dürfte zu Hause wieder deutlich aufwendiger werden und seltener stattfinden. Zu vielen Gesprächen mit Mitpatienten kann ich mich immer noch nicht überwinden. Lieber gehe ich auf lange Spaziergänge, schreibe oder lese etwas. Mein introvertierter Anteil drängt verstärkt an die Oberfläche. Vermutlich einfach, weil er wieder darf und ich mich weniger verstelle als noch zuvor. Vor Hunderten von Menschen sprechen – kein Problem. Wenn ich mich danach zurückziehen, alleine sein, mich erholen kann. Ansonsten meide ich größere Menschenansammlungen. Selbst arbeiten im Team ist etwas, das ich nur mache, wenn ich muss. Wenn es sich vermeiden lässt, arbeite ich bevorzugt alleine.

@bicyclist Introvertiert, depressiv, angstgestört, hochsensibel, hochbegabt. Könnte ich wenigstens eine gute Eigenschaft haben? Nur eine? #ausderklapse

Dann ist sie da, die letzte Therapiewoche. Nachdem ich zu Beginn dachte, diese fünf Wochen würden unglaublich zäh werden, hat sich das Ganze nach den ersten zwei wirklich trägen Wochen doch noch ordentlich beschleunigt. Aber dass ich noch länger bleiben will, nein, das kann ich wahrhaftig nicht behaupten. Immerhin habe ich ein paar Ideen, was ich in Zukunft anders machen werde. Weniger Beruf, mehr privat, mehr kreativ und ganz wichtig, mehr Familie. Nichts wirklich Neues oder Überraschendes. Es ist das Naheliegende, das man so lange vor Augen geführt bekommt, bis man es wirklich begreift. Oft sind nicht die Veränderungen das Wichtige, sondern sich immer wieder klar zu werden, dass man die neuen Verhaltensweisen langfristig beibehalten muss und auf anderer Leute Meinung pfeifen sollte.

Die meisten Therapien finden zum letzten Mal statt. Es beginnt eine Woche der Abschiede, der guten Wünsche und des Austauschens von Adressen. Emotional herausfordernd wird für mich, der ich doch nie Tränen zulassen wollte, der Abschied von meinen Mitpatienten aus der Kerngruppe. Es existiert ein Ritual, das jedem zuteilwird, der die Gruppe verlässt. Man bekommt einen virtuellen Koffer mit ebenso virtuellen Geschenken, die einem für die Zeit nach der Reha helfen sollen. Da hinein geben die Mitpatienten Gedanken und Ideen, die einen erinnern, begleiten oder auch nur für den weiteren Weg stärken sollen. Auch mein Koffer wird ordentlich mit guten Wünschen gefüllt. Als Anne mir gedanklich ein Taschentuch mit einem Knoten einpackt mit der Begründung: »Damit du immer dran denkst, was du mir versprochen hast«, kriege ich schon wieder akuten Tränenverdrückbedarf.

Und als ich den virtuellen Koffer von Anne packen soll, die mit mir am kommenden Dienstag die Reha-Klinik verlässt, schaffe ich es gerade mal, mein Ding – ein goldenes Herz – zu nennen, bevor ich wieder einen Kloß im Hals bekomme. Oje, wenn das so bleibt, dann dürften kritische Gespräche in Zukunft wirklich lustig werden. Wenigstens ein Heulkrampf anstelle einer Panikattacke. Das könnte immerhin noch mehr verwirren.

»Herr Hauck, wofür haben Sie denn so viele Taschentücher dabei?«

»Nur Geduld, Chef, nur Geduld. Sie werden es gleich verstehen.«

Am Dienstag finde ich zudem ein Päckchen in meinem Postfach. Jemand hat mir ein Buch geschickt, anonym. Ich brauche ziemlich lange, bis ich via Twitter und Facebook herausfinde, wer das war. Einer meiner Twitterkontakte wollte mir eine Freude bereiten. Meine Follower sind eindeutig so verrückt, wie ich bleiben will, und das ist gut so.

Der wichtigste Termin der Abschlusswoche findet allerdings beim Sozialdienst statt. Den brauche ich, um die Zeit nach der Reha zu regeln. Die Sozialberaterin empfängt mich in ihrem Büro, das über dem Speisesaal im dritten Stock liegt. Ein Schreibtisch an der Wand, darauf ein PC und im Hintergrund der Ausblick auf den Park der Klinik. Draußen zieht eine Nordic-Walking-Gruppe vorbei, und Hundebesitzer führen ihre Tiere Gassi.

Die Sozialarbeiterin lächelt mich an, bedeutet mir, Platz zu nehmen. »Wie kann ich Ihnen helfen, Herr Hauck?«

»Nun, ich werde ja nächste Woche entlassen und wollte mich um die Wiedereingliederung kümmern.«

»Gut, haben Sie sich schon Gedanken gemacht, wie das Ganze ablaufen soll? Und hat Ihr Arbeitgeber Erfahrungen mit Wiedereingliederungsmaßnahmen?«

»Ja, ich habe schon mal am Hamburger Modell teilgenommen«, erkläre ich ihr. Das Hamburger Modell ist eine Maßnahme, die vor allem dann greift, wenn man längere Zeit krank war. Das kann ich von mir ja wohl auf jeden Fall behaupten. Man beginnt mit zum Beispiel vier Wochen mit vier

Stunden, erhöht dann zwei Wochen lang auf sechs Stunden, um anschließend wieder Vollzeit zu arbeiten. Auf dieses Modell lege ich mich fest, und die Sozialarbeiterin stimmt mir zu. Was ich zu diesem Zeitpunkt mangels entsprechender Erfahrung noch nicht ahne: Sechs Wochen sind in meinem Fall viel zu kurz.

»Gut, geben Sie mir die Adresse Ihres Arbeitgebers, ich kümmere mich dann um alles.«

Tatsächlich übernimmt sie fast den gesamten Papierkram und gibt mir nur ein paar Dokumente für die Zeit nach dem Klinikaufenthalt mit. Den Rest, insbesondere die eher nervige Korrespondenz mit meinem Arbeitgeber, nimmt sie mir vollständig ab. Das beruhigt mich schon deshalb, weil einige der Unterlagen, die dringend an meine Rentenversicherung gesendet werden sollten, liegen geblieben sind und ich und meine Familie damit fast einen Monat finanziell auf dem Trockenen sitzen. Hilft nicht wirklich dabei, wieder zu Sinnen zu kommen, wenn man sich über solche Nebenkriegsschauplätze Gedanken machen muss. Deshalb rufe ich auch nach dem Termin zum ersten Mal seit einem halben Jahr wieder direkt im Büro an, um mich zu vergewissern, dass die nötigen Unterlagen unterwegs sind, was man mir mehrfach versichert. Wir werden sehen.

Mittlerweile lehrt mich die Erfahrung: Glaub es erst, wenn du es schwarz auf weiß hast. Früher dachte ich, eines meiner Probleme sei mangelndes Vertrauen und zu häufiges Lieber-selbst-machen-Wollen. Mittlerweile habe ich das Gefühl, das ist eine der wenigen angeblich negativen Eigenschaften, die ich mir in weiten Teilen erhalten werde. Einmal zu oft enttäuscht worden, einmal zu oft in Schwierigkeiten geraten, weil ich zu sehr vertraut habe. Gerade bei Dingen, bei denen ich von der Zuverlässigkeit anderer abhängig bin, werde ich mir mein

Misstrauen erhalten, zumal mich das schon ein paar Mal vor größeren Problemen gerettet hat. Überhaupt, viele meiner Eigenschaften, die ich unbedingt abschaffen wollte, sind wichtiger Bestandteil meines Wesens, das habe ich inzwischen begriffen. Und dass der eine oder andere damit ein Problem hat, ist deren Problem, nicht meins.

Donnerstag ziehe ich den letzten Therapieplan aus meinem Postfach, der ausgesprochen übersichtlich geraten ist. Lediglich drei Termine für die Abschlussvisiten bei Arzt, Oberarzt und Therapeut am Montag. Dienstag ist das Zimmer bis 8 Uhr morgens zu räumen. Das war es. Schon diese Aussicht auf ein Ende der Klapsenaufenthalte lässt mein Stimmungsbarometer von frostig auf Tauwetter steigen.

Das letzte Wochenende in der Reha ist gleichzeitig das Nikolauswochenende. Man erkennt es daran, dass am Samstag auf jedem Tisch im Speisesaal ein kleiner Schokoladenweihnachtsmann zu finden ist. Sehr viel mehr vorweihnachtliche Stimmung will nicht aufkommen. Die Zeit verbringe ich mit langen Spaziergängen, einem Besuch des örtlichen Weihnachtsmarkts (ohne Glühwein, das dürfen wir ja nicht, und wir halten uns alle brav an die Regeln. Wer lacht da?) und ansonsten mit dem üblichen Mix aus Gesprächen, Lesen, Computerspielen, Schwimmen und Sauna. Zeit totschlagen in der Reha. Hab ich schon in der stationären Klinik professionalisiert und funktioniert hier problemlos.

Anne hat für Sonntag bei einem Italiener in der Nähe einen Tisch reserviert, und so treffen sich alle, die am Dienstag und Mittwoch abreisen werden, auf ein letztes gemeinsames Essen. Zu neunt fallen wir dort ein, und bei Pizza und Rotwein, Pardon, bei rotem Traubensaft tauschen wir Erlebnisse unserer Zeit in der Reha aus, schießen Erinnerungsfotos und tauschen

Adressen aus. Der Abend endet ein wenig wehmütig, da wir einander durch die Kerngruppensitzungen in den paar Wochen nähergekommen sind als manche Menschen in Jahren.

»Ich freue mich eigentlich schon auf zu Hause, aber andererseits heißt das, wieder allein sein, und so wie ich das sehe, kann es mit dem Job auch nicht weitergehen wie bisher.« Anne blickt in die Runde. Eine Mitpatientin aus einer anderen Kerngruppe nickt. »Ich weiß, was du meinst. Hier hatten wir immer jemanden, der uns versteht, der uns auffangen kann. Zu Hause begreifen die wenigsten unsere Lage, unsere Krankheit.«

»Andererseits, für mich war es wohltuend, mir darüber klar zu werden, dass ich bestimmte Menschen in meinem Leben einfach nicht mehr brauche oder zumindest nicht mehr so ernst nehmen werde. Wer sich nicht auf mich und meine Depression einlassen kann, auf den brauche auch ich mich zukünftig nicht mehr einzulassen.«

Florian, der uns zum Italiener begleitet hat, aber noch etwas länger in der Klinik bleibt, hält dagegen: »Ich bin eigentlich ganz froh um jeden, der sich für meine Geschichte interessiert.«

»Das kann ja schon sein.« Anne blickt in die Runde. »Aber letztlich habe ich gemerkt, dass mein Umfeld ziemlich schnell die Geduld mit mir verliert, wenn ich nicht funktioniere. Es stimmt schon: Wer mit mir, so wie ich bin, ein Problem hat, um den werde ich mich in Zukunft nicht mehr lange bemühen. Damit verschwende ich nur meine Kraft. Ich habe genug mit meinen eigenen Problemen zu kämpfen, als dass ich da noch lange um Aufmerksamkeit und Verständnis betteln würde.«

Man geht nicht so einfach mit einer Depression in eine Klinik und kommt ohne sie wieder raus. Man kriegt eine bessere Leine, um die Depression daran zu führen, und ein paar Knochen zum Vorwerfen, damit die Depression schön brav Männchen macht, statt einen aufzufressen. Die Reha war anders als die Klinik, mehr ein Sich-neu-Ausrichten auf das wirkliche Leben. Wieder nach vorne schauen, nicht nur auf die eigene Krankheit. Wieder Pläne schmieden und, man stelle sich vor, auch wieder Freude am Leben haben. Der Laubhaufen wird mir dafür ein wirksames Symbol bleiben.

Am Montag, dem letzten offiziellen Tag, habe ich nur drei Termine, alle drei Abschlussgespräche. Nacheinander wünschen mich die Ärztin, die Oberärztin und mein Therapeut zu sehen. Den Termin bei der Ärztin habe ich binnen fünf Minuten erledigt. Sie fragt meine Blutdruckwerte ab, mein Gewicht. Drei Kilo mehr, sie behauptet, es käme von der mangelnden Bewegung, ich vermute eher kulinarische Ursachen. Beim Blättern durch die Akten bemerkt sie, dass das Lithium immer noch verordnet ist. »Das sollten Sie am besten zu Hause mit Ihrem Therapeuten besprechen. Ich rate dazu, es abzusetzen.«

Die Visite der Oberärztin Frau Dr. Wefing ist eher eine generelle Abfrage, was die Abreisenden – wir sind insgesamt zu siebt – von der Reha mitnehmen und was wir zu Hause für Möglichkeiten haben, sollten wir wieder abstürzen. Jeder kann hier berichten, was er für sich realisieren will. Mehr Mut zur eigenen Meinung, Abgrenzung, Hilfe annehmen.

Die interessanteste Visite ist die bei Herrn Gärtner. Auch er fragt ab, was ich aus der Reha mitgenommen habe.

»Na, dass ich beruflich weitaus lockerer werden muss, mir Kritik nicht mehr so sehr zu Herzen nehme und wieder meine eigenen Interessen stärker verfolge«, erkläre ich ihm und denke mir dabei: Was für Floskeln, alles eigentlich offensichtlich und logisch. Nur hat die Depression es mir bislang unmöglich gemacht, mich auch daran zu halten.

Herr Gärtner nickt und ergänzt: »Und was waren die Kernerlebnisse, die Sie bewegt haben, oder gab es da keine?«

Nun, da kann ich ganz klar eines benennen. »Also, das Gespräch mit Anne, das hat mich schon sehr bewegt und auch ein paar Tage abstürzen lassen.«

Gärtner nickt wissend. »Und was planen Sie für die vier Wochen daheim?«

»Vor allem die Kinder haben endlich wieder ihren Papa für sich verdient, die waren so tapfer und mussten so viel aushalten.«

Wieder ein zustimmendes Nicken von ihm. Dann überrascht mich Gärtner. »Was ich Ihnen spiegeln kann, ist, dass Sie sich sehr offen und authentisch eingebracht haben und wirklich offen für die Therapien waren. Das empfand ich als sehr positiv, und es hat Ihnen offensichtlich auch geholfen.«

Ich? Offen? Ich hatte eigentlich eher den Eindruck, noch verschlossener als am Ende in der Tagesklinik zu sein. Aber egal. Ich bedanke mich herzlich, bekomme noch »Alles Gute auf dem weiteren Weg« mitgegeben, und damit ist endlich auch der allerletzte Terminpunkt erledigt. Jetzt noch eine Übernachtung, dann geht es endlich nach Hause, und meine Pilgerreise durch die Psychosomatik ist fürs Erste beendet.

Mein letzter Abend. Ich sitze wieder im Foyer, schreibe und tausche mich mit meinen Followern aus. Fünf Wochen sind vorbei. Nachdem ich in den ersten Tagen dachte, ich müsse verrückt werden, wenn ich es nicht schon wäre, habe ich mich jetzt doch noch mit der Reha-Klinik versöhnt. Ein paar weitere Knoten haben sich gelöst. Und vieles, was ich früher für existenziell gehalten habe, hat sich relativiert.

Nachdem ich mich die ganzen Jahre für den kalten, logischen Informatiker gehalten habe, muss ich mir jetzt eingestehen, ich habe lange Zeit die andere, die kreative, emotionale, soziale Seite vernachlässigt. Ich wollte mal Kunst studieren. Das hatte ich wie vieles andere völlig verdrängt, weil man ja funktionieren muss, weil man ja in einer Kultur der Spitzenleistung arbeitet. Diese Kultur kann mich mal. Und überhaupt halte ich mittlerweile Kultur und Spitzenleistung für zwei gegensätzliche Begriffe. Eine andere, weit weniger monetäre Kultur wird für mich in Zukunft wichtiger sein. Da gibt es einiges aufzuholen. Der Informatiker hat jetzt erst mal die Klappe zu halten. Schreiben, Malen, Kunst. Und vor allem die Familie. Die Prioritäten haben sich geändert, das gilt es in mein Leben zu integrieren. Ich habe so viel von dem, was ich an meiner Mutter gehasst habe, insgeheim übernommen. Das muss alles weg, das bin nicht ich, und das hat mich in der Vergangenheit kaputt gemacht. Ich habe meine Ängste, meine dunkle, tiefe und fast tödliche Traurigkeit vor der Welt und letztlich vor mir lange genug versteckt. Jetzt ist es an der Zeit, die Konfrontation mit ihr zu suchen und sie in ihre Schranken zu weisen. Gezähmt habe ich sie mit Sicherheit nicht, Angstattacken, depressive Schübe werde ich auch weiterhin erleben. Aber ich kann das Ganze kontrollieren und bin ihnen nicht mehr völlig hilflos ausgeliefert.

Dann ist er da, der Morgen der Abreise. Die Koffer deponiere ich im Empfangsbereich, denn Sibylle wird nicht vor 10:30 Uhr ankommen. Schlüssel und Therapieheft händige ich am Empfang aus, wo ich im Gegenzug meinen Entlassungsbescheid bekomme. Weiterhin arbeitsunfähig entlassen, steht da. Das ändert sich in vier Wochen, wenn meine Wiedereingliederung beginnt.

Ich nehme ein letztes Mal an der Morgenrunde teil, wo ich einen selbst geschriebenen Text verlese, passend zum Thema Zeit, das heute in der Morgenrunde den Rahmen bildet:

Beeilt euch (nicht)

Ich bin die Zeit, und hätte eine Frage an euch, so ihr denn Zeit für mich habt.
Warum eilt ihr so, warum ist euer Leben dem eines ICE nicht unähnlich?
Ihr habt viele Maschinen, die für euch arbeiten, dennoch versucht ihr noch mehr von mir aus eurem Tag zu pressen.
Wisst ihr denn nicht, dass ihr euch meiner beraubt, wenn ihr in Eile von Termin zu Termin hastet?
Ich bin für euch da, wenn ihr mich haben wollt. Aber wenn ihr mich stehlt, dann werde ich immer kleiner. Und mit mir werdet ihr älter, merkt, dass ihr das Beste von mir verschwendet habt.
Ihr könnt mich messen, aber nicht anhalten oder gar zurückdrehen. Denn ich vergehe nur einmal. Dann bin ich um, und ihr steht am Ende eures Anteils von mir.
Ich habe euch genug von mir gegeben.
Ich hoffe, ihr könnt dann sagen, ihr habt mich gut genutzt.
Ich bin die Zeit.

Von der Resonanz bin ich überwältigt, alle möglichen Teilnehmer möchten eine Kopie des Textes. Ich verweise auf meine Mitpatienten aus der Kerngruppe, die alle eine erhalten haben. Danach warte ich im Foyer auf Sibylles Ankunft. Immer wieder kommen Patienten vorbei und verabschieden sich teils sehr emotional von mir, selbst solche, die ich persönlich gar nicht kennengelernt habe, bei denen ich aber offensichtlich einen Eindruck hinterlassen habe. Nun gut. Nicht unbedingt schwer bei 1,95 Meter Größe.

@bicyclist Ein steter Strom von Koffern und Taschen wandert im Moment Richtung Klinikausgang. Die große Flucht hat begonnen. #ausderklapse

Weil ich endlich nach Hause möchte, beginne ich irgendwann damit, vor dem Haupteingang auf und ab zu gehen und auf das Erscheinen unseres Autos zu warten. Als Sibylle endlich in den Kreisverkehr einfährt und dann Richtung Klinikeinfahrt abbiegt, bin ich bereits unterwegs, um den Stapel von Koffern und Taschen nach draußen zu befördern. Es ist wie immer, wenn man in Urlaub geht. Man bekommt die Taschen nie mehr so bepackt und geschlossen wie bei der Abreise. Deshalb sind zwei zusätzliche Taschen hinzugekommen, die wir gemeinsam in den Bus packen.

»Hallo Schatz, na? Abfahrbereit?« Sibylle lächelt mich an.

»Unbedingt, jetzt reicht's, hab genug Kliniken besichtigt, das sollte für die nächsten Jahre reichen.«

»Hoffen wir es mal. Dann rein mit dir, wir haben drei Stunden Fahrt vor uns.«

Während wir durch kleinere und größere Dörfer kurven, erzählt Sibylle: »Zu Hause warten alle schon ungeduldig, meine Eltern sind auch da, und wenn wir daheim sind, feiern wir deinen Geburtstag nach. Oh, und ein Paket von Amazon ist angekommen, ist aber ein Geschenk. Hast du da was Besonderes bestellt?«

Ich muss kurz nachdenken, dann fällt mir ein, dass sich einer meiner Twitter-Follower nach meiner Wunschliste bei Amazon erkundigt hat. »Nein, von mir ist das Päckchen nicht, aber ich hab da so eine Ahnung.«

Weil ich in der letzten Nacht nicht sonderlich gut geschlafen habe, döse ich die restliche Fahrt. Mittlerweile hat sich auch daheim die Gegend verwandelt, der Winter ist eindeutig da, wenn auch der Schnee noch fehlt. Als wir in die Einfahrt einbiegen, stehen wie gewohnt die Fahrräder kreuz und quer vor dem Garagentor. Und die Kinder warten schon an der Haustür, als ich aussteige. Alle drei stürzen auf mich zu, umarmen mich, erzählen schnell, laut und völlig durcheinander alles auf einmal, was der Papa hätte schon längst hören sollen.

»Langsam, langsam, nicht alle auf einmal. Lasst mich erst mal ausladen und ankommen.«

Die Bande löst ihre Umklammerung und steht ungeduldig parat, während Sibylle und ich die Taschen ins Haus bringen, wo meine Schwiegereltern auf mich warten. Die Kinder haben den Flur mit selbst gemachten Girlanden dekoriert, um mich willkommen zu heißen. Ja, ich baue immer noch am Wasser, das merke ich ganz deutlich. Auch wartet zu meiner Überraschung mein Lieblingskuchen, eine Schwarzwälder Kirschtorte, auf mich. »Als nachträgliches Geburtstagsgeschenk, wo wir doch nicht richtig feiern konnten.«

Während wir uns Kaffee und Kuchen schmecken lassen, erzählen die Kinder, diesmal etwas geordneter, was in den letzten Wochen so passiert ist. Ich präsentiere meine Mitbringsel, und nachdem alle auf den neuesten Stand gebracht sind, beginne ich damit, meine Koffer auszupacken. Wieder zu Hause. Endlich, und endlich den letzten Klinikaufenthalt hinter mir. Es fühlt sich anders an als gedacht. Wenig hat sich äußerlich verändert und ob ich innerlich bereits so stabil bin, die Veränderungen, die ich mir vorgenommen habe, auch zu realisieren – ich weiß es nicht.

@bicyclist Früher war ich ein Mann. Tränen gab es nicht, ich musste stark sein, funktionieren. Heute bin ich ein Mensch. Und ich muss gar nix.

DAS ENDE VOM ANFANG

@bicyclist Lol, angefangen hab ich mit einer Diagnose, mittlerweile stehen vier Abkürzungen auf meiner Krankmeldung. Multikaputt. #ausderklapse

Die letzten Wochen des Jahres kann ich in Ruhe mit meiner Familie verbringen. Das ist für mich im Moment das Wichtigste. Weihnachten in der Klinik hätte mich doch sehr zurückgeworfen. Einiges fühlt sich tatsächlich so an, als hätte ich mich gewandelt. Als ich am nächsten Tag nach einem kurzen Besuch beim Arzt meine Krankmeldung ins Büro bringe, treffe ich meinen Chef am Eingang zu eben jenem Turm, der Ausgangspunkt der Katastrophe und des Neuanfangs war.

»Hallo, schön, dich zu sehen!« Das glaube ich ihm sogar. »Na, wie geht es dir, bringst du deine Krankmeldung?«

Kurz angebunden antworte ich: »Ja, bis Januar.«

»Gut, und dann Hamburger Modell?«

»Ja, erst vier Wochen lang vier Stunden, dann zwei Wochen lang sechs Stunden, danach bin ich wieder voll an Bord.«

»Sehr schön. Wir haben auch schon eine erste Aufgabe für dich, hat was mit …« Ich höre weg, will mich damit jetzt noch gar nicht belasten. »Wenn du möchtest, kannst du uns ja nächste Woche im Büro besuchen, dann können wir die Aufgabe schon besprechen.«

»Mal sehen.« Ich bleibe wortkarg.

»Wenn nicht, dann wünsch ich dir schon mal frohe Weihnachten und einen guten Rutsch. Bin auf dem Weg zum Weihnachtsmarkt, man hat mich auf einen Glühwein eingeladen.«

»Gleichfalls einen guten Rutsch, und ich schau mal, ob ich es zeitlich schaffe.« Was ich mit Sicherheit nicht tun werde, muss mir ja nicht jetzt schon wieder Gedanken um den Job machen. Aber immerhin, ich konnte sowohl meinem Chef als auch der Aussicht auf Arbeit gelassen begegnen. Gutes Zeichen. Ganz eindeutig. Quasi ein erster Härtetest für das langsam dicker werdende Fell.

Ich betrete den Turm, gehe zum Empfang, erwarte dabei fast, als der verrückte Selbsttötungskandidat erkannt zu werden. Wenn dem so ist, lässt es sich niemand anmerken. Auch hier ist alles festlich dekoriert, ein großer Weihnachtsbaum steht im hinteren Teil des Foyers, ein Adventskranz mit LED-Kerzen schmückt die Theke des Empfangsbereichs. Man reicht mir einen Briefumschlag für die Krankmeldung, den ich um den Namen meines Arbeitgebers und die zuständige Abteilung ergänze und mit dem Krankenschein zurückgebe.

»Frohe Weihnachten und einen guten Rutsch«, wünscht man mir auch hier, was ich ebenso freundlich erwidere. Weiterer Test bestanden, keine Nervosität, keine Unsicherheit, zumindest scheine ich psychisch stabiler zu sein, als ich es erwartet hatte.

Die Tage bis Heiligabend vergehen wohltuend ereignislos. Ich gehe mit den Kindern ins Kino. Sibylle und ich machen gemeinsame Erledigungen und bereiten das Haus und den Garten für die Weihnachtsfeiertage vor. Familienleben, so prototypisch, dass es schon fast kitschig wirkt. Alleine, die Witterung draußen lässt kaum Weihnachtsstimmung aufkommen. Temperaturen, bei denen man eher eine Palme denn einen Weihnachtsbaum kaufen würde. Immerhin sind alle Geschenke für die Kinder beschafft, eine Weihnachtspalme … Pardon, ein

Weihnachtsbaum steht bereit, und die Keksdosen sind mit Plätzchen aller Art gefüllt. In regelmäßigen Abständen meldet sich eine gute Freundin der Familie via Facebook-Chat und fragt meine aktuelle Stimmungslage ab. Andere bleiben mir auf Twitter treu und verfolgen die ersten Tage zu Hause, die ich jetzt mit dem Hashtag #nachderklapse kommentiere.

@bicyclist Ganz egal, wie behandelt man ist, irgendwie fühlt sich die Realität nach fast 'nem halben Jahr in der Klapse sehr schräg an. #nachderklapse

Überhaupt sorgt sich mein Netzwerk aus virtuellen wie realen Freunden auch jetzt nach fast einem Jahr noch täglich um mich, will wissen, wie es mir geht, oder schickt kleine Geschenke und Postkarten. Nie hätte ich mit so viel positivem Zuspruch gerechnet. Er ist für mich in dieser Zeit nach der Therapie und vor dem Wiedereinstieg in den Beruf neben meiner Familie mit die größte Stütze. »Reale« Kontakte und Rückfragen bleiben auch jetzt extrem spärlich, lediglich mein Stammtisch, den ich wieder besuche, ist weiterhin Anlaufpunkt und Plattform, um sich bei natürlich alkoholfreien Kaltgetränken auszutauschen.

Kurz vor dem vierten Advent meldet sich gar mein Betriebsarzt telefonisch. Als habe er Kreide gefressen, erkundigt er sich sanft, sacht und einfühlsam nach meinem Befinden, wie die Klinikaufenthalte für mich waren und ob man mir in irgendeiner Form helfen könne. »Sie können sich jederzeit melden, wenn Sie irgendwas brauchen.«

Um Gottes willen, bloß nicht, denke ich bei mir. Wohin mich seine Hilfe beim ersten Mal gebracht hat, daran erinnere ich mich nur zu gut.

»Danke, falls mir etwas einfällt, melde ich mich.« Erstaunlich, wie unverfroren ich mittlerweile lüge, wenn ich von jemandem in Ruhe gelassen werden will.

»Und wann beginnen Sie wieder?«, erkundigt er sich noch.

»Am 4. Januar steige ich nach Hamburger Modell wieder ein.«

»Sehr schön.« Ich kann ihn förmlich nicken und sich Notizen machen sehen. »Wenn Sie dann etwas brauchen …«

»… melde ich mich.« Das Telefonat geht mir schon viel zu lange.

»Gut, Herr Hauck, dann noch eine schöne Weihnachtszeit und einen guten Start im neuen Jahr.«

»Danke, Ihnen auch.« Floskelalarm.

»Wer war das denn?«, fragt Sibylle, als ich aufgelegt habe.

»Mein Betriebsarzt. Wollte wissen, wie es mir geht und ob man mir helfen kann.« Als ich Sibylles große Augen und die zusammengezogenen Augenbrauen bemerke, sehe ich mich genötigt zu ergänzen: »Keine Sorge, hab gesagt, ich brauch keine Hilfe, es reicht, wenn ich am 4. Januar wieder anfange.«

»Gut.« Sibylle atmet durch. »Die Art von Hilfe kenne ich, die hat dich eher in die Klinik gebracht.«

Ich nicke. »Und genau deshalb werde ich kein BEM-Gespräch mehr mitmachen. Einmal war gefährlich genug.«

»Jetzt bist du ungerecht, es hat sicher schon einigen geholfen, so ein Gespräch.«

»Stimmt ja, aber mir nicht, gerade mit meiner Angstproblematik war es genau das Falsche. Dazu noch diese wenig hilfreiche Geschichte mit den Regeln …« Ich ahme ihn nach: »›Herr Hauck, das mit dem Internet geht gar nicht mit Ihrer Krankheit, und Sie brauchen Regeln.‹ Wie falsch er damit gelegen hat, habe ich dann ja am eigenen Leib in der Notaufnahme erfahren. Das brauch ich nicht noch mal, und du sicher auch nicht, oder?«

Sibylle zieht die Augenbrauen hoch. »Ganz ehrlich? Nie wieder. Ich will das nie wieder erleben müssen. Meinen Segen hast du, das abzulehnen. Überhaupt, schau ab jetzt lieber, was dir guttut, und nicht, was andere als gut für dich erachten. Wie falsch die in der Vergangenheit lagen, haben wir ja leidvoll erfahren.«

Montag, der 21. Dezember. Die Weihnachtswoche beginnt mit einer Hiobsbotschaft. Mein Vater, der mit meinen Schwiegereltern wegen Problemen mit der Atmung und dem Herzen bei einem Facharzt war, ist ins Krankenhaus eingeliefert worden. Genauer in eine Lungenklinik, weil man wohl Wasser in der Lunge entdeckt hat und der Verdacht einer Lungenentzündung besteht. Was mir erspart blieb, droht jetzt meinem Vater: ein Aufenthalt im Krankenhaus über die Festtage. Als wir die Nachricht erfahren, beschließen Sibylle und ich, sofort zu ihm zu fahren. Auch wenn in der Vergangenheit einiges nicht optimal verlaufen sein mag, bedeutet er mir sehr viel.

@bicyclist So, Vater im Krankenhaus besuchen. Verdacht auf Lungenentzündung oder auch Scheiß, den ich gar nicht brauchen kann.

Als wir im Krankenhaus eintreffen, kommt er uns bereits auf dem Flur entgegen. Er sieht recht fit aus, nur seine Kurzatmigkeit lässt erahnen, dass nicht alles in Ordnung ist.

»Oh, ich bekomme Besuch.« Schon strahlt er übers ganze Gesicht. Wir gehen auf sein Zimmer, das er mit einem weiteren Zimmergenossen teilt. »Gut, dass ihr da seid, das ging alles ziemlich Hals über Kopf, ihr könntet mir ein paar Sachen bringen.«

»Kein Problem, machen wir«, kommt es unisono von mir und Sibylle.

Es fehlen ein paar einfache Dinge wie Hausschuhe, Wäsche und etwas Lesestoff. Ob er über die Feiertage im Krankenhaus bleiben muss, ist noch unklar, das soll sich im Laufe des Tages entscheiden. Also fahren wir nach unserem Besuch zur Wohnung meines Vaters und klauben die Habseligkeiten zusammen, die er fürs Krankenhaus braucht. Ich bringe sie ihm am nächsten Tag und bekomme die Info, dass er wohl tatsächlich über Weihnachten nicht nach Hause kann. »Dann bin ich wenigstens versorgt.« Er sieht die Sache eher pragmatisch, und um ehrlich zu sein, fühle auch ich mich bei dem Gedanken wohler, ihn in guten Händen zu wissen, denn ganz so gesund klingt seine Atmung nicht. Wir werden ihn dann einfach im Krankenhaus besuchen und dort mit ihm feiern. Mein neu gewonnener Pragmatismus überrascht mich ebenso wie Sibylle, aber was können wir groß daran ändern?

Der 23. Dezember. Mittwoch. Der Tag vor Heiligabend und der Tag unseres Stammtischs der Verhaltensoriginellen. Unsere Stammkneipe ist brechend voll, offensichtlich haben einige verstreute Schäfchen wieder an den heimatlichen Trog gefunden und treffen sich im Vorfeld der Feierlichkeiten mit Gleichgesinnten. Es tut mir einfach gut, mich mit Menschen zu umgeben, die mich verstehen, die selbst einen täglichen Kampf gegen ihre Krankheit führen. Und was Lars feststellt, stimmt tatsächlich: Waren wir Anfang des Jahres alle noch Fälle für die Therapie, so hat sich doch bei jedem Einzelnen von uns sehr viel getan. Wir alle können sagen: 2015 war für uns ein wichtiges Jahr, weil es uns geholfen hat, von falschen Lebenswegen wegzukommen und den richtigen, den eigenen Weg wiederzufinden – und wenn es nur der Anfang des Weges ist.

Was uns alle überrascht, ist die Spannbreite von Diagnosen, die wir gestellt bekamen. War bei mir meine Depression zunächst das Problem, erkannten meine Psychotherapeutin und die Reha-Klinik dann Gott sei Dank, dass es die Angststörung war, die zur Depression führte. Lara traf es sogar noch schlimmer. In der Spezialklinik, aus der sie erst vor Kurzem entlassen wurde, stellte man ein schweres Trauma fest, und erst, nachdem sie dahingehend behandelt wurde, zeigte sich eine rapide Besserung. Genau genommen strahlt sie mittlerweile wie eine ganze Herde von Honigkuchenpferden. In der Tagesklinik war man sich sicher, dass da kein Trauma vorlag. Wieder ein Beweis mehr für uns, dass wir als Patienten nicht alles einfach hinnehmen dürfen, was man uns sagt. Lars bringt es auf den Punkt: »Wenn du wirklich willst, dass sich was verändert, musst du zwei Dinge akzeptieren. Dass du dich ändern musst, was sicher manchen Menschen nicht gefallen wird. Und dass du genau überlegen musst, welche Hilfe du annimmst und wessen Hilfe alles nur noch schlimmer macht.«

»Ich weiß, was du meinst«, ergänze ich. »Das nenne ich toxische Menschen. Menschen, die es gut meinen, dir damit aber eigentlich nur schaden, weil sie keine anderen Lebensweisen neben ihrer eigenen akzeptieren.«

Lara nickt. »Genau das habe ich auch erst lernen müssen. Meine Meinung, meinen Standpunkt nicht von anderen schlechtmachen lassen. Und halt auch mal ein paar Feinde haben, statt jedermanns Liebling sein wollen.«

Lars lacht. »Ja, das mit den Feinden, die man sich macht. Die Gesichter derer, die mit dem neuen Ich auskommen müssen und auf der emotionalen Abschussliste stehen, sind manchmal schon göttlich.«

Das kann ich nur bestätigen: »Richtig, die meisten erwarten ja, dass man sich in ihrem Sinne gebessert hat. Wenn man endlich mal nach dem Besten für sich selbst sucht, sind manche ganz schön beleidigt.«

»Tja, da müssen die Ärmsten aber durch. Vielleicht sollte man ihnen zu einer Therapie raten. Wir können da ja aus Erfahrung sprechen.« Kichernd wenden wir uns wieder unseren Getränken zu und fühlen uns einander so nahe, wie es nur Gleichgesinnte können. Und das ist gut, denn es kommen die härtesten Tage des Jahres für jemanden, der tendenziell eher ins Stimmungstief abrutscht, als gute Laune zu bekommen. Die Festtage, die Zeit der Zusammenkunft der Familie, egal, wie kaputt sie ist. Ich habe da Glück, aber ich weiß, dass einige meiner Klapsenfreundinnen und -freunde ganz andere Familiengeschichten haben, die das Fest der Liebe eher zu einem Fest der Hiebe machen. Wir bleiben also über WhatsApp, Twitter und Co. in Kontakt, um uns seelisch aufzubauen und die Zeit bis zur nächsten Zusammenkunft durchzuhalten.

Unser eigenes Weihnachtsfest gestaltet sich sehr harmonisch und gelassen, liegt aber wahrscheinlich auch daran, dass der Papa nicht mehr ganz so spinnt und ein paar hilfreiche Pillen hat. Echte Kerzen am Baum, die Kinder spielen Stücke auf dem Klavier, und ich lese eine Geschichte vor. Familienidyll und dieses Mal wirklich echt. Die Kinder sind geschlossen glücklich über ihre Geschenke, und ich genieße es, Weihnachten im Kreis der Familie erleben zu dürfen. Sah Anfang des Jahres noch ganz anders aus. Auch der Besuch bei meinem Vater gestaltet sich ausgesprochen angenehm, wenngleich das Ambiente nur eingeschränkt weihnachtlich ist. Ein Krankenhaus kann sich noch so anstrengen, eine festliche Atmosphäre zu generieren, es bleibt ein Krankenhaus. Aber wir tun unser Bestes, wenigstens ein wenig Weihnachtsstimmung zu erzeugen. Es gibt Geschenke, wir sitzen zusammen in einer einigermaßen gemütlichen Sitzecke, und es gibt sogar einen geschmückten Weihnachtsbaum. Mein Vater unterhält sich angeregt mit meiner Frau, mit mir eher weniger. Nach all den Jahren ist der gemeinsame Gesprächsstoff dünn geworden. Was es von ihm zu erzählen gibt, habe ich schon diverse Male gehört, und was es von mir an Neuem gibt, ist meist so weit jenseits seiner Lebenswelt, dass ich mir die Erwähnung besser spare. Aber dennoch, es verbindet uns etwas. Weit mehr als mit meiner Mutter.

Da verband mich eigentlich nur die gegenseitige tiefe Abneigung mit ihr.

Der nächste Tag bei meinen Schwiegereltern verläuft ähnlich entspannt bis auf einen kurzen Zwischenfall, als die anfängliche Enttäuschung meiner Tochter über ein Geschenk mich mit runterzuziehen droht. Gott sei Dank stelle ich fest, dass es mir tatsächlich besser gelingt, Abstürze zu kontrollieren. Ich muss mich kurz zurückziehen, dann geht es wieder. Allerdings interpretiert meine Frau das falsch, sodass auch sie kurze Zeit gereizt ist. Tja, niemand hat gesagt, es wird alles ganz einfach werden. Es wird normaler. Und da gehören schlechte Launen nun mal dazu. Ein Stück echte Normalität, endlich.

Für manche sind Familienfeste wie Ostern oder Weihnachten der Moment, an dem sie sich umsehen und feststellen, dass sie gar nicht mehr in die Klapse müssen, weil sie gerade mittendrin stecken. So manche Familie trägt in sich die Ursache für die Krankheit, die später das eigene Leben bestimmt. Auch meine Familiengeschichte birgt genug Potenzial, einige meiner psychischen Probleme zu erklären. Aber das Wissen bringt leider nichts, ändert es doch nichts am Status quo. Da hilft nur, nach vorne zu schauen und zu versuchen, die Fehler der Vergangenheit nicht zu wiederholen. So gesehen bin ich ganz froh, dass ich bei meinem Verhaltenstherapeuten noch ein paar Sitzungen gut habe. Der Wiedereinstieg in den Beruf im neuen Jahr wird schwer genug, und es wird wieder hinreichend viele Menschen geben, die meinen, besser zu wissen, was gut für mich ist. Und auch der Beruf ist nicht immer ein Umfeld, auf welches das Wort »normal« zutrifft. Dürfte mein erster Test im Neinsagen werden. Es sind nicht unbedingt große Probleme, die viele von meinen Klapsenfreunden und mich behindern. Meist sind es bestimmte Verhaltensweisen, die sich eingeschliffen haben und nicht mehr so einfach abzulegen sind. Nicht Nein sagen. Zu viel

Angst vor Autorität, zu wenig Selbstachtung. Wenn man das Verhalten schnell ändern könnte, wären viele binnen Tagen geheilt. Aber eben das geht nicht so einfach. Es ist nicht damit getan, zu sagen, morgen habe ich kein Problem mehr damit, Nein zu sagen. Man muss es versuchen, scheitern, es wieder versuchen. Die Psychiatrie hat uns aufgezeigt, wo wir etwas ändern müssen und wo wir in Ordnung sind. Die Änderung an sich kann nur von uns selbst kommen. Das Allermeiste an uns ist okay. Unsere Probleme machen uns nicht aus, aber sie machen uns zu schaffen. Und beim letzten Treffen unseres Stammtischs der Bekloppten im alten Jahr stellen wir fest: 2015 darf jetzt wirklich mal zu Ende gehen. Es hat uns allen zwar auf die eine oder andere Art etwas gebracht, und sei es nur den harten Einschnitt des Suizidversuchs, der uns in die Therapie führte. Aber wir alle wollen zurück in den Alltag, unsere neuen Erkenntnisse anwenden und so etwas wie ein »normales Leben« führen. Wobei wir normal sicher anders definieren als die Mehrheit. Dazu haben wir alle zu viel erlebt, gelernt und durchlitten. Das schweißt zusammen. Aus uns sind Freunde geworden, die füreinander da sind.

Silvester, mein Vater meldet sich und informiert uns, dass man ihn am Nachmittag zu entlassen gedenkt. »Und die Oberärztin will dich sprechen«, informiert er mich.

@bicyclist Na toll. Vater wird aus der Klinik entlassen, aber erst will die Oberärztin mit MIR sprechen. Das klingt nicht gut.

Das verheißt nichts Gutes. Was für Informationen kann es geben, die sie nur mir mitteilen möchte? Sibylle und ich fahren noch am frühen Nachmittag zu ihm. Er erwartet uns schon auf gepackten Koffern. »Geh gleich mal zur Oberärztin, die hat irgendwas von Asbest gemeint. Sag ihr, da war nix.« Um ihn zu beruhigen, nicke ich, werde mir aber trotzdem erst mal anhören, was die Oberärztin zu berichten hat.

Nach kurzer Wartezeit taucht eine Frau von etwa fünfzig Jahren auf, mit dunklen gelockten Haaren und der Aura von Wichtigkeit. Sie hält ein Klemmbrett in der Hand und macht mit einem Kugelschreiber Notizen. Wie das Klischee aus einer Fernsehserie, denke ich bei mir.

»Sie sind der Sohn von Herrn Hauck?«

»Ja, er hat mir gesagt, Sie wollten mich sprechen.«

»Richtig. Hatte Ihr Vater Kontakt mit Asbest? Was wir festgestellt haben, ist, dass er wohl eine Asbestose hat, also eine pathologische Veränderung der Lunge. Das führte zu einer Lungenembolie.«

»Das erklärt einiges«, versuche ich meine Unsicherheit, Verwirrung, den Schock zu überspielen.

»Wir haben zudem in der Lunge Krebszellen gefunden, deren Ursprung noch unklar ist. Das Labor arbeitet gerade daran. Deshalb wollten wir Ihren Vater nicht unnötig hierbehalten. Wenn wir die Ergebnisse haben, würden wir ihn noch mal in die Klinik bitten.«

»Verstehe, und der Befund?«

»Den werden wir an seinen Hausarzt senden. Sie sollten überlegen, wie viel davon Sie ihm vor den Feiertagen sagen.«

»Ja, danke, ich werde das entsprechend regeln.«

Die Oberärztin nickt. »Was ich noch fragen muss: Wo hatte ihr Vater wohl Kontakt mit Asbest? Wir müssen das ermitteln, da Asbesterkrankungen inzwischen meldepflichtig sind.«

»Aus dem Stand kann ich Ihnen das nicht beantworten, aber ich werde mit meinem Vater sprechen. Nach den Feiertagen, wie gesagt.«

»Schicken Sie uns die Informationen, wenn Sie sie haben. Und noch etwas, ich möchte da ganz offen mit Ihnen sein. Sie sollten sich Gedanken um eine Patientenverfügung und Vollmachten machen. Damit ist auch Ihr Vater abgesichert, wenn etwas passieren sollte.«

»Das hat mein Vater schon mit mir besprochen, wir wollen das nächste Woche angehen.«

»Gut.« Die Oberärztin nickt. »Wir melden uns wieder, wenn die Laborergebnisse da sind. Dann bitte noch mal mit Ihrem Vater vorbeikommen.«

»Das mache ich.« Ich reiche der Ärztin die Hand, dann verschwindet sie im Stationszimmer. Ich bin völlig verwirrt, erschreckt und weiß nicht, was ich mit den Informationen anfangen soll. Ich lehne mich an die Wand, atme erst mal tief durch. Irgendwie hatte ich es erwartet, bei seiner immer schlechteren Kondition und dem plötzlichen Gewichtsverlust. Aber nicht so klar, so deutlich und so dramatisch. Mein Vater soll das fürs Erste auf keinen Fall erfahren, und Sibylle erzähle ich es, wenn wir unter uns sind.

Während ich zurück zu meinem Vater gehe, hole ich eine meiner Masken hervor, die ich mir aufgehoben habe, den lieben Sohn.

»Alles klar, die Ärztin wollte nur wissen, ob du mal mit Asbest gearbeitet hast, weil sie in der Diagnose sichergehen wollen.« Die Maske funktioniert immer noch.

Mein Vater nickt. »Das war nur ganz kurz«, sagt er, und ich denke: Ja, so kurz, dass es dir die Lunge kaputt gemacht hat. Sibylle bedeute ich mit Blicken und Gesten, dass es schlechte Nachrichten gibt, ich aber jetzt nicht darüber sprechen kann und will.

Sie nickt, und wir kümmern uns weiter um sein Gepäck. Als wir fertig sind, verabschieden wir uns von der Pflege und fahren mit ihm nach Hause. Auf der Fahrt beschränken wir uns auf Smalltalk, kaufen noch etwas für ihn ein, und zu Hause räumen wir gemeinsam mit ihm die Sachen zurück in Schränke und Truhen. Ich will eigentlich nur weg, irgendwo in Ruhe über die Diagnose nachdenken. Auf der Rückfahrt bringe ich meine Frau auf den aktuellen Stand.

»Ich denke, du verstehst, dass ich dir das nicht gleich im Beisein meines Vaters erzählen wollte.«

Sibylle nickt. »Voll und ganz. Das erklärt auch seine Atemprobleme. Wir werden ihm jetzt noch mehr unter die Arme greifen müssen, damit er sich nicht überanstrengt.«

»Danke, dass du für meinen Vater so viel tust.«

»Nichts zu danken, das gehört dazu.«

»Trotzdem, du hast so viel für mich getan und jetzt für ihn.«

»Jetzt lass mal gut sein, wir halten zusammen.«

»Ja, das macht es mir leichter. Aber ich mache mir da schon meine Gedanken, wenn mir die Oberärztin zu Vollmacht und Patientenverfügung rät.«

»Mach dir jetzt noch keine allzu großen Sorgen. Jetzt ist erst mal wichtig, dass gesundheitlich alles abgeklärt wird.«

»Stimmt, hast recht. Und den Kindern sagen wir auch nichts. Die hatten schon genug Aufregung.«

Mittlerweile sind wir zu Hause angekommen. Als wir in die Garage fahren, erwarten die Kinder uns in der Haustür.

Dieses Jahr hat es in sich, es lässt mir bis zum letzten Tag keine Ruhe. Aber auch mit so etwas muss ich besser fertig werden. Also, Prioritäten neu justieren, jetzt heißt es, Silvester mit der Familie feiern. Die Kinder brauchen nichts zu wissen, außer der sicheren Ankunft ihres Opas.

Den Silvesterabend begehen wir im engsten Familienkreis und ohne größeres Unterhaltungsprogramm. Die Kinder hängen an den Computern, die sie zur Feier des Silvesterabends ausnahmsweise ausgiebiger benutzen dürfen. Der Jüngste bekocht uns mit Minipizza und grillt für uns. Grillen ist seine große Leidenschaft, und da halten ihn auch winterliche Temperaturen nicht davon ab. Um 2015 klarzumachen, dass ich genug davon habe, zünden wir ein ordentliches Feuerwerk zum Jahreswechsel und fallen schließlich ziemlich kaputt, aber doch glücklich um halb drei Uhr nachts ins Bett. Das Jahr, das mich beinahe umgebracht hätte, ist vorbei. Jetzt bleibt mir, auf 2016 zu hoffen und dass sich die gelernten Themen aus drei Klapsenaufenthalten auszahlen.

@bicyclist Obwohl, morgen erst mal Hamburger Modell und 4 Stunden, nervös wie am ersten Arbeitstag. #nachderklapse

Der Countdown läuft. Am 4. Januar beginne ich wieder zu arbeiten, zunächst nach dem Hamburger Modell, also erst mal vier Stunden am Tag für die nächsten vier Wochen. Trotz der anstehenden Rückkehr bin ich erstaunlich gelassen. Vielleicht funktioniert es ja doch, andere Prioritäten zu setzen? Andererseits, was für eine Alternative habe ich denn, als das Ganze gelassen zu sehen. Ich bin krank, bin behindert, bislang 30 Prozent, und das muss ich bedenken, wenn ich wieder einsteige. Aber ich muss ebendas auch nach außen transportieren und darf mich nicht mehr in die Rolle des totalen Opfers drängen lassen, so wie damals, als das Drama begonnen hat.

Dann ist er da, der 4. Januar. Es sind nur wenige Kollegen aus dem Urlaub zurück, aber diejenigen, die da sind, begrüßen mich:

»Schön, dass du wieder da bist!«

»Das war ’ne lange Zeit.«

»Jetzt komm erst mal an.«

Mein Chef lädt mich nach der ersten Begrüßungsrunde im Team auf einen Kaffee ein, erläutert mir kurz die neuen Aufgaben und fragt dann: »Und, wie geht es dir?«

»Nun ja, ich weiß jetzt, dass ich Depressionen habe und dass der Suizidversuch quasi ein Symptom davon war.« Mein Chef nickt stumm. »Und ich weiß, dass ich auf mich aufpassen muss. So eine Situation wie damals in dem Meeting darf mir nie wieder passieren.«

»Und was kannst du, was können wir dagegen tun? Ich meine, irgendwie muss ich dich beurteilen und auch Kritik anbringen können.«

Ich stimme zu. »Natürlich, aber ich muss, wenn ich merke, dass mich die Angst wieder überrollt, etwas tun. Wahrscheinlich werde ich am ehesten kurz den Raum verlassen. Selbstverständlich nicht, ohne dir vorher gesagt zu haben, was ist.«

»Gut, denn ganz ohne Beurteilungen geht es nicht, und du musst auch Leistungen erbringen.«

Er hat den Zusammenhang noch nicht ganz erkannt.

»Natürlich erwartet man von mir Leistung, aber wenn ich jetzt auf meine Depression und die Ängste achte und sie im Zaum halte, sollte das kein Problem sein. Damals hat mich alles ziemlich überrollt.«

»Das kann man laut sagen.« Mein Chef nickt. Und ich denke mir insgeheim: Verdammt, schon wieder viel zu lieb gewesen und zu wenig den eigenen Standpunkt bezogen. Setzen, sechs, das üben wir noch mal. Aber typisch: Kaum ist man aus der Psychiatrie wieder da und nicht mehr krank geschrieben, nimmt jeder an, man wäre seine Depression und die Angst komplett losgeworden. Falsch. Man hat sie immer besser im Griff, wenn man Glück hat.

Als ich an diesem ersten vierstündigen Arbeitstag nach fast einem Jahr nach Hause gehe, fühle ich mich erleichtert. Was es an Anforderungen gab, konnte ich leisten, und mein Nervenkostüm hat nur ein bisschen Schaden erlitten. Ich bin wieder da und werde alles tun, damit ich nie wieder so tief abstürze.

So denke ich zumindest. Aber es sollen noch einige tiefe Abstürze und Panikattacken folgen. Denn eigentlich beginnt mein Part der Heilung erst jetzt: im richtigen Umgang mit meiner Angst und im Abgrenzen von für mich schlechten Menschen.

Die Sitzungen mit meiner Therapeutin, die ich immer noch habe, drehen sich hauptsächlich darum, wie ich meine Angst und die Panikattacken in den Griff bekommen kann.

»Kauen Sie auf einer scharfen Peperoni«, rät sie mir. Funktioniert, stelle ich mir aber mitten in einem Meeting im Büro durchaus lustig vor, genauso wie den Druck auf einen Schmerzpunkt an der Hand: Das daraus resultierende schmerzverzerrte Gesicht könnte falsch gedeutet werden. Und ob ich im Büro die Gelegenheit zu einer schnellen, eiskalten Dusche habe? Nein, nicht wirklich.

Ich wähne mich auf dem richtigen Weg, doch dann geschieht das Unerwartete. Die Wiedereingliederung schaffe ich ganz gut, aber schon am zweiten Tag, an dem ich wieder normal arbeite, erfasst mich eine komplette und lebensbedrohliche Panikattacke. Bei einer neuen Aufgabe, die mir gestellt wird, mache ich viele Fehler, merke, dass meine Konzentration noch lange nicht stabil ist, dass ich mich überfordert, überrollt fühle. Ich muss raus, verschwinde aus dem Büro, versuche mich mit einem Spaziergang zu beruhigen. Allen habe ich gesagt, dass meine Angststörung, die dauernde Panik das eigentliche Problem ist, nur wenige wollten mir glauben. Nun denn, jetzt dürfte der Beweis offensichtlich sein. Als ich meiner Frau in der Tiefe der Angst noch den Satz »Ich glaub, ich bring mich besser um« sende, ist für sie die höchste Alarmstufe erreicht. Sie greift mich vor dem Bürokomplex auf, nachdem sie zum Büro gefahren ist (ich fürchte, sie ist gerast, will mir das aber gar nicht ausmalen).

Jetzt darf sich erst mal wieder mein Hausarzt um mich

kümmern, der mich sofort für eine Notfalldiagnose in die Tagesklinik überweist, die ich ja so gut kenne. Dort stellt man endlich fest, dass wohl alle bisherigen Behandlungen auf einer Fehldiagnose beruhten. Die Depression war nur ein Effekt meiner Angststörung. Und die Internetsucht völlig falsch und irrelevant.

»Ich möchte Sie ab nächster Woche stationär aufnehmen«, offenbart mir Dr. Clausen, der Chefarzt der Tagesklinik. Richtig, der Neubau ist ja jetzt eine ganz normale Psychiatrie mit einem stationären Bereich.

»Nein danke.« Ich lehne ab, nicht noch mal stationär.

»Dann werden wir sie aber auf jeden Fall in die Tagesklinik aufnehmen, ihre Wiedereingliederung war viel zu schnell, quasi ein Kaltstart. Sie brauchen erst mal Ruhe und zwei Wochen Tagesklinik. Danach werden wir Sie erneut, aber unter Begleitung und sehr viel langsamer wiedereingliedern. Ich möchte nicht, dass Sie hospitalisieren und sich zu sehr an den geschützten Raum der Klinik gewöhnen.«

Glücklich bin ich über diese Ansage nicht, aber er hat vermutlich recht, und so endet meine Geschichte beinahe so, wie sie begonnen hat. Noch mal zwei Wochen Tagesklinik, bevor ich wieder an ein normales Leben denken kann. Ich bin so frustriert, dass ich mir zum ersten Mal in meinem Leben vor lauter Autoaggression die Hand aufkratze, etwas, das ich für unmöglich gehalten habe. Das machen doch nur Borderline-Patienten, so mein Klischeedenken. Aber nein, in dieser für mich dramatisch-existenziellen Situation sind die Panik und die Existenzangst dermaßen stark, dass ich sie nur noch so in den Griff bekomme. All die schönen Hinweise von Chilischoten bis zu eiskaltem Duschen fruchten nicht. Dumme Sache. Dieses Ende vom Anfang ärgert mich ungemein. Immerhin komme ich nach der erneuten Aufnahme in die Tagesklinik von der wieder aufsteigenden Panik runter. Denn natürlich wurde die begleitet von Visionen von Jobverlust, finanziellem Ruin, Verlust der Familie und, und, und. Hätte man von Anfang an die richtigen Diagnosen gestellt, hätte es so weit gar nicht kommen müssen.

Es dauert mehrere Tage, bis ich mich mit meinem erneuten Tagesklinikintermezzo abfinden kann. Wenigstens wird man jetzt mein eigentliches Thema ernst nehmen und nicht mehr auf Nebenkriegsschauplätzen herumreiten, die völlig irrelevant sind. Tatsächlich bekommt man mich in den nächsten Tagen so weit stabil, dass der zweite Neustart, sehr viel langsamer und begleitet von ärztlicher Aufsicht, gelingt. Was bleibt mir auch für eine Wahl, will ich nicht das Schreckensszenario heraufbeschwören, das zu dieser letzten, aber entscheidenden Panikattacke geführt hat. Es ist eine brüchige Ruhe, aber immerhin eine weitaus stabilere Situation als noch zu Beginn meiner »Normalität«. Und vielleicht hat der Zwischenfall meinem Umfeld endlich eines klargemacht: Ich kenne jetzt meine Krankheit und weiß, wie ich sie in Schach halten kann. Das heißt aber noch lange nicht, dass sie weg ist. Meine Angst wird mich nie ganz verlassen, ebensowenig meine Depression.

Diese ganze Geschichte ist so etwas wie ein Roadmovie durch meine Seele. An dem Drehbuch hätte ich ein paar Kritikpunkte anzubringen, aber leider lag die Autorenschaft außerhalb meiner Zuständigkeit. Ich weiß nun, dass ich in Ordnung bin, so wie ich bin. Immerhin schon mal 'ne Erkenntnis, zu der ich allerdings verblüffend lange gebraucht habe. Wer mich verbiegen will, wird es ab jetzt sehr schwer haben. Im Rückblick kann ich sagen: Auch wenn ich an jenem Morgen in der Notaufnahme der Klinik dachte, jetzt habe ich mein Leben vor die Wand gefahren, so habe ich Seiten an mir wieder an die Oberfläche gebracht, die ich längst verschüttet geglaubt hatte, habe Talente und

Gaben neu entdeckt. Das werde ich mir nicht mehr nehmen lassen. Die grauen Erinnerungen bekommen nach und nach wieder Farbe. Und die schwarzen Gedanken dürfen nur noch selten raus. Ich hab sie jetzt an der kurzen Leine. Dass ich keine Depressionen mehr haben werde, von dem Gedanken habe ich mich verabschiedet. Aber sie werden hoffentlich nie mehr so dunkel, so hoffnungslos wie an jenem verhängnisvollen 5. Februar. Es ist schwer, die eigene Verletzlichkeit einzugestehen, Schwächen, Ängste zu akzeptieren und zuzulassen. Und auch wenn alle immer behaupten, das klassische männliche Rollenbild gelte nicht mehr, es wirkt doch noch überdeutlich. Ich, weinen? Niemals. Oder Angst haben und das zugeben? Hätte ich vor meinem Zusammenbruch nicht im Traum gewagt. Jetzt gehört auch das zu mir. Ich muss damit leben lernen, hochsensibel zu sein, auch wenn das für einen Mann ein doppeltes Problem ist, denn Männer sind so was doch nicht laut dem großen Buch der Klischees, Band 1, Kapitel 4: Männerklischees. Aber was soll's. Hab mich ja durch den Suizidversuch schon zum Narren gemacht, da macht der Rest jetzt auch nichts mehr aus.

Ich kann es gar nicht oft genug wiederholen: Wenn ihr schwarze Gedanken habt, am Sinn eures Lebens zweifelt oder Panik und Angst euch immer wieder lähmt, sucht euch Hilfe. Ihr seid nicht schwach, wenn ihr euch Hilfe holt. Ihr seid klug und so mutig, eure Dämonen zu bekämpfen. Das ist ein Zeichen sehr großer Stärke.

Das alles wird mir nie wieder passieren, ganz sicher …

Hör auf, du lügst ja schon wieder.

@bicyclist Dein Leben ist ein Roman, für dessen Happy End du selbst verantwortlich bist.

»Die schräg-schöne Autobiografie eines Zwangsneurotikers.«

EMOTION

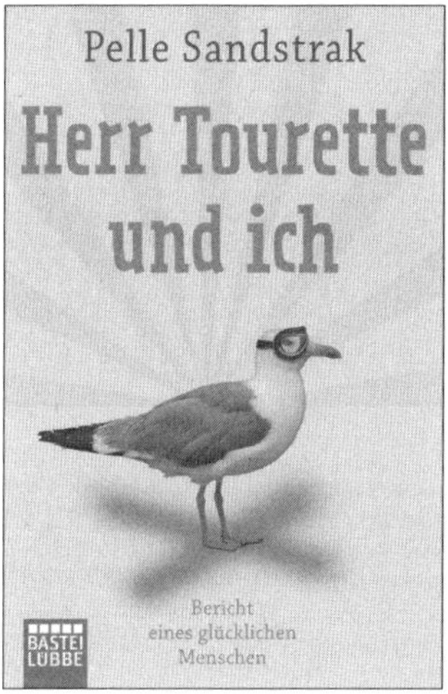

Pelle Sandstrak
HERR TOURETTE
UND ICH
Bericht eines
glücklichen Menschen
Aus dem Schwedischen
von Susanne Dahmann
488 Seiten
mit zahlreichen
Abbildungen
ISBN 978-3-404-60011-3

Pelle erstarrt, wenn eine Möwe über ihm kreist, klaut Schmuck, nur um ihn berühren zu können, rastet aus, flirtet manisch, ticst und zwangshandelt. Ein Klassenclown, gefürchteter Gegner beim Sport, manchmal ganz einfach ein netter Junge. Ein rasendes Leben, voller Verzweiflung – und irgendwann Resignation. Er steht einen Zentimeter vor dem Abgrund, als all das einen Namen bekommt: Tourette-Syndrom.
Das Besondere an seinem Buch ist nicht nur die mit großem Talent beschriebene Innenansicht eines Touretters. Es ist der Witz, mit dem Pelle seine Leser in die absurdesten Situationen führt, es ist die wilde Mischung aus Lachen und Anteilnahme, die er auslöst.

Bastei Lübbe

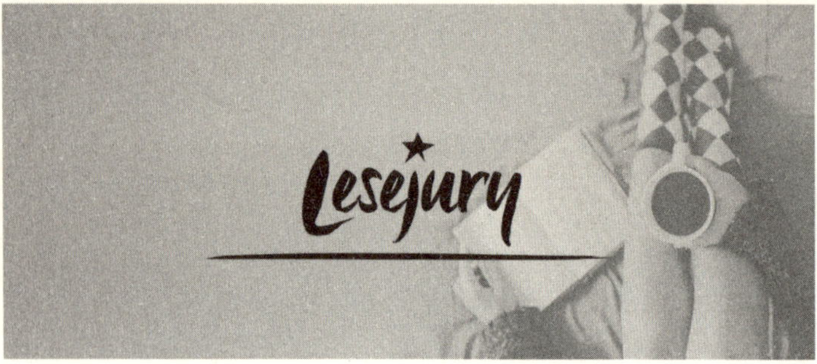
Lesejury